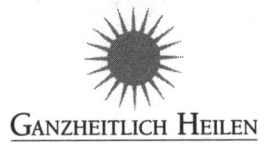

GANZHEITLICH HEILEN

Buch

Die Prostata ist das vitale Zentrum des Mannes, von dem er kreative Energie und sexuellen Antrieb erhält. Larry Clapp schreibt aus
der Sicht des Betroffenen. 1990 wurde bei ihm Prostatakrebs diagnostiziert. In der Folge befasste er sich intensiv mit Kräuterheilkunde, Homöopathie und anderen Heilpraktiken und stellte daraus
ein Behandlungsprogramm zusammen. In seinem Buch lässt er den
Leser an seinen Erfahrungen teilhaben. Er ermutigt ihn, sich nicht
von einer erschreckenden Diagnose überwältigen zu lassen, sondern
auf natürliche Heilmethoden zu vertrauen. Die von ihm erprobten
Behandlungsmethoden bieten die Grundlage, sich einen persönlichen Präventiv- und Heilungsplan zusammenzustellen.

Autor

Larry Clapp, Ph. D. J. D., studierte an der University of Michigan
Law School und an der Galien University in London. Er war Vor-
standsvorsitzender eines internationalen Immobilienkonzerns und
Mitbegründer der Bank of Honolulu. Nachdem bei ihm 1990 Pros-
tatakrebs diagnostiziert wurde, begann er, sich mit alternativen
Heilverfahren auseinander zu setzen und seine Selbstheilung in die
Wege zu leiten.

Larry Clapp

Gesunde Prostata in 90 Tagen

Vorbeugung und natürliche Behandlung

Aus dem Englischen
von Gisela Kretzschmar

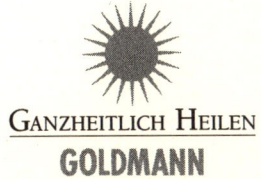

GANZHEITLICH HEILEN

GOLDMANN

Die amerikanische Originalausgabe erschien 1997 unter dem Titel »Prostate Health in 90 Days« bei Hay House, Inc., Carlsbad, CA, USA

Umwelthinweis:
Alle bedruckten Materialien dieses Taschenbuches
sind chlorfrei und umweltschonend.
Das Papier enthält Recycling-Anteile.

Deutsche Erstausgabe August 2000
© 2000 der deutschsprachigen Ausgabe
Wilhelm Goldmann Verlag, München
in der Verlagsgruppe Bertelsmann GmbH
© 1997 Larry Clapp
Umschlaggestaltung: Design Team München
Umschlagfoto: Guido Pretzl, München
Satz: Uhl + Massopust, Aalen
Druck: Elsnerdruck, Berlin
Verlagsnummer: 14187
Redaktion: Gerhard Juckoff
WL · Herstellung: Stefan Hansen
Made in Germany
ISBN 3-442-14187-7
www.goldmann-verlag.de

1. Auflage

Inhalt

1. Aus der Krankheit entsteht ein Plan   7
2. Die Prostata: Diagnose und Behandlung   31
3. Lassen Sie sich von der Wissenschaft zeigen,
   was wirklich im Inneren Ihres Körpers vorgeht:
   der BTA-Test   66
4. Das Neun-Punkte-Reinigungsprogramm   81
5. Reinigen Sie Darm und Körper durch
   elementares Fasten   103
6. Ernährung: ein wichtiger Faktor für die
   Gesundheit der Prostata   129
7. Reinigung und Stärkung der Organe
   mit Homöopathie   155
8. Die Verbindung zwischen gesunden Zähnen
   und einer gesunden Prostata   163
9. Erhöhung des Albuminspiegels   192
10. Gesünder durch Bewegung und Körperarbeit   215
11. Die heilende Kraft der Energie   232
12. Befreiung von krankheitsverursachenden
    Emotionen   249
13. Ein besseres Sexualleben fördert die
    Gesundheit der Prostata   274
14. Weitere Erfolg versprechende Ansätze   307

15. Entwickeln Sie Ihren persönlichen Plan
    zur Heilung 335

Anhang
Adressen und Bezugsquellen 343
Literaturverzeichnis 362
Register 368

Kapitel 1

Aus der Krankheit
entsteht ein Plan

Mein Leben war großartig, im Herbst 1990. Im Alter von 58 Jahren hatte ich eine wunderbare neue Beziehung, mich erfüllte eine neue Liebe, und ich genoss ein aufregendes Sexualleben. Ich wohnte in einem schönen Haus in Hawaii. Mein Beruf machte mir Freude, und ich war finanziell erfolgreich. Als Leiter der öffentlichen Verkehrsbetriebe und zahlreicher anderer öffentlicher Einrichtungen hatte ich viel mit politischen und sozialen Fragen zu tun und war sehr angesehen. Und meine Gesundheit schien ausgezeichnet.

Doch eines Tages hatte ich ganz plötzlich Schmerzen beim Wasserlassen und einen starken Harndrang. Mein Urologe diagnostizierte das Problem rasch als *Prostatitis,* eine häufig vorkommende Infektion der Prostata, die zu Entzündung, Schmerzen, Fieber, starkem Harndrang und anderen Störungen führen kann. Der Arzt verschrieb mir Antibiotika für drei oder vier Wochen, wodurch die Symptome sofort verschwanden und die Infektion allmählich abklang.

Es war üblich, dass nach einer Prostatitis eine PSA genannte Blutuntersuchung durchgeführt wurde, also unterzog ich mich diesem Test. Das Verfahren war relativ neu, und wie die meisten Leute wusste ich nicht, dass die Abkürzung »prostata-spezifisches Antigen« bedeutete. Der PSA-Test misst den

Gehalt einer Substanz im Blut, die das Ejakulat gleich nach der Ejakulation verdünnt, damit die Spermien sich aktiver auf die Eizelle zubewegen können. Das prostata-spezifische Antigen wird sowohl von der Prostata selbst als auch von Krebszellen in der Prostata hergestellt. Ein Wert zwischen 0 und 4 gilt als normal und gesund. Jeder Wert darüber ist Anlass zu weiteren Untersuchungen, denn er gilt als Hinweis auf eine Vergrößerung der Prostata, eine Prostataentzündung oder -infektion oder auf Prostatakrebs. Mein PSA-Wert lag mit 7,6 relativ hoch.

Das Ergebnis versetzte mich in Angst und Aufregung. Außerdem war ich verwirrt, denn der Urologe, bei dem ich seit 18 Jahren mindestens einmal im Jahr zur Untersuchung gewesen war, hatte mir immer gesagt, meine Prostata sei erheblich vergrößert und unregelmäßig geformt. Er hatte aber auch gesagt, so etwas komme häufig vor. Ich erinnerte ihn daran, dass er vor 18 Jahren darauf bestanden hatte, dass unbedingt sofort eine Prostatabiopsie bei mir durchgeführt wurde. Ich fragte ihn, warum er mir ständig gesagt habe, alles sei in Ordnung, obwohl meine Prostata doch während der ganzen Jahre vergrößert und schlecht geformt gewesen sei und obwohl er

Wie konnte ich plötzlich Krebs haben, da ich doch als einer der gesündesten Männer in Honolulu galt?

besorgt genug gewesen sei, eine Biopsie zu veranlassen. Er antwortete sinngemäß, er habe darauf gewartet, dass sich der Zustand meiner Prostata so weit verschlechtern würde, bis sie chirurgisch entfernt werden müsse, denn es gebe keine andere Behandlungsmöglichkeit. Das schien mir unglaublich; mehr noch, es war für mich nicht akzeptabel.

Ein erhöhter PSA-Wert weist lediglich darauf hin, dass es

sich um Krebs handeln *könnte*. Um die Diagnose abzusichern, ordnete mein Urologe eine Prostatabiopsie an – meine zweite. Eine Biopsie ist eine unangenehme Prozedur, die 1990 ambulant und ohne Betäubung im Krankenhaus durchgeführt wurde. (Heute wird sie gewöhnlich in der urologischen Praxis vorgenommen.) Eine Ultraschallsonde wird in das Rektum eingeführt; anschließend kann man das Bild der eigenen Prostata auf dem Monitor sehen. Dann wird eine lange, dünne Biopsienadel in das Rektum eingeführt. Vom Ultraschall geleitet führt der Arzt die Biopsienadel an verdächtige Gewebestellen in der Prostata heran. Auf Knopfdruck springt nun eine gefederte Hohlnadel hervor, ergreift ein winziges Gewebestück aus der Prostata und schneidet es ab. Die Ultraschallsonde fühlte sich etwas unangenehm an, aber die Biopsie war ausgesprochen schmerzhaft, und der Schmerz wurde mit jeder Gewebeentnahme schlimmer. Die meisten Ärzte verlangen sechs Gewebeproben von unterschiedlichen Stellen, um ein Gesamtbild der Prostata zu enthalten, aber ich habe auch schon gelesen, dass 30 oder 75 Proben entnommen werden. Ich bin froh, dass es bei mir nur drei waren, ich denke, mehr hätte ich nicht ausgehalten.

Die Biopsie dauerte nur 25 Minuten. Als ich das Krankenhaus verließ, war ich sehr erleichtert, es hinter mir zu haben, aber in meiner Prostata empfand ich einen nagenden Schmerz. In meinem Ejakulat waren während der nächsten zwei Wochen Blutspuren, aber der Arzt hatte mich darauf vorbereitet.

Ich musste dann sehr lange auf die Biopsieergebnisse warten – länger als normal, weil die Pathologen am Ort sich nicht einigen konnten, ob meine Proben bösartig waren oder nicht. Also wurde das Untersuchungsmaterial zum Johns-Hopkins-Krankenhaus geschickt, welches damals als letzte Instanz für

Prostataproben galt. Ich rief meinen Arzt während der nächsten spannungsgeladenen zehn Tage oft an, immer in der Hoffnung auf gute Nachrichten. Schließlich erhielt ich einen Anruf von seiner Sprechstundenhilfe, die mit mir einen Termin vereinbarte, zu dem ich – mit meiner Familie – kommen sollte, um die Ergebnisse zu besprechen. Ich beschloss, alleine hinzugehen, worüber der Arzt sich aufregte. Doch ich zog es vor, mich zunächst einmal selbst mit den Untersuchungsergebnissen auseinander zu setzen, ganz gleich wie sie aussehen mochten, ohne die Sorge oder den Druck von anderen. Ich wusste, später würde ich auch meine Angehörigen einbeziehen wollen, aber ich wollte erst einmal alleine meine eigenen Gefühle prüfen und einige vorläufige Entscheidungen treffen. Ich wollte alleine sein, falls die Ergebnisse schlecht ausfielen.

Und sie waren schlecht. Die Pathologen im Johns-Hopkins-Krankenhaus waren der Ansicht gewesen, meine Proben seien bösartig, und hatten meinem Prostatakrebs einen Gleason-Wert von 6 gegeben. Die Gleason-Skala bewertet die Aggressivität eines Tumors von 2 bis 10, wobei 10 die größte Aggressivität bedeutet. Eine 6 auf der Gleason-Skala war also definitiv keine gute Nachricht.

Der nächste diagnostische Schritt bestand darin festzustellen, ob sich der Krebs bereits über die Prostata hinaus ausgebreitet hatte. Wenn er noch auf die Prostata beschränkt sei, so sagte mir mein Arzt, hätte ich gute Chancen, »ihn loszuwerden«. Wenn er jedoch schon Metastasen gebildet und sich außerhalb der Prostata verbreitet hatte, dann könnte ich mich nur noch auf ein extrem schmerzhaftes Sterben vorbereiten. Ich ging zum Knochenszintigramm und zur Computertomographie. Die Untersuchungen selbst, die jeweils zwei oder drei Stunden dauerten, waren eher geringfügige Unannehmlichkeiten. Aber die kalte, bürokratische Haltung des Krankenhauspersonals und ihr höchst vorsichtiges, reserviertes Verhalten, das auf meinen bald bevorstehenden Tod schließen ließ, empfand ich als irritierend und ziemlich erschreckend. Das Personal war unfähig oder nicht bereit, irgendeine meiner Fragen zu beantworten oder mir etwas über die Nebenwirkungen der Untersuchungen zu sagen, denen ich mich unterzog. Ich fragte, ob die Strahlung, der ich ausgesetzt sein würde, irgendeine Wirkung auf meinen Körper haben könnte. Hatte ich nicht das Recht, etwas darüber zu erfahren? Das Personal schien nicht dieser Meinung zu sein und verweigerte mir die Auskunft.

Wieder musste ich einen Termin mit meinem Urologen vereinbaren, um die Untersuchungsergebnisse zu erfahren. Und wieder sollte ich meine Familie mitbringen, doch ich ging alleine. Die Besprechung war schockierend. Der Arzt begann damit, dass er mir sagte, meine Operation sei für den nächsten Tag angesetzt. Doch das, so behauptete er, sei eine gute Nachricht. Die Untersuchungsergebnisse waren negativ. Der Krebs war noch auf meine Prostata beschränkt, also konnte man die ganze Sache, die Prostata mitsamt dem Krebs »herausschneiden«. Er fügte schnell hinzu, die sofortige Operation würde mein Leben retten. Ich *musste* operiert werden, behauptete er, und zwar sofort. Das sei »der entscheidende Schritt«, sagte mir der Arzt, bei dem ich seit 18 Jahren in Behandlung war. »Sie werden sterben, wenn ich Sie nicht morgen operiere.« Es gebe dabei gewisse Risiken, räumte er ein. Ich könne anschließend impotent und inkontinent sein, aber für solche Probleme gebe es Lösungen – weitere Operationen und spezielle Vorrichtungen. Und ich würde »nur« sechs bis acht Wochen arbeitsunfähig sein.

Er wiederholte ständig, die sofortige Operation sei der entscheidende Schritt. Ich *musste* sofort operiert werden. Alles war vorbereitet, der Operationstermin stand schon fest. Ich brauchte nur noch die Einwilligungserklärung zu unterschreiben und ins Krankenhaus zu gehen – meine Versicherung würde alle Kosten übernehmen.

Viele Männer sind verständlicherweise überrascht und entsetzt, wenn sie in dieser Form vor vollendete Tatsachen gestellt werden. Unvorbereitet, ohne ihre Alternativen zu kennen, ohne auch nur zu wissen, dass es andere Möglichkeiten gibt, unterschreiben die meisten auf der gepunkteten Linie, wollen die Sache nur hinter sich bringen, um ihr Leben durch eine schnellstmögliche Entfernung der Krebsgeschwulst zu retten. Glücklicherweise hatte ich mir schon einige Informationen besorgt und begonnen, ein Team von Experten zusammenzustellen, bei denen ich mir Rat holen konnte. Ich wusste, dass Prostatakrebs meist langsam wächst und dass ich nicht am nächsten Tag operiert werden musste. Ich hatte Zeit nachzudenken und meine Optionen zu prüfen. Obwohl er sehr unglücklich darüber war, dass ich sein Angebot, mein Leben durch eine operative Entfernung der Prostata zu retten, zurückwies, war mein Arzt einverstanden, als ich erklärte, ich wolle eine zweite Meinung einholen, und er empfahl mir Radiologen, die darauf spezialisiert waren, den Krebs durch Bestrahlung »abzutöten«. Er hatte offenbar den Eindruck, ich würde in ein paar Tagen zurückkommen und mich operieren lassen.

Option zwei: Bestrahlung

Ich dachte, das Gespräch mit einem Radiologen würde für Klarheit sorgen. Doch stattdessen trübte es den Blick, indem es noch mehr Schlamm aufwirbelte. Der Radiologe empfahl statt der Operation eine sofortige Strahlentherapie. Er behauptete, radioaktive Strahlen, welche »exakt auf meine Prostata zielen würden«, könnten das Problem beseitigen. Es bestand eine Chance von 80 Prozent, dass der Krebs dadurch abgetötet oder sich zurückbilden würde. Und das Risiko von Nebenwirkungen lag nur bei 20 Prozent, wobei die Gefahr von Impotenz und Inkontinenz im Normalfall geringer war als bei einer Operation. Er sagte, die Nebenwirkungen seien weniger gravierend. Ich würde einige Haare verlieren, aber die Strahlenkrankheit würde sich bis zum Ende der zehnwöchigen Behandlungszeit nicht allzu sehr bemerkbar machen, und wenn alles vorüber sei, würde ich mich großartig fühlen. Ich würde wahrscheinlich ein normales Leben führen und könnte auch ein fast normales Sexualleben haben.

Sollte ich mich nun für die Operation oder die Bestrahlung entscheiden? Der Urologe bevorzugte die Operation als »Optimallösung«, während der Radiologe die Vorzüge der Bestrahlung hervorhob. Jeder hielt seine eigene Therapie für die Beste, effektiver und mit weniger Nebenwirkungen als die jeweils andere. Frustriert von meiner eigenen Unfähigkeit, trotz intensiver Befragung überzeugende Antworten zu bekommen, begann ich, noch zielstrebiger zu suchen, forschte in medizinischen Fachbibliotheken und nahm Verbindung mit einem globalen Netzwerk von Heilern auf, die teils aus der Schulmedizin, teils aus der alternativen Medizin kamen.

Meine ausgiebige Suche führte mich zum Pacific Tumor Institute in Seattle. Dort sprach ich mit Dr. Radge, dem Leiter des Instituts, den viele Experten für die führende Kapazität in der Prostatatherapie halten. Sein besonderes Interesse galt einer alten Behandlungsform, die in ihrer neuen computerisierten Form als *intrakavitäre Strahlentherapie* bezeichnet wird. Nach einem eingehenden Gespräch mit dem Arzt schickte ich ihm meine Unterlagen, vereinbarte einen Termin und flog von Honolulu nach Seattle, um mich dort untersuchen zu lassen. Nachdem er sich die Untersuchungsergebnisse angesehen und meine Prostata selbst abgetastet hate, erklärte Dr. Radge, eine sofortige Behandlung sei erforderlich.

Seine Therapie sei einfach und elegant, erklärte er. Statt das gesamte Gebiet um die Prostata herum zu bestrahlen und damit auch gesundes Gewebe zu schädigen, würden kleine radioaktive Körnchen oder »Samen« mithilfe von Nadeln nach einem exakten, computerkontrollierten Plan in die kleine Drüse eingepflanzt. Diese Samen würden den Krebs buchstäblich aus dem Inneren der Prostata heraus abtöten. Ich erhielt Namen und Telefonnummern anderer Patienten, die mit ihren Fortschritten nach der Implantation der radioaktiven Körnchen zufrieden waren. Sie gaben alle an, ihre PSA-Werte und die Ergebnisse der manuellen rektalen Untersuchungen seien normal, es gebe keine Nebenwirkungen, sie seien am Tag nach der Implantation wieder zur Arbeit gegangen und hätten sich großartig gefühlt. Sie berichteten auch, ihr Sexualleben und ihre Körperfunktionen seien normal.

Diese Art der Bestrahlung schien mir die beste medizinische Option: Gegen diese Art der Tumorbeseitigung konnte man am wenigsten einwenden. Doch so gut die Methode auch sein mochte, ich hielt sie für eine »halbe Sache«. Der Arzt behauptete, mein Krebs sei ein »isoliertes Problem«, ich sei nur deshalb krank, weil meine Prostata zufällig von Krebszellen »überfallen« worden sei. Doch ich hatte das Gefühl, dass das Problem tiefer, viel tiefer reichte. Ich wusste, selbst wenn der Krebs durch Bestrahlung oder Operation erfolgreich entfernt werden sollte, würde die eigentliche Krankheitsursache in meinem Inneren weiterbestehen. Und dieses ursprüngliche Problem würde, wenn ich es nicht anging, früher oder später ein weiteres Problem hervorrufen, vielleicht in meiner Prostata, vielleicht an anderer Stelle.

Ein dritter Weg: die Heilung der Prostata auf natürliche Weise

Krankheiten weisen auf größere Probleme hin. Sie sind Botschaften, die uns sagen, dass wir unsere Lebensweise ändern müssen. Manchmal bezieht sich die Botschaft auf unsere Ernährung, vielleicht essen wir zu viel verarbeitete Nahrungsmittel und belasten uns dadurch übermäßig mit Konservierungsstoffen und anderen gefährlichen Chemikalien. Ein andermal sagt uns die Krankheit, dass wir nicht richtig für uns sorgen, uns nicht genug Ruhe gegönnt haben, unseren Stress nicht bewältigt haben oder dass es uns nicht gelungen ist, die Unreinheiten auszuleiten, die wir wissentlich oder unwissentlich in unseren Geist und Körper aufgenommen haben. Prostatakrebs, so empfand ich es, war eine ziemlich laute, schreiende Botschaft.

Ich war überzeugt, dass Operation und Bestrahlung nicht die besten Antworten auf diese Krankheitsbotschaft waren.

Sie mochten im Notfall gelegentlich erforderlich sein, doch würden sie das zu Grunde liegende Problem nicht lösen. Denn sie übersehen nicht nur das tiefere Leiden, sondern fügen dem Körper noch zusätzlichen Stress zu und schwächen damit seine Selbstheilungskräfte. Die ganze Idee von Operation und Bestrahlung ist irgendwie arrogant. Sie unterstellt, dass wir Menschen klüger sind als die Natur, welche unseren wunderbaren und sehr, sehr komplexen Körper entworfen hat.

Gegen jeden ärztlichen Rat lehnte ich Operation und Bestrahlung ab und begann, meinen eigenen Heilungsplan zu entwickeln, der das Problem bei der Wurzel packen sollte, statt nur die Symptome (den Krebs) zu behandeln. Peter Grimm, der Onkologe am Pacific Tumor Institute, ermutigte mich bei der Entwicklung meines Plans zur metaphysischen und spirituellen Heilung meiner Krebskrankheit, während er gleichzeitig die Entwicklung des Tumors mithilfe monatlicher PSA-Tests und manueller rektaler Untersuchungen überwachte. Ich lernte derweil bei vielen traditionellen und alternativen Heilern, übernahm ihre Ideen und passte sie an meine Situation an. Ich wusste, dass ich ein Risiko einging, aber es war für mich lebenswichtig zu erfahren, welche Botschaft mir mein Körper in Gestalt der Krebserkrankung übermitteln wollte, und angemessen darauf zu reagieren. Ich beschloss, meinem Plan sechs Monate zu geben. Wenn er keinen Erfolg hatte, würde ich mir die radioaktiven Körnchen implantieren lassen.

Zwischen dem 8. Januar 1991, dem Tag meiner Krebsdiagnose, und dem 8. März 1991 setzte ich meinen Heilungsplan zielstrebig um. Ich empfand Zuversicht und Furcht zugleich. Zuversicht, weil ich schon früher viele wirtschaftliche, soziale und politische Strategien entwickelt und ausgeführt hatte, und das oft gegen große Widerstände. Ich war an den Erfolg gewöhnt. Aber ich fürchtete mich auch, weil ich wusste, dass ich die moderne Medizin herausforderte. Ich bildete mir ein, dass ich mehr wusste als die Ärzte, die Jahre damit zugebracht hatten, Krankheiten zu untersuchen und zu behandeln. Doch trotz aller Furcht blieb ich fest.

Ich betete, meditierte und visualisierte mich selbst als geheilt. Ich erweiterte mein körperliches Trainingsprogramm. Ich nahm Kelp, Zink und Sägepalme und strich alle Milchprodukte und fast alle Fette aus meinem Speiseplan. Ich mischte Eukalyptusöl und Lavendelöl jeweils zur Hälfte und massierte damit meine Hand- und Fußgelenke zweimal täglich. Ich machte eine Menge psychologischer Übungen. Ich kam in Kontakt mit meiner Wut und meinen starken Gefühlen sexueller Unfähigkeit, die sich negativ auf meine Prostata auswirkten – und ich konnte diese Gefühle loslassen, indem ich sie bewusst »durchspürte«. Mein Liebes- und Sexualleben wurde erfüllter, und ich schöpfte daraus neue Kraft.

Im April 1991 war mein PSA-Wert auf 4,2 gesunken. Wenig später fiel er sogar noch weiter auf unter 3, womit ich auf der sicheren Seite war und blieb. Mehrere körperliche Untersuchungen bestätigten, dass meine Prostata sich in Größe und Form normalisiert hatte und weicher geworden war. Es gab keine Knoten und harten Stellen mehr, die auf einen Tumor hingewiesen hätten. Ich war begeistert: Ich hatte meinen Krebs geheilt, ohne mich einer Operation oder Bestrahlung unterziehen zu müssen, die meine Ärzte für unerlässlich gehalten hatten.

Heilung ist eine Sache,
gesund zu bleiben eine andere

Die folgenden glücklichen, gedeihlichen und produktiven Jahre vergingen schnell. Ich zog wieder nach San Francisco, dann nach Boulder, Colorado, und 1994 nach Santa Monica, Kalifornien; ich lernte bei meiner Forschung und Arbeit immer mehr Ärzte kennen, die sich der Zusammenhänge bewusst waren, und erschloss weitere Quellen, mit deren Hilfe ich meine eigene Heilung fortsetzen und Informationen für dieses Buch sammeln konnte. PSA-Werte und körperliche Untersuchungen, die regelmäßig durchgeführt wurden, zeigten, dass meine Prostata weiterhin gesund war.

Thanksgiving 1995 waren die Einzelheiten meiner ehemaligen Krebserkrankung nur noch vage Erinnerungen. Ich fühlte mich besser als je zuvor. Ich war stolz auf meinen Erfolg und meine Gesundheit, die sich ständig weiter verbesserte, auch in Bereichen, welche von der herkömmlichen Medizin gar nicht gemessen werden. Ich hatte die Ärzte Lügen gestraft, indem ich den Krebs besiegt hatte. Ich stand in Verbindung mit einem weltweiten Netzwerk von Ärzten und Heilern, von denen ich mir ständig Rat holen konnte. Ich praktizierte und lehrte Tantra und vermittelte damit anderen Zugang zur Spiritualität in Beziehungen, Heilung und Sexualität. Ich beriet Männer mit Prostatakrebs, und es machte mir große Freude, zu lehren und anderen zu helfen.

Doch 1995, am Montag nach einem großartigen Thanksgiving-Wochenende in Hawaii, erhielt ich eine weitere laute, schmerzhafte Botschaft. Etwas war nicht in Ordnung. Ich erwachte am Morgen mit einem leichten Schmerz im Unterbauch und in der Prostatagegend. Um zehn Uhr morgens war der Schmerz qualvoll, und kurz darauf befand ich mich im nächstgelegenen Krankenhaus und hörte erbittert zu, als der Arzt mir erklärte, ich hätte einen Nierenstein. Ich war verblüfft. Schließlich ernährte ich mich seit 15 Jahren vegetarisch. Ich joggte, trieb Sport und lief regelmäßig auf meinen Inlineskates. Ich meditierte und achtete auch sonst sehr auf meine Gesundheit. Ich war ein spiritueller Tantralehrer. Und ich hatte den Krebs besiegt. Wie konnte ich einen Nierenstein bekommen? Die Erfahrung war ebenso schmerzhaft wie demütigend.

Wir versuchten alle Standardmaßnahmen, um den Stein in Bewegung zu bringen. Wäre er noch in meiner Niere gewesen, hätte man ihn mit Ultraschall zertrümmern können, aber er war in den Harnleiter gewandert. Also bekam ich stattdessen Medikamente, um die entsetzlichen Schmerzen zu dämpfen, und man zeigte mir Übungen, die dazu beitragen sollten, dass der Stein sich bewegte. Doch er befand sich an der engsten Stelle meines Harnleiters zwischen Niere und Blase, und das machte jede Bewegung sehr schwierig und äußerst schmerzhaft. Man empfahl mir eine Operation als einzigen Ausweg. Also flog ich am nächsten Tag heim nach Santa Monica, vollgestopft mit Schmerzmitteln, um dort weiteren Rat zu suchen und den Stein irgendwie in Bewegung zu bringen.

Am 9. Dezember, nachdem Medikamente und körperliche Bewegung zwei Wochen lang erfolglos geblieben waren, ging ich ins Cedars Sinai Hospital, um den Stein unter Vollnarkose operativ entfernen zu lassen. Ich bat den Urologen, Dr. Leslie Kaplan, gleichzeitig eine weitere Prostatabiopsie durchzuführen, die ich während der Narkose nicht spüren würde. Zwar hatte sich 1991 und bei allen Nachfolgeuntersuchungen kein

Hinweis mehr auf Krebs gefunden, aber im letzten Jahr waren meine PSA-Werte wieder bis auf 5 gestiegen. (Zur Erinnerung: Ein Wert bis 4 gilt als normal, alles darüber ist kritisch und deutet auf Probleme hin.)

Zur Zeit der Operation lag mein PSA-Wert zwar bei 3,5, aber mein Albuminspiegel war mehrere Monate lang gesunken. Der Albuminspiegel ist ein guter Hinweis auf die Immunfunktionen. Menschen, deren Albuminspiegel unter 4,0 liegt, bekommen oft Krebs, während jene mit Werten über 4,2 gewöhnlich nicht daran erkranken. Leider hatte mein Albuminspiegel einige Monate lang bei 3,9 gelegen, und jetzt hatte ich einen Nierenstein. Ich wusste, dass irgendetwas mein Immunsystem belastete. Deshalb wollte ich zur Sicherheit eine weitere Prostatabiopsie.

Die Operation zur Entfernung des Nierensteins dauerte einschließlich der Prostatabiopsie nur 45 Minuten von dem Moment, als ich in den Operationsraum gefahren wurde, bis zu dem Moment, als ich wieder die Augen öffnete, und alles verlief ausgezeichnet. Die ganze Prozedur ist ziemlich einfach. Der Körper wird dabei nicht aufgeschnitten, sondern man führt eine lange, sehr dünne Art von Zange durch den Penis in den Harnleiter und zieht den Stein damit heraus. Die Operation war erfolgreich (man gab mir den kleinen Stein), aber die Ergebnisse der Biopsie waren nicht so gut: Ich hatte wieder einen kleinen Tumor in meiner Prostata. Der Pathologe gab ihm auf der Gleason-Skala den Wert 7 – das war höher und damit aggressiver als 1990.

Dr. Kaplan erklärte mir, was ich bereits über die invasiven* Methoden der Behandlung und Entfernung von Prostatatu-

---

* in ein Gewebe oder Organ eindringend

moren wusste – die Maßnahmen der Operation und Bestrahlung, die ich beim letzten Mal erfolgreich vermieden hatte. Ich ließ mir ein weiteres Mal von einem führenden Urologen genau erklären, wie er meine Prostata entfernen und dabei die Nerven schonen konnte, die an der Außenseite der Prostata entlang laufen und dafür sorgen, dass ein Mann eine Erektion haben kann. Er sagte, ich würde weiterhin normale Erektionen und Orgasmen haben, lediglich das Ejakulat würde fehlen.

Während ich meine Alternativen überdachte und mich dabei ziemlich hilflos fühlte, fragte ich mich: Warum habe ich diesen Nierenstein bekommen? Welche Botschaft versuchten dieser Stein und der Krebs mir zu vermitteln? Nachdem ich alle Möglichkeiten, die zur Entstehung des Nierensteins geführt haben könnten, geprüft hatte, wurde mir klar, dass mein Dickdarm einen wesentlichen Teil des Problems bildete. Ich hatte bis dahin angenommen, dass meine Ärzte den Dickdarm regelmäßig kontrollieren würden, aber das war nicht der Fall. Tatsächlich hatten sie ihn völlig übersehen.

Traditionelle Schulmediziner sagen uns (und die meisten Leute glauben das), dass unsere Därme gesund sind, solange wir regelmäßigen Stuhlgang haben. Die Wahrheit sieht leider ganz anders aus. Die Ärzte interessieren sich kaum für die Darmgesundheit, bis die Situation so schlecht ist, dass Teile unserer Organe operativ entfernt werden müssen. Sie beachten weder den Dünndarm noch den Dickdarm, die beide eine lebenswichtige Rolle bei der Nährstoffaufnahme und Reinigung spielen, zwei der grundlegendsten und wesentlichsten Körperfunktionen. Natürlich gibt es eine Untersuchung, die sich Proktoskopie nennt und mit deren Hilfe die Ärzte Polypen und Krebsgeschwüre der Därme feststellen können. Seit meinem 35. Lebensjahr waren die Ergebnisse meiner jährlich durchgeführten Proktoskopie stets gut gewesen, und auch an den Stuhlproben, die alle drei Monate als Teil meines regelmäßig durchgeführten Gesundheitschecks untersucht wurden, gab es nie etwas auszusetzen. Doch bei diesen Untersuchungen ging es nur um Hinweise auf Krebs, nicht um die Gesundheit meiner Därme.

Die übliche Laboruntersuchung von Stuhlproben könnte sich stärker auf die Darmgesundheit konzentrieren, aber die Ärzte haben daran anscheinend einfach kein Interesse. Ich habe erfahren, dass in den Dreißiger- und Vierzigerjahren Darmspülungen und andere Prozeduren, welche die Darmgesundheit sicherstellen sollen, aus den Krankenhäusern verbannt wurden. Die Vorstellung, dass die Därme igendetwas mit Gesundheit zu tun haben könnten oder mehr wären als ein »Durchgang« für die Abfälle, wurde belächelt.

Obwohl es auch heute noch nicht üblich ist, dass Ärzte oder Heilpraktiker behaupten, der Dickdarm spiele eine große Rolle für die Gesundheit, vertreten einige diese Position. Ein paar mutige Praktiker haben Artikel und Bücher über die Dickdarmgesundheit veröffentlicht. Vor einigen Jahren hat Dr. Bernard Jensen viel über die Darmgesundheit geschrieben und nachgewiesen, dass selbst bei »regelmäßigem« Stuhlgang sich dicke Schichten giftiger Ablagerungen an den Wänden unserer Därme gebildet haben können, wobei gerade noch genügend Platz bleibt, dass die Exkremente den Dickdarm passieren können. Doch die abgelagerten Giftstoffe verstopfen nicht nur den Durchgang. Sie verhindern die normalen Funktionen und Bewegungen der Därme und stören die Nährstoffaufnahme. Sie bilden auch eine Brutstätte für Parasiten, welche die Angewohnheit haben, sich direkt durch den Dickdarm zu fressen, was dazu führt, dass sich die starken Gifte zu anderen Organen und in den Blutstrom ausbreiten. Wenn das geschieht, reagieren Leber und Nieren mit hektischer Aktivität, weil sie versuchen, die Gifte, die den Körper überschwemmen, auszuscheiden. Aber ihre Kapazität ist begrenzt. Und die Prostata, die direkt an den Dickdarm grenzt, ist ein beliebtes und leichtes Opfer für die Gifte.

Die Theorie – dass Gifte, die aus meinen ungesunden Därmen stammten, die Ursache für meinen Nierenstein und den Prostatakrebs waren – ergab einen Sinn. (Dr. Kaplan, immerhin ein anerkannter Urologe, stimmte mir zu.) Anders als eine Operation und Bestrahlung war eine Darmreinigung eine schnelle, einfache und billige Therapie ohne Nebenwirkungen. Ich beschloss, meine Därme zu reinigen und auch sonst die Darmgesundheit zu einem Eckpfeiler meines neuen gesundheitsorientierten Lebensstils zu machen, bevor ich den Ärzten irgendeine invasive Behandlung erlauben würde.

Ich richtete mich also wieder einmal nicht nach dem ärztlichen Rat, sondern entwickelte und begann mein inzwischen bewährtes *elementares Fasten* und arbeitete weitere Elemente meines Plans aus. Meine Ärzte und viele Freunde drängten mich nach wie vor, den Krebs operieren zu lassen, und malten das Schreckgespenst eines Sterbens unter großen Schmerzen an die Wand, falls ich mich weigern sollte. Doch ich blieb fest. Sechs Monate später war der Krebs verschwunden. Und das bildete ich mir nicht nur ein.

- Der AMAS (ein nicht invasiver Bluttest, der Krebsantikörper misst und in den letzten Jahren an Bekanntheit und Anerkennung gewonnen hat) zeigte, dass kein Krebs mehr in meinem Körper war.

- Außerdem war das Ausmaß der Toxizität in meinem Körper von 24 (dem höchsten und schlechtesten Wert) bis auf 3 (einen sehr gesunden und seltenen Wert) gesunken.
- Mein Albuminspiegel lag bei 4,5, dem höchsten und gesündesten Wert, den ich seit 1984 gehabt hatte.
- Mein zellulärer pH-Wert, der, seit ich 1991 mit der Überwachung begonnen hatte, chronisch übersäuert gewesen war, hatte sich bis auf wenige Hundertstel dem Optimum genähert.
- Meine Zahnprobleme waren beseitigt. Zahnmessungen hatten Hinweise darauf ergeben, dass verborgene Infektionen meine Bauchspeicheldrüse beeinträchtigten (welche die Prostata kontrolliert). Jetzt sind die Messwerte normal, was zeigt, dass die homöopathische Behandlung in Verbindung mit den Reinigungsmaßnahmen erfolgreich war.
- Die Toxine in der Umgebung meines 1959 operativ entfernten Blinddarms waren verschwunden.

Dies waren dramatische, wissenschaftlich messbare Verbesserungen, die zwischen Dezember 1995 und Mai 1996 auftraten.

Die Botschaft beachten

Einige meiner Ärzte haben meinem Erfolg Beifall gezollt, während es anderen schwer fällt, die Ergebnisse zu akzeptieren oder auch nur zu glauben. Ich glaube sie. Ich bin fest davon überzeugt und habe nun persönlich erfahren, dass jede Krankheit eine Botschaft ist. Wenn wir diese Botschaft verstehen und die nötigen Verbesserungen vornehmen – körperlich und in unserem Denken, in unserer Ernährung und unserem Lebensstil –, dann verschwindet die Krankheit. Das geschieht regelmäßig in Kliniken, die Krebs erfolgreich behandeln. (Im Anhang des Buches finden Sie Hinweise, wie Sie die Adressen von Krankenhäusern erfahren, die alternative Heilmethoden anwenden.) Ärzte wie Bernie Siegel sind mit solchen Ansätzen erfolgreich, und viele seiner Bücher beschreiben, wie man Krebspatienten im Rahmen einer Gruppentherapie helfen kann.

Wenn wir die Botschaft jedoch nicht verstehen, dann bekommen wir eine weitere, stärkere Botschaft. Und die Botschaften werden *immer deutlicher,* bis wir es endlich »kapiert haben«. Ich halte einen Nierenstein und Prostatakrebs für eine ziemlich laute Botschaft; so laut, dass ich schließlich auf meinen Körper hören musste. Und der Prozess, krank zu werden und mich schließlich der Gnade des Medizinsystems ausgeliefert zu sehen, war zwar schmerzhaft, aber er hat mir geholfen, ein neues Verständnis von Krankheit und einen neuen Ansatz für den Umgang mit Prostatakrebs zu entwickeln.

Ich kann ehrlich sagen, dass ich froh bin, Krebs bekommen zu haben. Als Folge davon bin ich sehr viel gesünder und glücklicher – auch wenn ein Teil von mir wünscht, ich wäre in seliger Unkenntnis meiner schlechten gesundheitlichen Gewohnheiten steinalt geworden und plötzlich im Schlaf gestorben. Da ich jedoch krank wurde, bin ich froh, dass meine Krankheit mich zu einer neuen Ebene von Gesundheit geführt hat und dazu, dass ich einen Ansatz zur Behandlung von Prostatakrebs entwickelt habe, mit dem ich anderen helfen kann.

Meine Botschaft ist einfach: Wenn Sie mit der Diagnose konfrontiert werden, dass Sie Prostataprobleme haben, einschließlich Krebs, dann brauchen Sie nicht zuzulassen, dass die Ärzte Ihre Prostata bestrahlen oder chirurgisch entfernen. Es gibt eine Alternative, die Sie nicht nur von Ihrer Krankheit befreien, sondern Ihnen auch helfen wird, Ihren allgemeinen Gesundheitszustand zu verbessern. Was Sie in diesem Buch finden werden, ist der Plan, den ich entwickelt habe, um mich selbst auf natürliche Weise von Prostatakrebs zu heilen und die hervorragende Gesundheit und Vitalität zu erlangen, deren ich mich heute erfreue. Ich hoffe, dass Sie (oder Ihre Angehörigen) meine Erfahrung nutzen, um Ihrerseits ein weiteres Beispiel dafür zu werden, über welche angeborenen Fähigkeiten der Körper verfügt, sich durch Reinigung, Fasten und Giftausleitung selbst zu heilen.

Ihr Körper muss sauber sein, um gesund zu sein

Die innere Reinigung ist die Basis der Gesundheit. Selbst die beste Ernährung und alle Nahrungsergänzungen sind weitgehend verschwendet, wenn unser Darm zu schmutzig und zu sehr von Ablagerungen verstopft ist, um die Nährstoffe aufzunehmen, wenn emotionale Blockaden das Körpergewebe schädigen, wenn verborgene Zahninfektionen den Körper vergiften oder Parasiten die besten Nährstoffe stehlen. Deshalb ist mein *Neun-Punkte-Reinigungsprogramm* so wichtig. Das Programm:

1. reinigt gründlich den Dickdarm und die anderen Darmteile;

2. reinigt das Lymphsystem;

3. spült Parasiten aus dem Körper aus;

4. leitet viele Giftstoffe aus, die uns so quälen;

5. reguliert das Säure-Basen-Gleichgewicht des Körpers;

6. löst emotionale Blockaden, die das Körpergewebe schädigen;

7. beseitigt in den Zähnen verborgene Quellen für Vergiftung und schlechte Gesundheit;

8. belebt Körper, Geist und Seele mit neuer Energie durch die Reinigung von Chakras und Aura;

9. reinigt die Organe einschließlich der Prostata, sodass sie wieder voll leistungsfähig sind.

Die Reinigung ist die Initialzündung für Ihren auf Heilung ausgerichteten Lebensstil, und der Rest des Programms wird dafür sorgen, dass Sie in 90 Tagen eine gesunde Prostata haben.

Wenn Sie »verschmutzt« sind – wenn Ihr Darm mit belastenden Fäkalstoffen und Parasiten angefüllt ist, wenn Sie ohne es selbst zu wissen voller Toxine und emotionaler Blockaden stecken –, dann können Sie nicht gesund sein. Es hilft nicht, lediglich die Symptome zu behandeln, die das Ergebnis dieser Verunreinigungen sind. Tatsächlich ist das sogar ausgesprochen schädlich, weil Ihre Aufmerksamkeit dadurch von den wirklichen Problemen abgelenkt wird. Wenn Sie ein Pflaster über die Symptome kleben, werden die Probleme vorübergehend verdeckt, aber sie wachsen weiter, bis sie eines Tages unter dem Pflaster hervorbrechen und Ihr Leben bedrohen. Hinzu kommt, dass die meisten auf Symptome ausgerichteten Behandlungen Nebenwirkungen haben, die zum Teil recht gravierend sind. *Sie können nicht gesund sein, wenn Sie »unrein« sind.* Aber wenn Sie sich reinigen – körperlich, emotional und spirituell –, dann ist eine gute Gesundheit nahezu garantiert.

Es gibt immer Hoffnung

Wenn die Diagnose Prostatakrebs lautet, werden die meisten Ärzte Ihnen sagen, dass Sie schnell handeln müssen, bevor der Krebs sich über die Prostata hinaus ausbreitet, weil Sie sonst daran sterben werden. Das ist typisch für die westliche Medizin, eine »Wissenschaft«, die auf Furcht und Resignation basiert. Und deshalb ist Krebs, der bei Furcht geradezu aufblüht, in den westlichen Gesellschaften so weit verbreitet. Viele Leute begreifen allmählich, dass eine von Furcht getriebene Medizin, welche die Botschaften des Körpers ignoriert, nicht gesund sein kann. Stattdessen fördert sie die Entstehung weiterer Krankheiten ebenso wie die lebenslange Abhängigkeit von Ärzten, Medikamenten und der Chirurgie. Deshalb suchen viele Menschen nach einem anderen Ansatz zur Heilung, der die Botschaften des Körpers freundlich akzeptiert und die notwendigen Veränderungen herbeiführt.

Die Unterschiede zwischen der westlichen Medizin und dem alternativen Ansatz, den mein Reinigungsprogramm darstellt, sind augenfällig:

• Die westliche Medizin betrachtet Krankheit als etwas, das einem passiert, entweder aufgrund von Erregern oder infolge unserer Gene. *Das Reinigungsprogramm betrachtet*

Krankheit als eine Botschaft, die uns drängt, unser Leben zu ändern.

- Die westliche Medizin basiert auf Furcht und warnt uns streng vor ernsten Konsequenzen, die eintreten werden, wenn wir ihren Anweisungen nicht sofort folgen. Aber Furcht führt zwangsläufig zu Krankheit. *Das Reinigungsprogramm ermutigt uns, ein vorübergehendes Problem zu bewältigen und als Folge davon stärker und gesünder zu werden.*

- Die westliche Medizin lässt kleine Probleme groß werden, bevor sie etwas unternimmt. *Das Reinigungsprogramm zielt darauf ab, große Probleme zu vermeiden, indem wir die kleinen Botschaften beachten und eine perfekte Gesundheit entwickeln.*

- Die westliche Medizin sucht nur nach einer begrenzten Zahl von Krankheitszeichen und Symptomen, wobei sie zahllose andere ignoriert und ihre Untersuchungen und »Heilverfahren« auf den materiellen Körper beschränkt. *Das Reinigungsprogramm sucht in allen Teilen von Körper, Geist und Seele nach Zeichen schlechter Gesundheit, damit wir auf allen Ebenen unseres Daseins heilen können.*

- Die westliche Medizin verlässt sich fast ausschließlich auf die »schweren Geschütze« der Medikamente und der Chirurgie. *Das Reinigungsprogramm verwendet Kräuter, Massagen, Ernährung, Naturheilmittel, Spiritualität und andere sanfte Verfahren, die Körper und Geist der Gesundheit näher bringen.*

- Die westliche Medizin bietet – abgesehen vom so genannten »Ausschälen« (beschrieben in Kapitel 2), einer operativen Entfernung, oder Medikamenten, deren Wirkungen und Nebenwirkungen fragwürdig sind – wenige Möglichkeiten zur Behandlung einer vergrößerten Prostata. *Das Reinigungsprogramm verwendet Ausleitungsmaßnahmen, Kräuter und Massagen, um zu erreichen, dass sich Größe, Festigkeit und Form der Prostata – alles Anzeichen für den Gesundheitszustand der Prostata – wieder normalisieren.*

- Die westliche Medizin will Prostatakrebs durch Operation oder Strahlung behandeln. *Das Reinigungsprogramm heilt durch die Ausleitung körperlicher und psychischer Gifte.*

- Die westliche Medizin macht uns zu passiven Opfern, die schweigend Medikamente und Operationen dulden, welche uns vielfach weiter schwächen und weniger gesund machen. *Das Reinigungsprogramm ermutigt uns, selbst die Verantwortung für die Heilung unseres Körpers zu übernehmen, und bietet erprobte Maßnahmen und Techniken, um eine optimale, strahlende Gesundheit zu erlangen.*

Das vollständige Neun-Punkte-Reinigungsprogramm wird ab Kapitel 4 in allen Einzelheiten erklärt. Zunächst jedoch wollen wir uns die Prostata ansehen und untersuchen, warum sie krank wird.

Kapitel 2

Die Prostata: Diagnose
und Behandlung

Stellen Sie sich ein kleines Gefäß im Inneren Ihres Unterbauches vor – das ist Ihre Blase. Stellen Sie sich nun direkt unter diesem Gefäß eine winzige Kastanie vor – das ist Ihre Prostata. Vom Blasenboden aus führt eine Röhre mitten durch diese Kastanie hindurch, von oben nach unten – das ist Ihre Harnröhre. In der Blase sammelt sich ständig Urin. In gewissen Abständen öffnen sich die Muskeln am Boden Ihrer Blase, während sich die Muskeln, welche die Blase umgeben, zusammenziehen. Auf diese Weise wird der Urin in die Harnröhre gepresst, welche ihn durch die Prostata und den Penis hindurch aus Ihrem Körper hinausleitet.

Die kastanienförmige Prostata sitzt direkt unter der Blase und umgibt die Harnröhre, aber sie hat nichts mit dem männlichen Harnsystem zu tun. Die Prostata befindet sich lediglich deshalb an dieser Stelle, weil sie für die Ejakulation benötigt wird und das Ejakulat durch dieselbe Harnröhre fließt wie der Urin. Deshalb sitzt die Prostata unter der Blase, und deshalb führen Prostataprobleme zu Schwierigkeiten beim Wasserlassen und beim Geschlechtsverkehr.

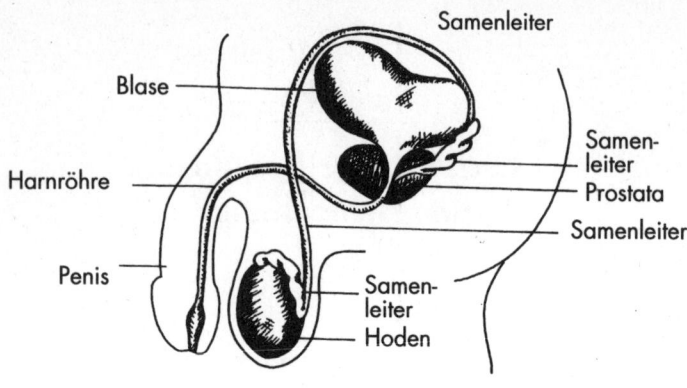

Abb. 1 Männliche Anatomie

Die Hauptaufgabe der unterhalb der Blase sitzenden und die Harnröhre umschließenden Prostata besteht darin, dem Sperma eine spezielle Flüssigkeit hinzuzufügen, bevor es während der Ejakulation aus dem Penis herausspritzt. Das Sperma wird in den Hoden produziert. Von dort wandert es hinauf in die Nebenhoden, wo es reift, anschließend weiter in zwei kleine Röhren aus Muskelgewebe, die Samenleiter, die aufwärts und um die Blase herumführen, und schließlich in die Samenbläschen. Am Ende wandert das Sperma in die Prostata, seine letzte Station, bevor es aus dem Körper herausgespritzt wird, wenn sich die Muskeln in den Hoden, den Nebenhoden, dem Samenleiter, den Samenbläschen, der Prostata und an der Basis des Penis zusammenziehen.

Ein Blick auf die Prostata

Eine der Hauptaufgaben der Prostata besteht also darin, die Samenflüssigkeit zu produzieren, die sich bei der Ejakulation mit dem Sperma mischt. Sie hilft auch, Samenflüssigkeit und Sperma mit genügend Schwung aus dem männlichen Körper herauszuspritzen, damit sie auf dem Weg zum befruchtungsfähigen Ei gut vorwärts kommen. Die Prostata wirkt also gleichzeitig als Drüse und als Muskel.

Darüber hinaus ist sie auch ein Nerv und das emotionale Zentrum des Sexuallebens und der Sexualität eines Mannes. Sie ist das Empfindungszentrum für sexuelles Vergnügen, Enttäuschungen, Stress, Gefühle der Unzulänglichkeit, Unsittlichkeit, Hass und Abneigungen. Nicht aufgelöste Emotionen dieser Art werden in der Prostata gespeichert und sind eine wichtige Quelle von Prostataproblemen.

Was falsch läuft

Es gibt drei hauptsächliche Arten von Problemen – Infektionen, die Vergrößerung der Prostata und Krebs. Prostatainfektionen, die sogenannte *Prostatitis,* treten vom Teenageralter an bei Männern häufig auf. Diese Infektionen können von kurzer oder langer Dauer sein, mild oder ernsthaft, leicht oder schwer zu behandeln. Zu den Symptomen der Prostatitis können häufiger Harndrang und/oder Schmerzen beim Wasserlassen gehören, verschiedene andere Schwierigkeiten beim Wasserlassen und Schmerzen beim Geschlechtsverkehr.

Die Vergrößerung der Prostata, die so genannte *benigne Prostatahypertrophie* oder kurz BPH ist zwar unerwünscht, hat aber nichts mit Krebs zu tun. Auch wenn sie schon bei Männern in den Zwanzigerjahren vorkommen kann, tritt sie doch meist erst später auf. Man schätzt, dass ungefähr die Hälfte aller Männer im Alter von 60 Jahren eine BPH haben, und 90 Prozent leiden im Alter von 85 Jahren darunter.

Wenn sich die Prostata nach außen vergrößert, merkt der Mann wahrscheinlich gar nichts davon (es sei denn, sie wächst nach oben und drückt auf die Blase). Wenn sie jedoch nach innen anschwillt, drückt sie die Harnröhre zusammen, die durch die Mitte der Drüse verläuft, und dann merkt der Mann, dass ein Problem vorliegt. Wenn die Prostata die Harnröhre zusammendrückt, tritt meist eine Verzögerung beim Wasserlassen auf, man hat Schwierigkeiten, den Urin zu lösen, der Strahl ist dünn

> *Die Prostata ist ein besonders verletzliches Organ.*

und schwach, manchmal unterbrochen, der Urin kann vorher oder nachher tröpfeln, es kommt zu häufigem Harndrang, der den Betroffenen nachts mehrfach aus dem Bett treibt, oder plötzlich auftretendem Harndrang (das Gefühl, *sofort* zur Toilette zu müssen). Möglicherweise kann er auch die Blase nicht mehr vollständig leeren oder wird inkontinent.

> *Es gibt bewährte schulmedizinische und alternative Heilverfahren für die benigne Prostatahypertrophie (BPH).*

Die grundsätzliche medizinische »Lösung« für BPH-Symptome ist eine nicht invasive Form der Operation, die man TURP (transurethrale Resektion der Prostata) nennt und die auch als *Ausschälen der Prostata* bezeichnet wird. Dazu führt der Urologe (unter Vollnarkose) ein Instrument in den Penis ein, das ihm erlaubt, genügend Gewebe zu sehen und zu entfernen, um den Durchgang für die Harnröhre wieder zu öffnen, sodass der Urin wieder ungehindert abfließen kann. (Nähere Informationen finden Sie in der im Anhang angegebenen Literatur.)

Es gibt auch Medikamente, welche die Prostata wieder schrumpfen lassen, aber sie haben sich als nicht sehr effektiv erwiesen, und die Nebenwirkungen sind beträchtlich. In den USA wurde der einzige quasimedizinische Ansatz, der tatsächlich etwas bewirkt, 1990 durch die Gesundheitsbehörde FDA verboten. Dieser Ansatz geht ursprünglich auf eine 1958 von Dr. Feinblatt und Dr. Gant veröffentlichte Studie und weitere bestätigende Studien zurück. Darin wurde nachgewiesen, dass Kapseln, welche die Aminosäuren Glycin, Alanin und Glutaminsäure enthielten, die Vergrößerung der Prostata in 77 bis 92 Prozent aller Fälle beseitigen konnten. Diese Kombination findet man noch in verschiedenen Prostatamitteln, die in amerikanischen Naturkostläden angeboten werden. Nebenwirkungen sind nicht bekannt. Wenn Sie also BPH-Symptome haben, können Sie eine dieser Rezepturen suchen und sie so lange einnehmen, bis Sie durch das Reinigungsprogramm wirklich gesund geworden sind und solche Mittel nicht mehr brauchen.

Obwohl Prostatitis und BPH in fortgeschrittenen Fällen ziemlich gefährlich sein können, ist Krebs doch das schwerwiegendste Prostataproblem. Prostatakrebs ist die zweithäufigste Krebsart bei Männern (nach Hautkrebs) und die zweithäufigste Krebstodesursache bei Männern (nach Lungenkrebs). Bei ungefähr 200 000 amerikanischen Männern wird jedes Jahr Prostatakrebs diagnostiziert – und 38 000 sterben daran. Darüber hinaus gibt es eine Dunkelziffer, die niemand genau kennt. Autopsien von Männern, die an anderen Krankheiten gestorben sind, legen die Vermutung nahe, dass etwa 30 Prozent aller Männer im Alter von etwa 50 Jahren Prostatakrebs haben, ohne es zu wissen. Weiterhin zeigen Autopsien, dass die meisten Männer im Alter von 90 Jahren Prostatakrebs haben; der Tumor ist einfach nicht gewachsen oder nicht groß genug geworden, um aufzufallen.

Der Schauspieler Jerry Lewis hat ebenso Prostatakrebs wie Senator Bob Dole, General H. Norman Schwarzkopf und viele andere bekannte Männer. Der Sänger Frank Zappa ist an dieser Krankheit ebenso gestorben wie Nobelpreisträger Linus Pauling und die Schauspieler Telly Savallas und Bill Bixby. Ich habe zweimal Krebs in verschiedenen Bereichen meiner Prostata gehabt, beide Male ohne Symptome.

Wie auch in meinem Fall wissen Männer gewöhnlich eine ganze Weile nicht, dass sie Krebs haben, weil der Tumor anfangs keine Symptome verursacht. Tatsächlich gibt es oft überhaupt keine Symptome oder nur sehr geringfügige, die man leicht übersehen kann. Die frühen Symptome von Prostatakrebs sind denen der BPH sehr ähnlich, einschließlich eines häufigen nächtlichen Harndrangs *(Nocturie)*, häufigem Wasserlassen, wobei oft nur geringe Mengen ausgeschieden werden sowie einem unterbrochenen *(intermittierenden)* Harnstrahl.

Wenn man diese Symptome hat, heißt das nicht zwangsläufig, dass man Prostatakrebs hat. Aber wenn Sie diese oder andere Symptome haben, ist es am besten, sich vom Arzt untersuchen zu lassen.

Obwohl Prostatakrebs die zweithäufigste Krebstodesursache bei Männern ist, wächst er gewöhnlich langsam und ist als solcher keine tödliche Krankheit – sofern er auf die Prostata beschränkt bleibt. Er wird wahrscheinlich leichtere oder schwerere Probleme beim Wasserlassen verursachen, aber in den meisten Fällen nicht zum Tod führen. Leider neigen die Krebszellen in der Prostata zum Auswandern. Wie kochendes Wasser in einem Topf überbrodelt, »ergießen« sich die Krebszellen aus der Prostata in das umgebende Gewebe. Sind sie erst aus der Prostata entkommen, können die Krebszellen sich in den Knochen, der Leber, dem Gehirn, den Lungen, der Wirbelsäule oder anderswo ansiedeln. Wenn das geschieht, wird der bis dahin nur störende Krebs zu einer tödlichen Bedrohung. Und oft wird er tödlich, lange bevor man von seiner Existenz weiß, denn mehr als 40 Prozent aller Prostatakrebse haben bereits Metastasen gebildet, bevor sie entdeckt werden.

Wodurch wird Prostatakrebs verursacht?

Viele Dinge können dazu führen, dass sich in einer Prostata Krebszellen bilden, etwa schlechte Ernährung, emotionaler Stress, Muskeldruck, genetische Faktoren, verschiedene Gifte, Umweltfaktoren, radioaktive Strahlen, das Sexualverhalten, der Lebensstil und sogar die Kleidung. Die BPH ist oft ein Vorläufer von Prostatakrebs und sollte so schnell wie möglich behandelt werden. Alle diese Ursachen haben eins gemeinsam: Sie behindern die Versorgung der Prostata mit Blut und Sauerstoff. Ohne lebensspendenden Sauerstoff und die zahlreichen Nährstoffe im Blut werden die Prostatazellen zwangsläufig bösartig.

Die Ernährung, von der modernen Medizin lange ignoriert, wurde 1982 schließlich als eine Hauptursache von Prostatakrebs erkannt, als in dem Bericht *Diet, Nutrition and Cancer* des amerikanischen National Research Council ein enger Zusammenhang zwischen der Ernährung und Prostata-, Brust- und Dickdarmkrebs festgestellt wurde. Fett wurde als der Hauptschuldige identifiziert, weil es hormonelle Ungleichgewichte* verursacht, von denen bekannt ist, dass sie die winzigen Blutgefäße der Prostata verstopfen und die Entstehung von Krebs begünstigen.

Die überzeugendsten Informationen im Hinblick auf den Zusammenhang zwischen der Ernährung und Prostatakrebs stammen aus vergleichenden Untersuchungen großer Menschengruppen, die sich unterschiedlich ernähren. Afrikanische Männer leiden beispielsweise selten oder nie unter Prostatakrebs, während Schwarzafrikaner in den USA die höchste Prostatakrebsrate in der Welt haben mit einer um 50 Prozent höheren Häufigkeit als bei weißen Amerikanern. Warum bekommen die Schwarzen in den USA so viel häufiger Prostatakrebs als die Schwarzen in Afrika oder weiße Männer in den USA? Um diese Frage zu beantworten, untersuchte man in einer interessanten Studie insgesamt 284 schwarze und weiße Männer in Kalifornien, bei denen Prostatakrebs diagnostiziert worden war. Man stellte fest, dass das Krankheitsrisiko

- signifikant anstieg (1,5- bis 2,8-mal höher lag), wenn schwarze Männer häufig Schweinefleisch, Rindfleisch und Eier aßen;
- signifikant geringer war unter jenen, die häufig Karotten, Spinat, Kohl oder Geflügel aßen.

---

* Dabei spielt möglicherweise auch eine Rolle, dass in den USA Hormone als Wachstumsförderer in der Tierzucht eingesetzt werden. (A.d.Ü.)

Sowohl bei den schwarzen als auch bei den weißen Teilnehmern der Untersuchung war der Hauptrisikofaktor für Prostatakrebs ein hoher Fettkonsum, besonders stark aber bei den schwarzen Männern. Das Sexualverhalten, Rauchen und eine berufsbedingte Kadmiumbelastung erwiesen sich nicht als signifikante Faktoren für ein erhöhtes Risiko. Geschlechtskrankheiten (Gonorrhoe) erhöhten das Risiko geringfügig. Obwohl es einen Zusammenhang zwischen Geschlechtskrankheiten und Prostatakrebs gibt, liegt hier keine Kausalität vor. Die *Practical Encyclopedia of Sex and Health* des Magazins *Prevention* berichtete 1996 über einen Zusammenhang zwischen häufigem Partnerwechsel und Prostatakrebs, aber die populäre Theorie, dass Prostatakrebs durch einen sexuell übertragbaren infektiösen Auslöser verursacht wird, scheint durch eine Studie an 1400 katholischen Priestern widerlegt zu sein. Die zölibatär lebenden Priester wiesen eine hohe Erkrankungsrate an Prostatakrebs auf und hatten im Vergleich zu einer altersentsprechenden Kontrollgruppe ein signifikant erhöhtes Risiko, an Prostatakrebs zu sterben.

Die Theorie, dass eine fettreiche Ernährung zu einem erhöhten Risiko für Prostatakrebs führt, wird gestützt durch einen Vergleich zwischen schwarzen Männern, die in Amerika leben, wo sie die weltweit höchste Rate an Prostatakrebs haben, und schwarzen Afrikanern, die in ihrer Heimat leben, wo sie die weltweit niedrigste Rate an Prostatakrebs haben. Da die Schwarzen in Amerika und in Afrika eindeutig die gleichen Gene haben, können wir nicht die Erbanlagen dafür verantwortlich machen. Aber es gibt erhebliche Unterschiede in der Ernährung, die in Amerika sehr fettreich und in Afrika wesentlich fettärmer ist. Und wenn schwarze Afrikaner aus ihrer Heimat in die Vereinigten Staaten kommen und sich die dort übliche Ernährung angewöhnen, erhöht sich ihr Risiko für Prostatakrebs sprunghaft auf das Zehnfache.

Japanische Männer, die in die Vereinigten Staaten siedeln, haben die Hinweise auf einen Zusammenhang zwischen Ernährung und Krebs ebenfalls verstärkt. Im Jahre 1989 zeigte eine Untersuchung von 8000 japanischen Männern, die von Japan nach Hawaii übergesiedelt waren, dass deren Risiko, an Prostatakrebs zu erkranken, erheblich anstieg, wenn sie die westliche Lebensart und vor allem die westliche Ernährung übernahmen. Zwar fand man keinen eindeutigen Zusammenhang zwischen der Gesamtaufnahme von Fetten und Proteinen und der Entwicklung von Krebs, wohl aber ein erhöhtes Risiko bei Männern, die große Mengen Butter, Käse, Eier und Margarine konsumierten, Nahrungsmitteln, die in Amerika üblicherweise häufig verzehrt werden. Jene Japaner, die auch nach ihrer Emigration weiterhin regelmäßig traditionelle japanische Nahrungsmittel wie Reis und Tofu verzehrten, hatten statistisch ein signifikant geringeres Risiko, an Krebs zu erkranken. In dem Maße, wie die traditionell fettarme japanische Ernährung »amerikanisiert« wurde und die Japaner in den letzten 15 bis 20 Jahren mehr Fleisch und Milchprodukte aßen, ist die Häufigkeit von Prostatakrebs zunehmend gestiegen.

Doch nicht nur der Fettanteil in der Ernährung spielt eine Rolle für das Risiko, an Prostatakrebs oder anderen Krebsarten zu erkranken. In Japan, wo die Häufigkeit von Prostatakrebs traditionell sehr niedrig lag, hat man die Ernährungsgewohnheiten von erkrankten Männern mit denen gesunder Männer verglichen. Dabei wurde festgestellt, dass ein allgemein erhöhter Fettverzehr das Krebsrisiko nicht generell erhöht, wohl aber der Verzehr von großen Mengen Butter und

Margarine. Andererseits verringerte der Verzehr von kleinen Mengen Obst und Gemüse, die Vitamine A und C enthalten, das Risiko, an Krebs zu erkranken.

Emotionen sind eine andere weitgehend ignorierte Ursache von Krebserkrankungen. Unsere nicht aufgelösten oder »festsitzenden« Emotionen bringen auf der körperlichen Ebene Energien und schließlich Blockaden hervor, so genannte »Adhäsionen«, welche den Blutkreislauf behindern. Die Muskeln verhärten sich, um die Emotionen unter Verschluss zu halten. Dieser Prozess zeigt sich in Form von schmerzenden, nicht richtig funktionierenden Muskeln, die schließlich verkalken, wenn sich die Durchblutung nicht normalisiert. Es kann sehr schwierig sein, solche Verkalkungen wieder zu beseitigen. Die tief ins Gewebe eingreifende Körperarbeit von Ida Rolf und vielen anderen hat im Laufe der Jahre gezeigt, dass die Auflösung unterdrückter Emotionen den allgemeinen Gesundheitszustand verbessert und bei bestimmten Beschwerden heilsam wirkt.

Auf welche Weise behindern unsere Emotionen die Versorgung der Prostata mit Blut und Sauerstoff? Diese Drüse ist das Zentrum der männlichen Emotionen, welche die Sexualität betreffen. All unsere Emotionen und Einstellungen, die mit sexueller Unzulänglichkeit, Unsittlichkeit, Schuld, Ärger und Stress zu tun haben, werden in den winzigen Muskeln und den anderen Geweben der Prostata gespeichert und behindern dort den Blutstrom. Wenn man diese Emotionen auflöst, werden die Behinderungen »weggespült«. Bleiben sie hingegen weiterhin dort gespeichert, kann der Zustand chronisch werden und die Voraussetzung für eine Krebserkrankung schaffen.

Und als ob schlechte Ernährung und emotionaler Stress

noch nicht genug wären, muss die Prostata auch mit den Schäden fertig werden, welche die umgebenden Muskeln hervorrufen. Die Prostata, die gleichzeitig Muskel und Drüse ist, wird unter Druck gesetzt, wenn die sie umgebenden Muskeln, vor allem die so genannten Abduktoren, die seitlich von ihr verlaufen, sich zusammenziehen. (Sie können diese Muskeln fühlen, wenn Sie vom Oberschenkel aus in die Leisten greifen). Bei vielen Männern ziehen sich die Abduktoren aufgrund von Stress, mangelnder Bewegung oder emotionalen Blockaden zusammen. Wenn diese Muskeln zu stark angespannt sind, drücken sie das Gewebe, das die Prostata umgibt, zu fest zusammen und verhindern dadurch die normale Expansion und Kontraktion, die für einen optimalen Blutfluss durch die Drüse notwendig sind. Druck von den Abduktoren kann auch dazu führen, dass die Prostata ziemlich hart wird, was den Blutstrom ebenfalls behindert. Wie Sie später in diesem Buch erfahren werden, führen rektale Massagen und eine Entspannung der Abduktoren im Gebiet der Prostata sehr schnell dazu, dass diese weicher und kleiner wird. Der Effekt kann Wochen oder Monate anhalten, und man geht davon aus, dass er mit jeder Behandlung länger anhält.

Stress, vor allem chronischer oder lange dauernder Stress ist besonders schädlich für die Prostata. Stress führt dazu, dass sich der gesamte Körper verspannt, sodass das Blut und die Energie nicht mehr richtig fließen können. Wenn der Stress anhält, werden die Verspannungen immer schlimmer. Die Prostata, ein emotionales Zentrum, dessen Ernährung und Reinigung von winzigen Blutgefäßen abhängt, wird massiv durch solche Verspannungen geschädigt, die eine Folge von jahrelangem Stress sind. Dieser Schaden bereitet den Boden, auf dem sich die Prostatavergrößerung und schließlich der Krebs entwickeln. Stressabbau ist also eine wesentliche Voraussetzung, um die Prostata gesund zu erhalten. Außerdem sind viele Männer erstaunt, um wie viel besser sie sexuell funktionieren, wenn sie endlich gelernt haben, sich zu entspannen.

Auch die Genetik spielt nachweislich eine wichtige Rolle bei der Entwicklung von Prostatakrebs. Es gibt wissenschaftliche Hinweise auf ein erhöhtes Krankheitsrisiko bei Männern, deren Vater oder Bruder Prostatakrebs hatte oder hat. Auch Männer, deren Mutter Brustkrebs oder bösartige Tumoren in den Geschlechtsorganen hatte, werden mit größerer Wahrscheinlichkeit an Prostatakrebs erkranken. Die genetischen Zusammenhänge sind wissenschaftlich durchaus überzeugend belegt und sollten Grund genug sein für präventive Maßnahmen. Aber glauben Sie deshalb nicht, dass Sie, wenn Ihr Vater oder Ihre Mutter an solchen Krebserkrankungen gelitten haben, vom Schicksal verdammt sind. Denn zum einen wird der Zusammenhang oft nicht durch die Genetik, sondern durch die gemeinsame Umgebung, den gleichen Lebensstil und ähnliche emotionale Muster verursacht. Und zum Zweiten ist die Vorstellung, dass Sie zwangsläufig auch Krebs bekommen werden, fast die Garantie für eine sich selbst erfüllende Voraussage. Wenn Ihre Eltern Krebs hatten oder haben, dann sollten Sie sich darauf konzentrieren, einen glücklichen, gesunden Lebensstil zu entwickeln. Sorgen Sie für regelmäßige körperliche Bewegung, visualisieren Sie sich selbst als gesund und praktizieren Sie Maßnahmen zur Prävention. Sie müssen nicht zum Opfer werden – Sie *können* selbst die Verantwortung für Ihr Leben und Ihre Gesundheit übernehmen.

Auch verschiedene Gifte können die Prostata schädigen, einschließlich zahlreicher Chemikalien, denen wir zu Hause oder am Arbeitsplatz ausgesetzt sind: Solche Gifte stecken in

Pestiziden, Smog, Leitungswasser, Kaffee, Tabak und Konservierungsmitteln. Parasiten, Bakterien und Viren können zusätzliche Belastungen darstellen. Idealerweise entfernen Leber, Nieren, Lungen, Haut, Dickdarm und Lymphdrüsen die Giftstoffe aus unserem Körper. Aber wenn die inneren Müllhalden überquellen, sammeln sich die Gifte im Körper an, schwächen das Immunsystem, stören die endokrinen Drüsen, behindern die Fähigkeit des Körpers, Vitamine und Mineralstoffe zu verwerten, bringen die Körperchemie durcheinander und bereiten der Krankheit den Weg. (Die meisten Mediziner kümmern sich nicht um Toxine, weil sie wenig oder gar nichts darüber wissen, welche Schäden sie anrichten, und weil es keine standardisierten Testverfahren für ihren Nachweis gibt.)

Die allgemeine Lebensführung trägt ebenfalls zur Gesundheit oder Krankheit Ihrer Prostata bei. Körperliche Bewegung fördert die Durchblutung und löst Verspannungen im Organismus, wodurch die Gesundheit der Prostata erheblich gefördert wird. »Verklemmte« Männer tragen ein höheres Risiko, an Prostatakrebs zu erkranken, was wiederum mit der Durchblutung der winzigen Arterien zusammenhängt. Diese verschiedenen Ursachen eröffnen uns viele Möglichkeiten zur Prävention, die wir in späteren Kapiteln erörtern werden.

Sogar die Art der Kleidung, die wir tragen, kann die Entwicklung von Prostatakrebs zusätzlich fördern. Enge Kleidung kann die Durchblutung der Prostata behindern. Enge Unterhosen, in denen sich die Hoden nicht frei bewegen und ihre innere Temperatur ungehindert regeln können, verändern das wichtige hormonelle Gleichgewicht, das für eine gesunde Prostata notwendig ist, indem sie die Hormonproduktion der Hoden stören. Außerdem heißt es, dass Nickel – wenn er entweder ständig in der Hosentasche oder in Form einer großen

Gürtelschnalle am Körper getragen wird – zu einer Energieblockade führen kann, die den Blutstrom zur Prostata behindert. Es dürfte bezeichnend sein, dass die Angehörigen von Kulturen, in denen diese Art von Kleidung nicht getragen wird, nur selten Prostatakrebs haben. Jede Gürtelschnalle, die aus Nickel oder einem anderen Metall besteht, sollte etwas seitlich am Körper getragen werden, damit sie nicht den Energiefluss durch das so genannte Konzeptionsgefäß, die wichtige Energieleitbahn, die durch den Nabel abwärts zur Prostata führt, behindert.

Umweltfaktoren müssen ebenfalls sorgfältig bedacht werden. Elektrische Wechselströme von Hochspannungsleitungen, elektrische Heizdecken und andere Quellen von Wechselstrom können Krebs verursachen.

Die inzwischen verstorbene große Heilerin Hanna Kroeger aus Boulder, Colorado, hat nachgewiesen, dass die Mikrowelle besonders schädlich für das männliche Fortpflanzungssystem einschließlich der Prostata ist. Sie hat darauf hingewiesen, dass sogar die bloße Existenz einer nicht benutzten und nicht ans Netz angeschlossenen Mikrowelle im Haus schädlich sein kann, und zwar besonders für das männliche Fortpflanzungssystem.

Die Gitternetze der Erde – energiereiche Linien, welche die Magnetkräfte der Erde repräsentieren – geben ebenfalls Anlass zur Sorge. Wo sich die in Nord-Süd-Richtung verlaufenden Linien mit den in Ost-West-Richtung verlaufenden kreuzen, kommt es zu Erdstrahlenbelastungen, von denen man annimmt, dass sie Krebs und andere Krankheiten verursachen können. Rutengänger können die Umgebung systematisch nach Gefahrenzonen absuchen. Sie können Ihr Haus und Ihren Arbeitsplatz auch selbst untersuchen, indem Sie sich aus dickem Kupferdraht Winkelruten herstellen. Biegen Sie zwei Stücke Draht jeweils zu einem L, wobei die kurze Seite etwa 15 cm und die lange Seite etwa 45 cm lang sein sollte. Nehmen Sie die kurzen Seiten der Ruten in die Hände und lassen Sie die langen Seiten dabei nach vorne zeigen. Wenn Sie in strahlenbelastete Zonen kommen, weisen die Ruten stark nach innen und überkreuzen sich von selbst. Sollte Ihr Bett, Ihr Schreibtisch oder Ihr Lieblingssessel über einer solchen Zone stehen, dann müssen Sie für diese Möbelstücke einen anderen Platz suchen. Sprungfedern und Federkerne in Matratzen verstärken diese schädlichen Magnetstrahlen. Sie sollten solche Matratzen durch andere ohne Federkern oder durch einen Futon ersetzen.

Aluminium in Kochgeschirren und handelsüblichen Deodorants ist ein anderes Umweltgift, auf das Sie achten sollten. Aluminium ist für den Körper sehr giftig und ein unnötiger Stress für das Immunsystem. Dieses Metall gilt als eine Hauptursache für die Parkinson-Krankheit. Es ist empfehlenswert, auf Aluminiumkochgeschirre zu verzichten und die Inhaltsstoffe Ihrer Deodorants sorgfältig zu prüfen. Die meisten pflanzlichen Deodorants, die in Naturkostläden angeboten werden, enthalten im Gegensatz zu den meisten konventionellen Produkten kein Aluminium.

Sie sehen also, dass es zahlreiche Möglichkeiten gibt, wie die stetige Versorgung der Prostata mit Blut und Sauerstoff gestört werden kann. Die winzigen Blutgefäße in der Prostata können durch körperliche oder emotionale Blockaden leicht verstopft werden. Und während gesunde Prostatazellen unter Sauerstoffmangel dahinsiechen, blühen Krebszellen dabei geradezu auf. Deshalb besteht die Lösung darin, für einen stetigen, gesundheitsfördernden Blutstrom durch die Prostata zu sorgen.

Die Diagnose von Prostataproblemen

Es gibt drei einfache Untersuchungsmethoden, um Prostata-krebs zu diagnostizieren: (1) die manuelle rektale Unter-suchung, (2) den PSA-Test und (3) die Biopsie. Diese relativ einfachen Untersuchungen können in der Arztpraxis durchge-führt werden.

• Die *manuelle rektale Untersuchung* wird ohne technische Geräte durchgeführt. Das Verfahren ist simpel. Der Arzt zieht einen hauchdünnen Latexhandschuh an und führt dann sei-nen Zeigefinger in Ihr Rektum ein, während Sie vor der Un-tersuchungsliege stehen. Mit seinem Finger tastet der Arzt die rechte und linke Seite Ihrer Prostata ab und prüft deren Größe, Form, Gewebebeschaffenheit und Härte. (Idealerweise ist die Prostata glatt, symmetrisch, leicht beweglich, weich, aber nicht zu weich, normal groß und ohne Knoten oder harte Stellen.) Wenn Unregelmäßigkeiten festgestellt werden, sind weitere Untersuchungen erforderlich. Sofern die Prostata le-diglich vergrößert ist, leiden Sie vielleicht unter einer BPH, einem unangenehmen Zustand, der aber nichts mit Krebs zu tun hat. Wenn der Arzt jedoch feststellt, dass Ihre Prostata steinhart ist, oder wenn er feste Knoten in der Drüse tastet, dann besteht der Verdacht auf Krebs.

Obwohl die manuelle rektale Untersuchung lange als Stan-dard in der Prostatadiagnostik galt, hat sie einige Nachteile. Der Arzt kann nicht die gesamte Prostata fühlen. Wenn der Krebs sich zufällig nicht in den Teilen der Prostata entwickelt, die der Arzt abtasten kann, wird er vielleicht nicht festgestellt. Wenn der Tumor noch klein ist, fühlt der Arzt ihn vielleicht überhaupt nicht – selbst wenn er an einer Stelle wächst, wo man ihn eigentlich tasten könnte. Und einige Tumoren fühlen sich nicht krebsartig an, sondern ganz normal.

Das Problem wird noch komplizierter durch die Tatsache, dass sich die Prostata nicht bei jedem Mann gleich anfühlt. Einige sind härter, runder, größer, unebener oder beweglicher als andere. Wie soll der Arzt da wissen, ob Ihre Prostata krank oder von Natur aus so ist? Schließlich können Ärzte nur subjektiv beurteilen, was sie fühlen. Was der eine Arzt als zu hart oder zu weich empfindet, mag für den anderen völlig in Ordnung sein. Die manuelle rektale Untersuchung ist also keine perfekte Methode, aber sie ist eine einfache Möglichkeit, um nach Hinweisen auf Krebs Ausschau zu halten.

• Der *PSA-Test,* den es seit den frühen Achtzigerjahren gibt, misst die Menge an prostata-spezifischem Antigen (PSA) im Blut. Als eine Substanz, die natürlicherweise von der Prostata hergestellt wird, steigt das PSA, wenn man Krebs hat, weil (1) eine von Krebs befallene Prostata (die meist vergrößert ist) mehr PSA produziert und (2) die Krebszellen selbst mehr PSA produzieren als gesunde Zellen. Generell kann man sagen, dass ein PSA-Wert unter 4,0 als unbedenklich gilt, während jeder Wert oberhalb von 4,0 verdächtig ist – und jeder Wert über 10,0 gefährlich sein kann und oft ein Hinweis darauf ist, dass der Krebs sich bereits über die Prostata hinaus verbreitet hat.

Seit kurzem ermöglicht uns die Prostataforschung, die Sollwerte für einen guten PSA-Spiegel genauer anzugeben, indem die altersbedingten Veränderungen im männlichen Körper berücksichtigt werden. Da jüngere Männer meist eine kleinere Prostata und niedrigere PSA-Werte haben, kann es in einigen

Alter	Unbedenklicher PSA-Wert
<40	<1,4
40-45	<1,8
45-50	<2,2
50-55	<2,6
55-60	<3,0
60-65	<3,4
65-70	<3,9
70-75	<4,4

Tab. 1   PSA-Werte und Lebensalter

Fällen gefährlich sein, wenn man wartet, bis der PSA-Wert über 4,0 steigt. Die Altersbereinigung der »unbedenklichen« Sollwerte hilft dieses Problem zu kompensieren. Die entsprechenden Werte finden Sie in der obigen Tabelle.

Leider ist auch der PSA-Test nicht völlig sicher. Wenn Sie von Natur aus beispielsweise eine sehr kleine Prostata haben, liegt Ihr normaler PSA-Wert ungewöhnlich niedrig. Wenn Ihre Prostata hingegen von Natur aus groß ist oder wenn Sie eine BPH haben, dann kann Ihr PSA-Wert über 4,0 liegen, obwohl Sie keinen Krebs haben. Der PSA-Wert kann auch durch Infektionen ansteigen, während Medikamente zur Verkleinerung der Prostata ihn gewöhnlich senken. Und wenn Ihr Tumor noch ziemlich klein ist, dann produziert er vielleicht nicht genug zusätzliches PSA, um den Gesamtwert über 4,0 zu heben. Blaseninfektionen können den PSA-Wert ebenfalls beeinflussen, genauso wie eine kürzlich durchgeführte Prostatamassage oder eine medizinische Untersuchung mittels Katheter oder Zystoskop. In der Langzeitbeobachtung ist der

PSA-Wert insgesamt recht zuverlässig, aber eine einzelne Messung sollte nicht die Basis für irgendeinen invasiven Eingriff sein. Beginnen Sie stattdessen sofort mit dem Neun-Punkte-Reinigungsprogramm und lassen Sie den PSA-Wert nach 30 Tagen neu bestimmen (oder auch früher, falls Ihr PSA über 10 liegt).

• Eine *Biopsie* kann den Verdacht auf Prostatakrebs bestätigen, der durch die manuelle rektale Untersuchung oder den PSA-Wert aufgekommen ist. Die Biopsie wird gewöhnlich in der Praxis des Urologen durchgeführt, wobei der Arzt kleine Gewebestücke aus der Prostata entnimmt und sie zur Analyse an ein Labor schickt. Von einer Ultraschallsonde gelenkt, führt der Urologe eine Nadel durch Ihr Rektum bis zu der dünnen Wand, die den Dickdarm von der Prostata trennt. Nachdem er die Nadel durch diese Begrenzung hindurchgestoßen hat, kann er eine oder mehrere Gewebeproben entnehmen. Die Proben können auch gewonnen werden, indem man einen kleinen Schnitt in dem Gebiet zwischen After und Hoden macht, oder auf dem Weg durch die Harnröhre (wenn sowieso eine Blasenspiegelung oder eine andere Untersuchung vorgenommen werden muss, bei der ein Schlauch durch den Penis geführt wird). Obwohl die Biopsie eine zweckmäßige Untersuchungsmethode darstellt, ist auch sie nicht perfekt. Der Arzt kann die von Tumoren befallenen Stellen in Ihrer Prostata verfehlen, und es gibt auch Befürchtungen, dass die Biopsie selbst die Krebszellen im Körper verbreiten könnte.

Die manuelle rektale Untersuchung, der PSA-Wert und die Biopsie reichen gewöhnlich, um Prostatakrebs zu diagnostizieren oder auszuschließen. Das sind jedoch nicht die einzigen

Untersuchungen, denen man sich vor einer Therapie unterziehen sollte, denn sie können lediglich feststellen, ob die Prostata von Krebs befallen ist, nicht jedoch, ob sich die Krebszellen im Körper schon weiter verbreitet haben. Deshalb werden nach der Prostatakrebsdiagnose noch weitere Untersuchungen veranlasst. Dazu gehören:

– *Reverse Transkriptase-Polymerase-Kettenreaktion* oder *(RT)-PCR:* eine neuartige Blutuntersuchung, die zeigt, ob sich der Krebs in andere Körperregionen ausgebreitet hat. Gesucht wird dabei nach Krebszellen im Blut, die einen starken Hinweis darauf geben, dass der Krebs gestreut hat.

– *Saure Phosphatase (SP):* Diese Blutuntersuchung wird seit vielen Jahren eingesetzt, um Hinweise auf eine Ausbreitung der Tumorzellen zu finden. Die Ergebnisse werden auf einer Skala von 0,5 bis 1,0 Einheiten pro Liter dargestellt, abhängig von der im jeweiligen Labor verwendeten Methode, und ein erhöhter SP-Spiegel zeigt gewöhnlich an, dass der Krebs gestreut hat. Auch dieser Test ist jedoch nicht unfehlbar, weil die SP-Werte auch bei manchen anderen Krankheiten steigen können. Die Ergebnisse können auch dadurch verzerrt sein, dass der Patient kürzlich eine rektale Untersuchung oder eine Prostatamassage hatte oder aufgrund von Harnwegsproblemen katheterisiert worden ist.

– *Alkalische Phosphatase (AP):* Bei dieser Untersuchung geht es um Enzyme, die einen Bezug zu Leber, Knochen und anderen Körperteilen haben und dem Arzt Hinweise darauf geben, ob der Krebs in die Knochen gestreut hat. Die AP-Werte bei Männern liegen typischerweise zwischen 90 und 239 Einheiten pro Liter, wobei höhere Werte anzeigen, dass der Krebs in die Knochen gestreut haben könnte. Aber der

Test gibt lediglich Hinweise, keine gesicherten Erkenntnisse. Die Werte können durch Knochenbrüche, leberschädigende Medikamente (wie Barbiturate) oder andere Faktoren beeinflusst werden.

- *Knochenszintigramm:* Dieses bildgebende Verfahren zeigt, ob sich der Krebs im Körper ausgebreitet hat. Dem Patienten wird intravenös eine radioaktive Substanz gespritzt. Ein paar Stunden später nimmt eine Art Kamera spezielle Bilder von ihm auf, während er auf einem Tisch liegt. Der Radiologe sucht auf den Bildern nach Störungen, die auf Knochenkrebs hinweisen. (Diese Störungen sind nicht spezifisch; es kann sich um Krebs, Arthritis oder andere Probleme handeln.)

- *Magnetresonanztomographie (MRT):* Sie gewährt dem Arzt einen Blick ins Innere des Patientenkörpers. Der Patient liegt auf einem Spezialtisch im Inneren eines röhrenartigen Apparates. Die etwa 40 Minuten dauernde Untersuchung ist schmerzlos, aber langweilig, weshalb viele Geräte so aufgestellt sind, dass der Patient währenddessen fernsehen, Musik hören oder sich mit jemandem unterhalten kann. Wie das Knochenszintigramm dient auch die MRT dazu festzustellen, ob der Krebs gestreut hat.

Systeme der Tumorklassifikation

Wenn Ihr Arzt festgestellt hat, dass Sie Prostatakrebs haben, wird er das Stadium und den Grad der Erkrankung bestimmen. Bei diesen Untersuchungen geht es darum, wie weit sich die Tumorzellen bereits ausgebreitet haben und wie aggressiv sie sind. Mithilfe der zuvor beschriebenen Methoden wird der Arzt zunächst festlegen, welches Stadium Ihr Krebs erreicht hat. Es gibt verschiedene Systeme zur Bestimmung des Stadiums. Am einfachsten ist das von der American Cancer Society benutzte:

- *Sehr früh:* Der Krebs ist auf die Prostata beschränkt und kann bei der rektalen Untersuchung nicht getastet werden. Solche sehr frühen Prostatatumoren werden oft entdeckt, wenn wegen einer vermeintlichen BPH eine Biopsie vorgenommen wird. Im Normalfall bieten die Ärzte zu diesem Zeitpunkt keine Behandlung an, sondern warten lieber, bis der Tumor groß genug ist, um eine Behandlung zu rechtfertigen.
- *Lokalisiert:* In diesem Fall ist der Krebs so groß, dass man ihn bei einer rektalen Untersuchung tasten kann, aber er ist noch auf die Prostata beschränkt.
- *Regionalisiert:* Der Tumor hat sich von der Prostata auf das umgebende Gewebe ausgebreitet.
- *Fortgeschritten:* Der Krebs hat weit über die Prostata hinaus gestreut, wodurch sich ein oder mehrere Tumoren in den Lymphknoten, im Becken, in den Knochen oder anderen Körperteilen gebildet haben.

Das amerikanische National Cancer Institute bevorzugt eine genauere und komplexere Einstellung in folgende Stadien:

- *Stadium A:* Der Krebs verursacht keine Symptome, ist bei der rektalen Untersuchung nicht zu fühlen und mit dem bloßen Auge nicht zu sehen. Er wird zufällig entdeckt, wenn aus anderen Gründen (beispielsweise BPH) eine Biopsie durchgeführt und die Gewebeproben im Labor untersucht werden.
- *Stadium A 1:* mikroskopische Krebszellen in einem Teil der Prostata.
- *Stadium A 2:* mikroskopische Krebszellen in mehreren Teilen der Prostata.
- *Stadium B:* Der Krebs kann bei einer rektalen Untersuchung gefühlt werden und ist auf die Prostata begrenzt.
- *Stadium C:* Der Krebs hat sich über die Prostata hinaus in das umgebende Gewebe ausgebreitet. Möglicherweise ist er in den Blasenhals oder die Samenbläschen eingedrungen.
- *Stadium D:* Der Krebs hat sich auf die Lymphknoten, andere Organe oder Gewebe ausgebreitet.
- *Stadium D 1:* Der Krebs hat die Lymphknoten in der Nähe der Prostata befallen.
- *Stadium D 2:* Der Krebs hat auch entferntere Lymphknoten oder Knochen, Leber, Lunge oder andere Körperteile befallen.
- *Rezidivierend:* Nachdem der Krebs behandelt und vermeintlich eliminiert war, ist er wieder in die Prostata oder andere Körperteile zurückgekehrt.

Es gibt verschiedene Varianten dieser Stadieneinteilung, aber in jedem Fall bezeichnet das Stadium A die mildeste Krankheitsform.

Auch das TNM-System wird zur Tumorklassifikation benutzt. T steht für den Tumor und seine Ausdehnung, N für die regionalen Lymphknoten, die entweder noch krebsfrei sind oder schon kleine Metastasen enthalten, und M steht für die Metastasen oder Fernansiedlungen des Primärtumors.

T	*Der Primärtumor,* also der Ursprungsort der Krebserkrankung.
TX	Es lässt sich nicht beurteilen, wo der Tumor genau sitzt und wie weit er sich ausgebreitet hat.
T0	Kein Tumor nachweisbar.
T1	Tumor tritt klinisch nicht in Erscheinung, ist nicht zu tasten und kann mithilfe bildgebender Verfahren nicht dargestellt werden.
T2	Tumor ist auf die Prostata beschränkt.
T3	Tumor hat die Prostatawand durchbrochen.
T4	Tumor ist in das angrenzende Gewebe eingedrungen (über die Samenbläschen hinaus).

N	*Die regionalen Lymphknoten*
NX	Es lässt sich nicht beurteilen, ob die regionalen Lymphknoten befallen sind.
N0	Kein Hinweis auf Befall der regionalen Lymphknoten.
N1	Ein einzelner Lymphknoten ist befallen.
N2	Weitere Ausbreitung auf regionale Lymphknoten.

M	*Die Metastasen*
MX	Es lässt sich nicht beurteilen, ob Metastasen vorhanden sind.
M0	Kein Hinweis auf Metastasen.
M1	Tumor hat Fernmetastasen gebildet.

Alle drei Systeme sind zur Klassifikation von Prostatakrebs geeignet. Egal welches Ihr Arzt verwendet, achten Sie darauf, dass er es Ihnen vollständig erklärt.

Die Aggressivität des Tumors

Zunächst ist es wichtig zu wissen, dass Sie einen Tumor haben und wie weit er sich ausgebreitet hat. Mithilfe der so genannten Gleason-Skala wird dann der *Grad* der Erkrankung ermittelt, das heißt, wie aggressiv oder bösartig Ihr Krebs ist.

Der Wert auf der Gleason-Skala wird von einem Pathologen im Labor festgelegt, der die Gewebeproben Ihrer Prostata untersucht, die mittels Biopsie oder bei der Operation entnommen worden sind. Die Zellen aus den Gewebeproben werden auf einer Skala von 1 bis 5 bewertet, je nachdem, wie gut geformt (differenziert) sie sind. Gesunde Zellen sind im Gegensatz zu Krebszellen gut differenziert. Je aggressiver der Krebs ist, desto schlechter sind die Zellen differenziert. Gut geformte, gesunde Zellen erhalten den Wert 1, während sehr schlecht geformte, aggressive Krebszellen den Wert 5 erhalten.

Nachdem er die Zellen in fünf verschiedene Gruppen eingeteilt hat, prüft der Pathologe, welche zwei Gruppen am häufigsten vertreten sind. Wenn er beispielsweise viele Zellen der Gruppe 1 und 2 findet, wenige Zellen der Gruppe 3 und gar keine Zellen der Gruppe 4 und 5, dann sind die Zellen der Gruppen 1 und 2 am häufigsten in der Probe vertreten. Der Pathologe bildet aus den häufigsten Gruppen die Summe (1+2) und erhält so den Gleason-Wert 3. Wenn die beiden häufigsten Gruppen 3 und 4 sind, ergibt sich der Gleason-Wert 7.

Und wenn die beiden häufigsten Gruppen 4 und 5 sind, lautet das Resultat auf der Gleason-Skala 9.

Der beste Gleason-Wert ist 2. Eine 2 kann man nur bekommen, wenn alle Zellen der gesunden Gruppe 1 angehören. Der schlechteste Wert ist eine 10, die sich ergibt, wenn die große Mehrheit der Zellen in die Gruppe 5 gehört.

Als Daumenregel kann man davon ausgehen, dass ein Gleason-Wert zwischen 2 und 4 bedeutet, dass die Zellen ziemlich gut differenziert sind; 5 bis 7 bedeutet, dass sie mäßig differenziert sind, und ein Wert, der bei 8 oder höher liegt, weist auf einen sehr aggressiven Krebs hin.

Was Sie Ihrem Arzt nicht gestatten sollten – und die Gründe dafür

Wenn Ihr Arzt Ihnen mitteilt, dass Sie Prostatakrebs haben, wird er Ihnen wahrscheinlich sagen, dass Sie sich sofort einer Behandlung unterziehen müssen, weil Sie sonst sterben werden.

Wenn es sich bei dem Arzt um einen Urologen handelt, wird er Ihnen wahrscheinlich eine Operation empfehlen, die man als *radikale Prostatektomie* oder auch *offene Prostatektomie* bezeichnet. Es ist eine größere Operation, bei der die Bauchhöhle aufgeschnitten und die Prostata vollständig entfernt wird. Die Therorie, die dahinter steckt, ist denkbar einfach: Entferne die gesamte Prostata mitsamt dem Krebs, bevor er sich ausbreiten kann.

Wenn Sie nicht aufpassen, wird Ihr Arzt Ihnen den Eindruck vermitteln, dass die radikale Prostatektomie so einfach und effektiv ist, als ob Sie mit einem Löffel ein Haar aus Ihrer Suppe entfernen würden. Wenn das doch nur wahr wäre!

Die Operation kann nur erfolgreich sein, wenn der Krebs vollständig auf die Prostata beschränkt ist und noch keine einzige Zelle gestreut hat. Trotz aller Fortschritte in der Diagnosetechnik können die Ärzte jedoch nicht dafür garantieren, dass sich nicht bereits ein paar Zellen auf den Weg gemacht haben. Viele tausend Prostataoperationen waren vergeblich, weil schon winzige Tumorteile entkommen waren. Die Operationen haben dem Patienten nichts genützt – aber in vielen Fällen seine Lebensqualität erheblich eingeschränkt.

Die meisten Männer leiden nach einer radikalen Prostatektomie mehr oder weniger unter Impotenz und Inkontinenz. Das ist nicht überraschend, wenn man bedenkt, dass die Nerven, welche die Erektion kontrollieren, direkt an der Außenseite der Prostata entlanglaufen. Sogar mit der neueren Operationstechnik, welche die Nerven »ausspart«, kommt es oft noch zu Schädigungen und Zerstörungen. Obwohl einige Männer sich bis zu einem gewissen Grad davon erholen, können mindestens die Hälfte aller Patienten, deren Prostata operativ entfernt wurde, nie mehr eine Erektion erlangen und erhalten. Und natürlich besteht auch ein gewisses Risiko, dass die Operation selbst tödlich verläuft.

Aber sogar wenn die radikale Prostatektomie häufiger und effektiver zum Ziel führen würde, wäre sie immer noch unangemessen und gefährlich. Warum den Körper schocken, indem man ihn aufschneidet, wenn Sie auch so wieder gesund werden können, ohne sich unter das Messer zu begeben? Die Prostata ist das Zentrum der männlichen Sexualenergie – wenn man sie entfernt, wird diese ganze Energie fehlen. Sprechen Sie mit Männern, die sich einer solchen Operation unterzogen haben. Bitten Sie Ihren Arzt um die Namen und Adressen von Patienten. Oder besser noch, schließen Sie sich einer Selbsthilfegruppe an (vgl. Anhang).

Landen Sie dagegen bei einem Radiologen, bekommen Sie völlig andere Empfehlungen. Da diese Gruppe von Ärzten sich auf Bestrahlungen spezialisiert hat, drängen sie ihre Patienten zu einer Strahlentherapie, bei der es darum geht, die Krebszellen durch radioaktive Strahlen abzutöten in der Hoffnung, dass sich der Tumor dadurch zurückbildet und möglicherweise völlig verschwindet. Doch die Bestrahlung tötet die Krebszellen nicht direkt, sondern »erwischt« sie nur, wenn sie sich gerade teilen. Und wenn der Krebs schon über die Prostata hinausgestreut hat, kann die Bestrahlung das Wachstum lediglich verlangsamen. Sie werden dadurch nicht geheilt.

Die Standardbehandlung besteht bisher darin, dass der Patient auf einem Tisch liegt und die Strahlen direkt auf seinen Unterleib gerichtet werden. Dabei bestrahlt man gewöhnlich ein Gebiet, das größer ist als der Tumor, einfach zur Vorsicht, falls man dessen Ausdehnung unterschätzt hat. Wenn der Tumor in der Prostata oder den direkt angrenzenden Gebieten sitzt, dauert die Strahlentherapie im Allgemeinen sechs bis acht Wochen, wobei fünf Tage in der Woche bestrahlt wird. Zu den üblichen Nebenwirkungen gehören Inkontinenz, Übelkeit, Müdigkeit, Durchfälle sowie Strahlenschäden der Haut. Wenn die Strahlung die Nerven schädigt, welche die Erektion kontrollieren (sie verlaufen direkt neben der Prostata und berühren sie), dann kann der Patient am Ende impotent werden. Natürlich kann man auch nie sicher sein, dass die Strahlen jede einzelne Krebszelle im Körper »erwischen«. Wenn nur eine einzige Zelle übrig bleibt, kann der Tumor aufs Neue wachsen, der Krebs kann Metastasen bilden, und alles war vergeblich. Und wenn der Krebs tatsächlich wieder auftritt, kann man ihn nicht erneut mit Strahlen behandeln, weil ein Übermaß an radioaktiven Strahlen selbst wieder Krebs verursachen kann.

Ein neuerer Ansatz der Strahlentherapie ist die so genannte *intrakavitäre Strahlentherapie,* wobei kleine radioaktive Körnchen in die Prostata implantiert werden. Diese Methode ist insofern eine Verbesserung, als sich die Strahlen dadurch direkt auf die Krebszellen richten und nicht durch den Körper gelenkt werden müssen, wobei sie auf ihrem Weg möglicherweise andere Gewebe schädigen. Die radioaktiven Körnchen, die wie kleine Reiskörner oder Samen aussehen, werden mit dünnen Nadeln direkt in die Prostata implantiert. Pro Patient werden durchschnittlich 50 oder mehr Körnchen eingesetzt.

Diese neue Methode hat im Vergleich zur herkömmlichen einige Vorteile. Sie kann in ein bis zwei Stunden ambulant durchgeführt werden. Die Körnchen werden direkt neben oder nahe an den Tumor platziert und geben ihre Strahlung »zielgenau« ab. Weil diese Form der Bestrahlung präziser ist als die herkömmliche, besteht offenbar ein geringeres Risiko, impotent oder inkontinent zu werden, und man braucht höchstens einen Tag, um sich von dem Eingriff zu erholen. Andy Grove, der Chef der Firma Intel, hat sich nach reiflicher Überlegung für eine intrakavitäre Strahlentherapie entschieden. Er hat über das Thema einen hervorragenden Artikel geschrieben, der unter dem Titel »Taking On Prostate Cancer« am 13. 5. 96 im Magazin *Fortune* veröffentlicht wurde – eine Pflichtlektüre für jeden, der sich für eine Behandlung entscheiden muss.

Die meisten Patienten, deren Krebs noch auf die Prostata beschränkt ist, lassen sich am Ende operieren oder bestrahlen. Wenn der Krebs jedoch schon Metastasen gebildet hat, empfehlen die Ärzte meist eine Hormontherapie. Sie basiert auf der Vorstellung, dass die Prostatakrebszellen besonders nach dem männlichen Hormon Testosteron »hungern« und absterben, wenn man ihnen diese »Nahrung« entzieht. Die größte Menge Testosteron wird im menschlichen Körper von den Hoden gebildet, und deshalb war es früher üblich, diese einfach wegzuschneiden, um den Prostatakrebs zu kurieren. (Die entsprechende Operation wird *Orchiektomie* genannt.)

Aber es reicht nicht, die Hoden operativ zu entfernen, weil die Nebennieren dann umso mehr Testosteron produzieren. Deshalb muss ein Mann auch nach der Entfernung seiner Hoden ständig Medikamente einnehmen, welche die Testosteronausschüttung der Nebennieren stoppen. Ein anderer Ansatz, bei dem auf die Entfernung der Hoden verzichtet wird, besteht in der Verordnung starker Medikamente, welche die gesamte Testosteronausschüttung blockieren.

Unabhängig von der Entfernung der Hoden fehlen einem Mann bei der Hormontherapie die gewohnten Testosterone. Dadurch wächst der Krebs zwar etwas langsamer, aber diese Form der Behandlung hat unangenehme Nebenwirkungen und unerwünschte psychische Konsequenzen. Die betreffenden Patienten sind zu keiner Erektion mehr fähig, sie verlieren Muskelmasse und setzen Brustgewebe an, und sie leiden unter Müdigkeit, Hitzewellen, Störungen der Hirnfunktion und anderen Problemen. Gleichwohl kann die Hormontherapie eine nützliche temporäre Maßnahme sein, um den Tumor einzukapseln oder die Tumormasse zu verringern.

Auch wenn Operation, Bestrahlung und Hormontherapie die bevorzugten Therapieformen der Schulmedizin darstellen, gibt es noch andere Ansätze zur Behandlung von Prostatakrebs:

- *Kryochirurgie* ist ein relativ neues Verfahren, bei dem die Krebszellen mitsamt der Prostata zu Tode gekühlt werden. Einige Experten halten das Verfahren immer noch für unausgereift. Obwohl es sich um eine kleinere Operation als bei der radikalen Prostatektomie handelt, ist die Kryochirurgie immer noch ein erheblicher operativer Eingriff, der für den Körper einen Schock bedeutet. Impotenz und Inkontinenz sind verbreitete Folgen. Weitere mögliche Nebenwirkungen sind Blutungen, Infektionen, Unterkühlung, Fisteln zwischen Harnröhre und Rektum (die zu einer Dickdarmfistel führen können), Verletzungen von Blase und Harnröhre, starker Harndrang mit häufigem Wasserlassen oder Harnverhaltung. Trotzdem ist die Kryochirurgie eine effektive alternative Behandlung, die weit weniger invasiv und genauso wirksam ist wie eine radikale Prostatektomie.

- *Hyperthermie* ist das Gegenteil der Kryotherapie und wird einzeln oder in Verbindung mit Bestrahlungen eingesetzt. Bei der Hyperthermie wird die Prostata durch Mikrowellen erhitzt, die aus einem kleinen Gerät kommen, das ähnlich wie eine Zigarrenkiste aussieht und zwischen die Beine des Mannes oder auf seinen Unterleib gelegt wird. Niemand weiß genau, auf welche Weise die Hitze den Tod der Krebszellen herbeiführt. Einige Experten behaupten, die Hitze schädige die Blutgefäße, welche die Krebszellen versorgen, ohne die normalen Zellen zu beeinträchtigen, oder sie töte die durch Bestrahlung geschwächten Krebszellen. Andere gehen davon aus, dass die Hitze die Fähigkeit der Krebszellen, Proteine zu bilden oder sich selbst intakt zu erhalten, beeinträchtigt. Jedenfalls ist das Verfahren effektiv.

- Bei der *Chemotherapie* werden starke Medikamente eingesetzt, um die Krebszellen abzutöten. Aber die Wirkung dieser Medikamente ist nicht auf die Krebszellen beschränkt, sondern trifft alle schnell wachsenden Zellen. Krebszellen wachsen schnell, aber das gilt genauso für Haarzellen, die Zellen der Magenschleimhaut, des Immunsystems und der Knochen. Auch sie werden durch die Chemotherapie abgetötet, was zu vielen üblen Nebenwirkungen führt. Die Chemotherapie ist an sich kein geeignetes Verfahren zur Behandlung von Prostatakrebs; sie wird meist erst eingesetzt, wenn der Krebs gestreut hat. Und sie ist kein Heilverfahren, sondern hilft nur, einige Symptome einer fortgeschrittenen Krebserkrankung zu lindern.

- *Kontrolliertes Abwarten* wird von einigen Ärzten (gewöhnlich für ältere Männer) im Frühstadium eines Prostatakrebses empfohlen, solange der Tumor noch nicht groß genug ist, um eine Operation oder Bestrahlung zu rechtfertigen. Dabei wird der Körper zwar nicht geschädigt, aber es geschieht auch nichts, um seine Selbstheilungskräfte zu aktivieren. Viele Untersuchungen sind zu dem Ergebnis gekommen, dass Patienten, die sich dafür entscheiden, abzuwarten und zu beobachten, genauso lange oder sogar etwas länger leben als jene, die sich operieren lassen, und dass ihre Lebensqualität dabei wesentlich besser ist.

Diese interessanten Ansätze können die traditionellen Maßnahmen der Operation, Bestrahlung und Hormontherapie begleiten oder ersetzen, aber sie alle verfehlen das Ziel. Keiner von ihnen reinigt den Körper von Toxinen und Blockaden oder stärkt seine Selbstheilungskräfte – und genau das ist der *einzige* Weg zur erfolgreichen Behandlung von Prostatakrebs.

Was sollten Sie tun?

Urologen argumentieren leidenschaftlich für eine Operation, während Radiologen ein Loblied auf die Bestrahlung singen. Andere Ärzte bestehen vielleicht darauf, dass eine Hormontherapie die einzige Lösung ist. Jeder Spezialist drängt Sie, seinem therapeutischen Rat zu folgen, und behauptet felsenfest, dieser Weg sei der absolut Beste und Sie sollten ihn sofort beschreiten.

Wenn Ihr Arzt Ihnen sagt, der Termin für Ihre Operation oder Bestrahlung sei schon morgen, oder wenn er Ihre Hoden entfernen will, dann sollten Sie ihm ein paar kritische Fragen stellen (und nicht locker lassen!). Bitten Sie ihn, die Nebenwirkungen dieser Behandlung zu beschreiben und Ihnen zu sagen, mit welcher Wahrscheinlichkeit sie eintreten werden. Nageln Sie ihn fest, fordern Sie ihn auf, seine Vorgehensweise zu verteidigen und Ihnen die Statistiken zu *zeigen*, die belegen, dass diese Art der Therapie die Beste ist. Fragen Sie die Ärzte, ob ihre jeweilige Methode dem Körper hilft, sich selbst zu heilen. Wenn sie ehrlich sind, werden sie zugeben, dass das nicht der Fall ist. Fragen Sie nach vergleichenden Analysen mit anderen Behandlungsmöglichkeiten. Holen Sie zweite und dritte Meinungen ein. Beschaffen Sie sich so viele Informationen wie möglich.

Nachdem Sie die Grenzen der westlichen Standardbehandlungen entdeckt haben, suchen Sie nach Möglichkeiten, Ihren Körper zu reinigen und die Blockaden zu beseitigen, welche die Krankheit fördern. Denken Sie darüber nach und stellen Sie sich vor, wie Sie die Selbstheilungskräfte Ihres Körpers stärken können. Ist das nicht der sinnvollste Weg? Wenn Sie mir zustimmen, dass der beste Ansatz darin besteht, Ihren Körper so stark zu machen, dass er den Krebs auf natürliche Weise vollständig überwinden kann, dann lesen Sie weiter. Und beginnen Sie sofort, sich entsprechend zu verhalten.

Stellen Sie Ihren eigenen Heilungsplan auf und setzen Sie ihn in die Tat um. Er kann wirken, und zwar sehr *schnell:* in 90 Tagen! Denken Sie daran, dass ein gesunder Körper den Krebs jeden Tag erfolgreich abwehren kann. Kontrollieren Sie Ihre Fortschritte regelmäßig. Sie können bei Bedarf immer noch auf eine schulmedizinische Behandlung zurückgreifen. (Ich hätte mich notfalls für eine intrakavitäre Strahlentherapie entschieden.)

Nun wissen wir, welche Probleme bei der Prostata auftauchen können. Wir haben alle schlechten Nachrichten gehört. Lassen Sie uns jetzt mit den guten Nachrichten beginnen und der Frage nachgehen, wie wir feststellen können, was sich tatsächlich im Inneren unseres Körpers abspielt.

Kapitel 3

Lassen Sie sich von der Wissenschaft zeigen, was wirklich im Inneren Ihres Körpers vorgeht: der BTA-Test

Unsere Ärzte behaupten, wir seien im Wesentlichen in guter Verfassung. Und sie können »beweisen«, dass wir gesund sind, indem sie uns Blutuntersuchungen vorlegen, die zeigen, dass unser Blutbild, Glukose, Blut-Harnstoff-Stickstoff, Kreatinin und ungefähr zwanzig andere Werte sich innerhalb der Norm befinden.

Aber wenn wir so gesund sind, warum sind dann viele von uns ständig müde, leiden immer wieder unter seltsamen Befindlichkeitsstörungen, die uns Energie rauben, und nehmen mehrere Medikamente gleichzeitig? Wenn wir so robust sind, wie unsere Ärzte behaupten, warum müssen dann Millionen von uns plötzlich überrascht feststellen, dass sie Krebs, eine Herzkrankheit, Diabetes oder irgendeine andere schreckliche – und möglicherweise tödliche – Krankheit haben? Warum werden die westlichen Gesundheitssysteme immer teurer, während die Menschen gleichzeitig mehr Gesundheitsprobleme haben als je zuvor?

Die Antwort ist einfach: Die meisten von uns sind nicht so gesund, wie unsere Ärzte es uns einreden.

Warum führen unsere Ärzte uns in die Irre? Nicht weil sie

gemeine Zeitgenossen sind, die wollen, dass wir leiden. Nein – sie sind nicht grausam und haben keine bösen Absichten. Das Problem besteht einfach darin, dass sie sich nicht auf die wirkliche Gesundheit konzentrieren. Stattdessen hat man ihnen beigebracht, Symptome zu behandeln. Sie werden dafür bezahlt, dass sie Symptome diagnostizieren und behandeln, und je mehr Symptome sie behandeln, desto besser werden sie bezahlt. Wenn man *keine offensichtliche Krankheit* hat, dann *muss* man nach Ansicht der westlichen Ärzte *gesund* sein.

Westliche Ärzte neigen zur Schwarzweißmalerei, zu einem Entweder-oder im Hinblick auf Krankheit und Gesundheit. Entweder man ist gesund, oder man ist krank; dazwischen gibt es nichts. Gesundheit und Krankheit sind für diese Ärzte wie ein Lichtschalter: Entweder das Licht ist eingeschaltet und man ist gesund, oder es ist ausgeschaltet und man ist krank.

Wenn das Leben doch nur so einfach wäre! Aber leider verhält es sich mit Gesundheit und Krankheit völlig anders. Sie gleichen mehr einem Dimmer, mit dem man das Licht langsam heller oder dunkler drehen kann. Es gibt einen klaren und offensichtlichen Unterschied zwischen dem voll eingeschalteten oder voll ausgeschalteten Licht. Aber dazwischen liegen zahllose feine Helligkeitsstufen.

Stellen Sie sich vor, Sie würden in einem Zimmer sitzen und ein Buch lesen, während jemand den Dimmer geringfügig herunterdreht, vielleicht gerade so weit, dass das Licht um ein Prozent verringert wird. Wahrscheinlich würden Sie den Unterschied gar nicht bemerken. Ihre Augen würden sich sofort an die neue Beleuchtung anpassen, und Sie würden weiterlesen. Stellen Sie sich nun vor, das Licht würde stufenweise immer um ein Prozent geringer werden. Der Verlust an Helligkeit würde so langsam vonstatten gehen, dass Sie über lange

Zeit gar nichts davon merken würden, bis es plötzlich schon sehr dunkel wäre.

So ist es auch mit unserer Gesundheit: Oft lässt sie so langsam nach, dass es uns gar nicht auffällt. Aber unsere Ärzte stellen sich Krankheit als etwas vor, das entweder ganz da oder ganz weg ist. Deshalb überwachen sie nicht die Zwischenstadien. Sie wissen nicht, wie man feststellt, dass der »Gesundheitsdimmer« bei einem Menschen nur um ein oder zwei Prozent heruntergedreht wurde. Und deshalb sind so viele von uns schockiert, wenn sie feststellen, dass sie »plötzlich« unter einer schrecklichen Krankheit leiden. Wir fragen uns, wie wir an einem Tag vollkommen gesund sein konnten und am nächsten schon todkrank.

Es ist absolut klar, dass wir uns vom Lichtschalterkonzept verabschieden und Gesundheit und Krankheit im Sinne des Dimmerkonzeptes betrachten müssen. Außerdem brauchen wir Untersuchungsmethoden, die es uns erlauben, auch geringfügige Veränderungen des Gesundheitszustandes festzustellen. Die meisten westlichen Ärzte verfügen nicht über solche Methoden. Die zahlreichen Testverfahren, die sie anwenden, mögen zwar in anderer Hinsicht nützlich sein, aber sie sind nicht geeignet, unsere Gesundheitsdimmer zu überwachen.

Die Gesundheit »gedeihen lassen«

Glücklicherweise gibt es in den Vereinigten Staaten einen relativ neuen Test, der *Biological Terrain Assessment* (Bewertung des biologischen Terrains) oder kurz BTA genannt wird.

Dieses Untersuchungsverfahren leistet genau das, worauf wir gewartet haben. Bisher gibt es aber auch in den USA nur etwa 70 Ärzte und Therapeuten, die den BTA-Test anwenden – es könnte also vorerst noch schwierig sein, einen geeigneten Experten zu finden (weitere Informationen im Anhang).

Der BTA-Test ist eine völlig neue Untersuchungsmethode. Statt nach dem Zufallsverfahren eine Vielzahl von Parametern zu prüfen, die nichts miteinander zu tun haben, misst der BTA-Test die »grundlegende Gesundheit«, indem er den pH-Wert, das Redox-Potenzial und den elektrischen Widerstand von Blut, Speichel und Urin auswertet. Diese drei Werte, die in drei verschiedenen Körperflüssigkeiten gemessen werden, geben Einblick in neun verschiedene Aspekte der körperlichen Gesundheit.

> *Der BTA-Test prüft die Gesundheit auf einer Ebene, die weit über die Vorstellungen der traditionellen westlichen Medizin hinausgeht und Überraschungen ausschließt.*

Der BTA-Test geht weiter über die wichtigen, aber oberflächlichen Untersuchungen von Blutbild, Blutzuckerspiegel etc. hinaus, die von Ärzten gewöhnlich veranlasst werden. Er dient als extrem empfindlicher Maßstab, der uns wissen lässt, wann unser Gesundheitsdimmer nach unten – oder auch nach oben – gedreht wird.

Das Konzept des biologischen Terrains basiert auf der Arbeit des europäischen Professors Louis Claude Vincent, der von der französischen Regierung beauftragt wurde zu klären, warum Krebserkrankungen in verschiedenen Gegenden Frankreichs mit unterschiedlicher Häufigkeit auftreten. Der Wissenschaftler kam zu dem Schluss, dass das grundlegende Problem die Qualität der Wasserversorgung in verschiedenen Landesteilen war. Er begann, das so genannte BEV zu entwickeln, ein Messsystem für das biologische Terrain des Körpers, das in der Zwischenzeit zum heutigen BTA verfeinert worden ist.

Um den BTA-Test zu verstehen, stellen Sie sich am besten einen Farmer vor, dessen Mais nicht gut wächst. Er könnte versuchen, die Pflanzen medizinisch zu behandeln oder jeden einzelnen Maiskolben zu therapieren, oder er könnte den Ursachen des Problems auf den Grund gehen, indem er den Boden untersucht, auf dem der Mais wächst. Ein kluger Farmer würde dafür sorgen, dass der Boden so gesund wie möglich ist, das Säure-Basen-Gleichgewicht herstellen, mit Mineralien und anderen Substanzen düngen, damit sichergestellt ist, dass die Nährstoffe und die Bestandteile des Bodens optimal zusammenwirken, um eine gute Ernte hervorzubringen.

Durch eine präzise Untersuchung des biologischen Terrains können Ärzte und Heilpraktiker gesundheitliche Schwachpunkte aufdecken und die Behandlung durch regelmäßige BTA-Kontrollen genau auf die Probleme des Patienten abstimmen.

Sollten wir, damit die Gesundheit in unserem Körper »gedeihen« kann, nicht auch dafür sorgen, dass das grundlegende Terrain in unserem Organismus so gesund wie möglich ist? Wäre das nicht der beste Weg, um zu gewährleisten, dass wir Jahr um Jahr eine gute Gesundheit »ernten«?

Der BTA-Test basiert auf einer einfachen Annahme: Die Gesundheit kann nur gedeihen, wenn das Terrain gut ist, und ein gutes Terrain wird immer gute Gesundheit hervorbringen. Umgekehrt gilt: Wenn das Terrain schlecht ist, können Sie nicht gesund sein, und wenn Sie nicht gesund sind, ist der Grund dafür ein schlechtes Terrain. Deshalb ist es so wichtig, das biologische Terrain genau zu messen und die Behandlung so darauf abzustimmen, dass es gestärkt wird.

Verschiedene Standardlabortests können uns sagen, ob wir genug von dieser oder jener Substanz im Körper haben, aber nur der BTA-Test zeigt uns, ob bestimmte Schlüsselelemente für den Aufbau der Gesundheit richtig zusammenwirken. Das geschieht, wie gesagt, indem man drei verschiedene Größen in drei verschiedenen Körperflüssigkeiten misst: den pH-Wert, das Redox-Potenzial und den elektrischen Widerstand von Blut, Urin und Speichel. Diese drei Werte, die in drei verschiedenen Körperflüssigkeiten gemessen werden, zeigen, ob der »Mutterboden« unseres Körpers eine gute Gesundheit hervorbringen kann.

Die erste BTA-Messung: der pH-Wert

Der pH-Wert, gemeinhin als Säure-Basen-Gleichgewicht bezeichnet, wird auf einer Skala von 0 bis 14 gemessen. Dabei ist 0 extrem sauer, 7 neutral und 14 extrem alkalisch (oder basisch). Blut, Speichel, Magensäure, Gallenflüssigkeit, Urin und zahlreiche andere Körperflüssigkeiten und Gewebe haben ein sehr spezifisches Säure-Basen-Gleichgewicht. Die Magensäure muss beispielsweise sehr sauer sein und bewegt sich zwischen 1,0 und 3,5 auf der pH-Skala. Die meisten Körperflüssigkeiten schwanken jedoch im mittleren Bereich zwischen 6,0 und 8,0, liegen also zwischen leicht sauer und leicht alkalisch.

Gewebe oder Flüssigkeit	*pH-Wert*
Magensäure	1,0–3,5
Urin	6,8
Speichel	6,5
venöses Blut	7,3–7,35
Kapillarblut	7,35–7,4
Dünndarmsekrete	7,5–8,0
arterielles Blut	7,4–7,45
Gallenflüssigkeit	7,8
Bauchspeicheldrüsensekret	8,0–8,3

Tabelle 2   Optimale pH-Werte
für bestimmte Körperflüssigkeiten

Der Körper ist ständig bemüht, die pH-Werte der verschiedenen Gewebe und Flüssigkeiten im angemessenen Bereich zu halten. Leider tendieren die normalen Stoffwechselaktivitäten dazu, Säuren zu produzieren. Dasselbe gilt für Stress und Leistungssport sowie eine unvollständige Verdauung von Proteinen, Kohlenhydraten und Fetten aus unserer Nahrung.

Der Körper »deaktiviert« so viele schädliche Säuren wie möglich und speichert den Rest an »sicheren Stellen«. Aber wenn Sie zu viel Stress haben oder sich schlecht ernähren, dann kann es sein, dass die Säuren aus ihren sicheren Speichern überquellen, sodass sie den Zellstoffwechsel, die Enzymsysteme und die Körperchemie durcheinander bringen und Ihrer Gesundheit schaden.

Die Gesundheit leidet, wenn die Zellen immer stärker übersäuern. Die Leber ist das erste Organ, das aktiv wird, um den Körper zu entsäuern. Wenn sie überfordert ist, leitet sie die Säurelast an die Nieren weiter. Magen, Haut, Lungen und Dickdarm beteiligen sich ebenfalls an den Bemühungen, den Körper zu entsäuern. Durch die Kontrolle der pH-Werte von

Blut, Speichel und Urin lässt uns der BTA-Test erkennen, ob unser Terrain zu sauer wird, und zwar noch ehe gesundheitliche Probleme auftreten.

Die zweite BTA-Messung: das Redox-Potenzial

Haben Sie im Chemieunterricht jemals Chemikalien im Reagenzglas vermischt? Vielleicht haben Sie dabei beobachtet, wie zwei klare Flüssigkeiten zu einer blauen Mischung wurden. Es war keine Magie, sondern der Austausch von Elektronen zwischen den Molekülen in den Flüssigkeiten.

Chemische Reaktionen im Körper werden dadurch angetrieben, dass die Elektronen in den Körperflüssigkeiten sich gegenseitig anziehen oder abstoßen. Elektronen sind die negativ geladenen Teilchen, die um einen Atomkern kreisen (der die positiv geladenen Protonen und die neutralen Neutronen enthält).

Gute Gesundheit kann nur in einem starken Terrain wachsen.

Atome tauschen ständig Elektronen miteinander aus, um einen Zustand der Stabilität (Neutralität) zu erreichen.

Wenn eine Substanz ein Elektron verliert, dann wird sie oxidiert. Wenn sie ein Elektron gewinnt, dann wird sie reduziert. (Auch wenn es widersinnig klingt, dass der Zugewinn eines Elektrons zur Reduktion führt, ergibt das einen Sinn, denn wenn eine Substanz ein Elektron gewinnt, wird ihre positive Ladung dadurch verringert.) Die ständige Reduktion und Oxidation bezeichnet man als *Reduktions-Oxidation* oder kurz als *Redox*.

Der Redox-Vorgang ist lebenswichtig, denn er hilft dem Körper, Energie aus ATP (Adenosin-Triphosphat) zu gewinnen und zu speichern, und er oxidiert (verbrennt) bestimmte »Keime« und Schmutzpartikel, die in den Körper gelangen. Wenn wir das Redox-Potenzial messen, erfahren wir, wie viele der für diese Reaktionen erforderlichen Elektronen im Blut und in den Körperzellen zur Verfügung stehen.

Das Redox-Potenzial wird in rH2-Einheiten auf einer Skala von 0 bis 42 gemessen. Idealerweise sollten dabei folgende Werte herauskommen:

22,0 im Blut
22,0 im Speichel
24,0 im Urin

Es ist wichtig, das Redox-Potenzial zu kennen. Wenn in den Körperflüssigkeiten genügend freie Elektronen zur Verfügung stehen, dann können die Leben spendenden chemischen Reaktionen stattfinden. Aber wenn die Elektronen in den Flüssigkeiten »gebunden« sind, wenn es nur wenige oder gar keine freien Elektronen für den Austausch gibt, dann ist das »Aktionspotenzial« gering, und es können nur wenige der Reaktionen stattfinden, die für ein gesundes Leben wichtig sind. Der BTA-Test erlaubt uns eine Einschätzung unserer Gesundheit, indem er die »Lebendigkeit« von Blut, Speichel und Urin beurteilt.

Die dritte BTA-Messung: der elektrische Widerstand

Zweifellos haben Sie schon einmal gehört, dass Metall im Gegensatz zu Stein den Strom gut leitet. Metall leitet gut, weil es dem Fluss der Elektronen wenig Widerstand entgegensetzt. Stein hat dagegen einen hohen Widerstand.

Der BTA-Test prüft, welchen Widerstand unser Körper elektrischen Strömen entgegensetzt. Wenn die Konzentration von Mineralstoffen im Körper ansteigt, sinkt der Widerstand, und die Leitfähigkeit wird höher, was bedeutet, dass elektrische Ströme leichter fließen können. Wenn die Konzentration von Mineralstoffen sinkt, erhöht sich der Widerstand, während die Leitfähigkeit abnimmt, was bedeutet, dass elektrische Ströme schlechter fließen, sodass sich der Energiefluss verringert und die Gesundheit verschlechtert.

Der BTA-Test misst den Widerstand von Blut, Urin und Speichel (d. h. ihre Fähigkeit, Strom zu leiten) in Ohm (r). Wie auch der pH-Wert und das Redox-Potenzial muss der Widerstand verschiedener Körperflüssigkeiten und Gewebe in einer bestimmten Größenordnung liegen, damit die wesentlichen chemischen Reaktionen ablaufen können. Wenn die Konzentration von Mineralstoffen den Normbereich über- oder unterschreitet, verändert sich auch die Leitfähigkeit, und das fördert die Entstehung von Krankheiten.

Idealerweise sollte der Widerstand folgende Werte haben:

190 bis 210 im Blut
180 bis 220 im Speichel
30 im Urin

Die Widerstandsmessung im Rahmen des BTA-Tests kann dem Arzt oder Heilpraktiker sehr viel darüber sagen, in welchem Zustand sich Blut, Verdauungsenzyme und Nieren befinden, wie sich die Ernährung und eventuelle Nahrungsergänzungen auf den Körper auswirken und welche Maßnahmen erforderlich sind, um den Körper in ein optimales Gleichgewicht zu bringen.

Die Zusammenfassung: BTA = pH-Wert, Redox-Potenzial und Widerstand

Der BTA-Test besteht aus insgesamt neun Messungen:
- pH-Wert, Redox-Potenzial und Widerstand des Blutes
- pH-Wert, Redox-Potenzial und Widerstand des Urins
- pH-Wert, Redox-Potenzial und Widerstand des Speichels

Der BTA-Test diagnostiziert keine spezifischen Krankheiten, und er sagt Ihnen auch nicht, welche Therapien notwendig sind. Vielmehr hilft die Analyse von pH-Wert, Redox-Potenzial und Widerstand Ihrem Arzt oder Heilpraktiker bei der Bewertung des biologischen Terrains und gewährt ihm einen Einblick in die Fähigkeiten des Körpers, die chemischen und biologischen Reaktionen zu vollziehen, die wesentlich für die Gesundheit und das Leben sind.

Wenn wir wissen, was aus dem Gleichgewicht geraten ist, können wir beginnen, das Gleichgewicht wiederherzustellen.

Der BTA-Test informiert Sie über Ihre Enzyme, Aminosäuren, Moleküle und Elektronen, sagt Ihnen, wie gut die Enzyme arbeiten und ob die Nährstoffe, die Sie zu sich nehmen, auch richtig verwertet werden können. Ein kompetenter Therapeut kann aus den Ergebnissen des BTA-Tests Informationen über die Gesundheit Ihres Verdauungssystems ablesen. Die Testergebnisse zeigen auch klar, ob Ihre Nieren das Blut reinigen, indem sie Säuren und Toxine über den Urin ausscheiden. Das ist wichtig, denn in dem Maße, wie wir immer mehr Toxinen aus der Luft, der Nahrung und dem Wasser ausgesetzt sind, können die Nieren überlastet werden und sind dann vielleicht nicht mehr in der Lage, den Körper von allen Schadstoffen zu befreien. Wenn jedoch nicht alle Giftstoffe ausgeschieden werden können, dann muss unser Organismus sie speichern, und je nachdem, wo das geschieht (was individuell verschieden ist), können daraus verschiedene Krankheiten entstehen. In den Gelenken können Toxine zu rheumatoider Arthritis führen, in den Muskeln zur Fibromyalgie, im Bindegewebe zu Lupus und in der Prostata zur BPH oder zu Prostatakrebs.

Durch die genaue Untersuchung des biologischen Terrains gibt der BTA-Test dem Therapeuten die Möglichkeit, jede gesundheitliche Schwäche zu entdecken, die Behandlung genau darauf abzustimmen und rasch festzustellen, ob es dem Patienten besser geht oder nicht. Mit anderen Worten: Der BTA-Test ermöglicht ein sehr präzises Feedback über die gesundheitlichen Fortschritte, und das hilft dem Therapeuten, seine Patienten aus der Krankheit zur Gesundheit zu führen, gewöhnlich innerhalb von drei bis zwölf Monaten.

Im Folgenden finden Sie Beispiele von BTA-Ergebnissen. Links stehen die optimalen Werte, während die Ergebnisse rechts auf eine gestörte Gesundheit hinweisen. Schon geringfügige Abweichungen können in einigen Kategorien für die Gesundheit einen großen Unterschied ausmachen.

	Optimale Resultate				Ungünstige Resultate			
	pH	rH2	r	µW	pH	rH2	r	µW
Blut	7,35	22,0	200	240	7,55	28,0	180	240
Speichel	6,50	22,0	200	365	7,35	28,0	174	268
Urin	6,80	24,0	30	3245	6,80	34,0	120	635

Tab. 3   Optimale und ungünstige BTA-Werte

µW bedeutet Mikrowatt. Dieser Wert, der sich aus den drei anderen ergibt, spiegelt die gesamte elektrische Ladung der jeweiligen Körperflüssigkeiten.

Die Stärkung des Terrains

Ganz gleich, wie krank Sie auch sein mögen, es ist immer möglich, den Boden, auf dem Ihre Gesundheit »gedeihen« soll, zu verbessern. Wenn Sie dem in diesem Buch dargestellten Programm folgen (mit Hilfe eines guten Therapeuten), so wie ich es getan habe, dann werden Sie feststellen, dass Ihr biologisches Terrain zum fruchtbaren Boden wird, auf dem eine starke, strahlende Gesundheit gedeihen kann. Meine BTA-Werte waren anfangs schlecht, aber innerhalb von 69 Tagen hatten sie fast das Optimum erreicht.

Durchführung des BTA-Tests

Die Durchführung des BTA-Tests ist ganz einfach – genauso wie die üblichen Untersuchungsverfahren, die Sie wahrscheinlich aus der Praxis Ihres Arztes kennen. Der Arzt wird Sie bitten, vor der Untersuchung 12 bis 14 Stunden nichts zu essen. Das klingt vielleicht schwierig, bedeutet aber nur, dass Sie nach dem Abendessen nichts mehr zu sich nehmen und am nächsten Morgen vor dem Frühstück zum Arzt gehen.

Wenn Sie am Morgen der Untersuchung aufwachen, sollten Sie nichts essen oder trinken, keine Zahnpasta und keinen Lippenstift benutzen und auch sonst nichts, was in den Mund gelangen könnte. Ihr Arzt hat Ihnen schon vorher ein kleines Gefäß für den Morgenurin gegeben (nach 4.30 Uhr zu entnehmen, das ist die ungefähre Zeit, wenn die Nieren ihre tägliche Reinigungsarbeit beendet haben). Diesen Urin nehmen Sie mit in die Praxis, wo der Arzt außerdem eine kleine Blutprobe (0,5 mg) und eine kleine Speichelprobe (0,5 ml) nehmen wird. Das ist schon alles. Der Computer berechnet die Werte innerhalb weniger Minuten, und der Arzt wird die Ergebnisse dann sofort mit Ihnen besprechen.

Damit alles glatt abläuft, wird Ihnen der Arzt ein Informationsblatt geben, das die Prozedur erklärt und das Sie vorher genau durchlesen sollten.

Der Ausgangspunkt für alle Untersuchungen

Der BTA-Test gibt frühzeitig Hinweise auf biochemische Ungleichgewichte im Körper. Er diagnostiziert keine Krankheiten, sondern weist auf Schwachstellen im Milieu (Terrain) des Körpers hin. Er kann auch eingesetzt werden, um die Wirksamkeit einer Therapie zu bewerten und zu einer objektiven Einschätzung zu gelangen, ob es dem Patienten besser geht oder nicht. Dies ist der Test, der die winzigen Veränderungen des Gesundheitszustandes feststellt, welche die traditionelle westliche Medizin übersieht. Er lässt uns wissen, was wirklich im Inneren unseres Körpers vorgeht. Und sobald wir wissen, was aus dem Gleichgewicht geraten ist, können wir etwas unternehmen, um das Gleichgewicht wieder herzustellen.

Kapitel 4

Das Neun-Punkte-Reinigungsprogramm

Aus der schmerzlichen Auseinandersetzung mit meinen Krebserkrankungen und der Furcht, die mir von Seiten des medizinischen Establishments entgegenschlug, entstand das Neun-Punkte-Reinigungsprogramm. Es vereinigt die besten Ansätze aus der traditionellen Medizin, der östlichen Medizin, der Ernährungstherapie, der spirituellen Heilung, der Kräuterheilkunde, der Homöopathie und anderen Disziplinen. Es ist ein Programm, das sich auf unsere eigenen inneren Kräfte zur Reinigung und Selbstheilung bezieht und konzentriert. Die neun körperlichen Bereiche, die mit diesem Programm behandelt werden, sind:

1. Dickdarm und Darmwände
2. das Lymphsystem
3. Parasiten
4. Toxine
5. Übersäuerung
6. Emotionen
7. die Zähne
8. der feinstoffliche Körper (Aura und Chakras)
9. die Organe einschließlich der Prostata

Ein Kernpunkt, an den wir immer wieder denken müssen, ist die Tatsache, dass jede Krankheit eine Botschaft darstellt. Wir werden nicht »zufällig« krank, weil irgendwelche grässlichen Erreger über uns »herfallen«. *Die Krankheit sagt uns, dass irgendetwas auf der körperlichen, emotionalen oder spirituellen Ebene nicht stimmt.*

Um wieder gesund zu werden, müssen wir versuchen, die Botschaft zu verstehen und das zu Grunde liegende Problem zu lösen. Trotz ihrer enormen Kenntnisse und diagnostischen Fähigkeiten versagt die westliche Medizin langfristig, weil sie nur Symptome behandelt oder unterdrückt, ohne auf die zu Grunde liegenden Ursachen einzugehen, wobei sie nicht nur die Botschaft ignoriert, sondern auch die körperlichen, mentalen, emotionalen und spirituellen Aspekte des Patienten. Westliche Schulmediziner glauben, dass Krebs, Herzinfarkte, Diabetes etc. die eigentlichen Krankheiten sind, und sie gehen nie in die Tiefe, um die wirklichen Störungen zu entdecken und zu beseitigen. Und die Therapien, die unsere Ärzte uns verordnen, schwächen oft unsere Selbstheilungskräfte – oder sogar unsere Fähigkeit, die Botschaft zu hören, die unser Körper uns vermitteln will. Da die Botschaft der Krankheit routinemäßig ignoriert wird, bleibt die Krankheit oft bestehen oder tritt erneut auf und überbringt dieselbe Botschaft immer wieder, lauter und stärker, lässt uns leiden und oft vorzeitig sterben.

Durch das Neun-Punkte-Reinigungsprogramm lernen Sie, auf die Botschaft der Krankheit zu hören und zu reagieren, wobei Sie die inneren Reinigungs- und Selbstheilungskräfte des Körpers nutzen. Obwohl es viele mögliche Varianten dieses Programms gibt (je nachdem, wer Sie sind und wie sich Ihr Prostataproblem manifestiert hat), kann das Programm immer in drei Phasen aufgeteilt werden:

1. *Reinigung* des Körpers und Regulierung des Säure-Basen-Gleichgewichts der Zellen
2. *Stärkung* der natürlichen körpereigenen Abwehrkräfte (wie etwa des Immunsystems)
3. *Bewahrung* einer ausgezeichneten Gesundheit, die weit über das hinausgeht, was die Schulmedizin messen kann

Sehen wir uns jede dieser drei Phasen genauer an:

Phase eins: Reinigung des Körpers und Regulierung des Säure-Basen-Gleichgewichts der Zellen

Die meisten unserer Krankheiten, wozu auch Prostatakrebs gehört, werden durch eine Häufung von Toxinen im Körper verursacht. Der Durchschnittsmensch kann nichts dagegen tun, dass sich diese gefährlichen Substanzen in seinem Inneren ansammeln, denn schließlich sind Luft, Nahrung und Wasser mit Pestiziden, Hormonen, Blei und zahllosen anderen Toxinen verseucht, einschließlich jener Giftstoffe, die aus einem kranken Darm kommen. Es gibt Toxine, die von Parasiten produziert werden, welche in unseren Därmen und anderen Körperteilen leben. Quecksilber und andere Schwermetalle treten aus unseren Zahnfüllungen aus und dazu kommen noch unzählige Substanzen in Kosmetika, Deodorants, Haarsprays und anderen Stoffen, die an und in unseren Körper gelangen.

Pestizide gehören zu den schädlichsten Toxinen, denn sie sind speziell zu dem Zweck entwickelt, das Fortpflanzungssystem von Insekten zu schädigen. Im Laufe der Zeit wirken sich die Pestizide, die wir zwangsläufig mit der Nahrung, Getränken und der Atemluft aufnehmen, auch auf unser eigenes Fortpflanzungssystem aus, wozu bei Männern die Prostata und bei Frauen die Gebärmutter und die Eierstöcke gehören. Die Krankheiten, die daraus entstehen, beschränken sich nicht nur auf diese Fortpflanzungsorgane, denn unsere sexuellen Zentren sind verantwortlich für unsere kreative Energie und wirken als Antriebskräfte in allen Lebensbereichen. Krankheiten der Geschlechtsorgane schwächen unvermeidlich den ganzen Menschen. (Dasselbe geschieht, wenn diese Teile des Körpers radioaktiv bestrahlt oder operativ entfernt werden.)

Doch materielle Gifte sind nicht die einzigen, die den Körper schädigen. Die negativen Emotionen, die wir in unserem Organismus speichern, sind genauso gefährlich. Unsere unterdrückten Gefühle der Wut oder Furcht und unsere emotionalen Verletzungen lösen sich nicht einfach in Luft auf, sondern werden in unseren Muskeln, inneren Organen und anderen Geweben gespeichert, wo sie zu Verspannungen führen, die den Fluss von Blut und Energie behindern und Krankheiten fördern, indem sie die Durchblutung solcher Gebiete verringern. Es gibt keine bestimmten Regionen, in denen die verschiedenen Arten negativer Emotionen gespeichert werden; vielmehr sind wir Menschen sehr geschickt darin, sie in den entferntesten Körperteilen zu verstecken. Aber auch wenn es keine festen Regeln gibt, so neigen Männer doch dazu, ihre auf die Sexualität bezogenen Emotionen – angenehme wie unangenehme – in der Prostata zu speichern.

Gemeinsam verursachen die materiellen und emotionalen Toxine Stauungen (Blockaden) in verschiedenen Körperregionen, behindern den Fluss von Blut und Energie durch Organe und Gewebe, schwächen unsere natürlichen Abwehrkräfte und fördern die Entstehung von Krankheiten. Die Prostata, deren Blutgefäße zu den kleinsten im Körper gehören und die sich an einer Stelle befindet, wo Toxine aus dem Darm austreten können, wird oft sowohl von materiellen als auch von emotionalen Toxinen schwer geschädigt.

> *Echte Heilung kann erst stattfinden, wenn der Körper von Parasiten und Toxinen einschließlich der Dentaltoxine gereinigt worden ist.*

Wenn die Stauungen, die durch materielle und emotionale Toxine verursacht werden, alles wären, worüber wir uns Sorgen machen müssten, dann wäre das schon genug. Aber es geht noch weiter. Die Leber und die Nieren leisten enorme Mehrarbeit, wenn sie versuchen, den Müll zu beseitigen, der sich im Körper als Folge der materiellen und emotionalen Toxine angesammelt hat. Wenn diese Organe, wie so oft, überlastet sind, dann verschlechtert sich das Säure-Basen-Gleichgewicht (der pH-Wert) von Blut, Speichel, Urin und Körperzellen, wodurch die Fähigkeit des Organismus, sich selbst zu reinigen und zu heilen, noch weiter leidet. Wenn unsere pH-Werte ausgeglichen sind, dann werden wir nicht krank. Wenn unser Organismus aber zu basisch oder zu sauer wird, dann treten unvermeidlich Krankheiten auf. Krebszellen können in einer Umgebung mit ausgeglichenem pH-Wert nicht leben, gedeihen aber vorzüglich, wenn das Säure-Basen-Gleichgewicht gestört ist. Mein eigener Krebs verschwand, als meine pH-Werte sich wieder normalisierten.

Niemand weiß genau, wie viele Menschen übersäuert sind, weil die Schulmedizin den zellulären pH-Wert ignoriert. Er wird noch nicht einmal bei den üblichen Blutuntersuchungen getestet. Man schätzt jedoch, dass 90 Prozent aller Amerikaner übersäuert sind. In großen Städten mit starker Luftverschmutzung wie New York oder Los Angeles rechnet man sogar mit bis zu 99 Prozent. Selbst diejenigen unter uns, die sich vegetarisch ernähren, für regelmäßige Bewegung sorgen und auch sonst auf ihre Gesundheit achten, sind meist mit Toxinen belastet und übersäuert. Deshalb muss die *Heilung mit der Reinigung beginnen.* Die richtige Reinigung entfernt materielle und emotionale Toxine ebenso wie Stauungen aus dem Körper und trägt gleichzeitig dazu bei, das Säure-Basen-Gleichgewicht wieder herzustellen. Die Reinigung wirkt sich zwar nicht direkt auf den pH-Wert aus, aber ein gereinigter Körper tendiert natürlicherweise zu einem ausgeglichenen Verhältnis von Säuren und Basen und ist dann bereit für homöopathische Behandlungen, die ihn noch weiter reinigen und stärken. Außerdem können Sie wahrscheinlich Ihr Säure-Basen-Gleichgewicht nicht korrigieren, ohne vorher den Körper zu reinigen.

Während des Fastens werden die 35 Prozent der Körperenergien, die normalerweise mit der Verdauung beschäftigt sind, für die Heilung frei.

Echte Heilung kann erst stattfinden, wenn der Körper von Giften und Parasiten befreit und der zelluläre pH-Wert wieder fast normal ist. Deshalb wird der Körper in der ersten Phase des Neun-Punkte-Programms gereinigt, wobei wir darauf achten, das Säure-Basen-Gleichgewicht zu normalisieren. Während der acht Tage dieser ersten Phase werden Sie alte Schlacken aus dem Darm ausscheiden, Ihr Lymphsystem reinigen, mit der Auflösung gespeicherter Emotionen beginnen, welche die Krankheitsentstehung gefördert haben, sowie die Muskeln in Ihren Leisten und anderen Körperteilen entspannen, während Sie sich einer optimalen Durchblutung und Gesundheit nähern.

Die folgenden acht Schritte bilden die Reinigungsphase der Therapie. Führen Sie diejenigen durch, bei denen Sie den Eindruck haben, dass sie Ihnen gut tun:

- die elementare Reinigung
- Lymphdrainage
- homöopathische Arzneien
- Zahnsanierung
- Prostatamassage
- Chelattherapie
- gereinigtes Trinkwasser
- emotionale Reinigung

Die verschiedenen Elemente der Reinigung werden in den folgenden Kapiteln genauer erläutert. Lassen Sie uns vorerst nur einen kurzen Blick auf jedes dieser Elemente werfen:

1. Die *elementare Reinigung* beginnt mit einem Fasten, denn dies ist der leichteste und schnellste Weg, um Toxine, Parasiten und Ablagerungen an den Darmwänden zu beseitigen. Fasten reinigt den Körper nicht nur von materiellen Schadstoffen, sondern auch von emotionalen.

Die Kombination der Elemente aus drei bewährten Fastenansätzen – dem 50 Jahre alten Master-Cleanser-Fasten, dem klassischen Fasten nach Dr. Iron und dem Whole-Body-Programm (vgl. Kapitel 5) – ergibt die elementare Reinigung, die sich nicht nur auf den Darm oder andere einzelne Organe, sondern auf den gesamten Körper auswirkt. Die Fastenkur dauert acht Tage und basiert auf einer Art Limonade, die man aus frischem Zitronen- oder Limonensaft, Ahornsirup, Cayennepfeffer und reinem Quellwasser zubereitet.

Die elementare Reinigung gewährt dem Verdauungssystem eine Ruhepause und gibt dem Körper die Möglichkeit, seine enormen Energien, die er normalerweise für die Verdauung benötigt, zur Heilung und Giftausleitung einzusetzen. In der Regel werden 35 Prozent (oder mehr) unserer Körperenergie zur Nahrungsverdauung benötigt. Während Sie fasten, steht Ihnen diese gesamte Energie zur Reinigung und Heilung zur Verfügung.

Täglich zehn bis zwölf Gläser der Limonade versorgen Sie mit allen Nährstoffen und Vitaminen, die der Körper auch über eine längere Fastenzeit hinweg braucht. (Stanley Burroughs nennt in diesem Zusammenhang eine Fastenzeit von 40 Tagen.) Flohsamen und Heilerde (Bentonit) werden vier- oder fünfmal täglich der Limonade zugesetzt, um alle Ablagerungen und sonstigen Schlacken aus den Därmen zu entfernen. Außer der Limonade nimmt man morgens und abends die empfohlenen Kräuterauszüge (siehe Kapitel 5 und Anhang) oder vergleichbare Produkte und trinkt reichlich klares Wasser und Kräutertee.

Der letzte und *wichtigste* Bestandteil der elementaren Reinigung ist ein Liter lauwarmes Salzwasser, das jeden Morgen auf nüchternen Magen getrunken werden muss. Dies ist eine sehr wirksame Spülung, die innerhalb von 20 bis 40 Minuten den gesamten Verdauungstrakt von oben bis unten reinigt. Das Salz erhöht nicht den Blutdruck und verursacht auch keine anderen Probleme, weil es den Körper sofort wieder verlässt, ohne in den Blutstrom zu gelangen. Burroughs erklärt dazu in seinem Buch *Heilung für ein neues Zeitalter* (siehe Anhang): »Das Salzwasser hat dasselbe spezifische Gewicht wie das Blut, deshalb können die Nieren das Wasser nicht aufnehmen, und das Salz kann nicht ins Blut gelangen.«

Nach acht Tagen der elementaren Reinigung wird Ihr Körper von den meisten Toxinen und Parasiten befreit sein. Ablagerungen, die sich im Laufe vieler Jahre an den Darmwänden gebildet haben, sind jetzt weggespült, und dieses lebenswichtige Organ kann wieder ungehindert funktionieren. Sie werden mehr Energie haben, und Ihr Immunsystem wird stärker sein, denn jetzt können mehr Nährstoffe durch die Darmwände aufgenommen werden, und es werden mehr Toxine und Parasiten ausgeschieden. Obwohl Sie weniger essen, werden Sie sich während des Fastens energiegeladener fühlen als je zuvor und mit erstaunlicher Vitalität Ihre übliche Arbeit verrichten, reisen, spielen, Sport treiben und sexuell aktiv sein. Und auch Ihre Prostata wird gesünder sein, denn sie wird nun nicht mehr von den Toxinen belastet, die aus dem Dickdarm austreten, und das Lymphsystem wird schon begonnen haben, die Schadstoffe aus dieser wichtigen Drüse auszuleiten.

Viele Leute sorgen sich, dass sie bei einer zu schnellen Reinigung Kopfschmerzen oder andere Beschwerden haben könnten, die oft als *Heilkrise* bezeichnet werden. Versuchen Sie mindestens drei Tage lang zu fasten, denn das ist die »Eingewöhnungszeit«. Sie werden erstaunt sein, wie gut Sie sich fühlen. Falls Probleme auftreten, können Sie ja jederzeit aufhören. Aber dann haben Sie zumindest einen Anfang gemacht und könnten noch einmal fasten, wenn Sie wieder dazu bereit sind. Die fünfzigjährige Erfahrung von Stanley Burroughs – und mehrere Jahre meiner eigenen persönlichen Erfahrung bei der Betreuung anderer – haben gezeigt, dass es keine Probleme gibt, solange Sie täglich Ihre Salzwasserspülung machen. Dies ist ein Hochenergiefasten, und Sie werden sich voller Energie fühlen, während Sie Ihren normalen Aktivitäten nachgehen und Ihr Körper gleichzeitig gereinigt wird.

Weil Ihr Körper besser funktioniert und die Därme mehr Nährstoffe und Energie aus der Nahrung aufnehmen können, werden Sie nun geringere Nahrungsmengen brauchen. Manche Leute essen nur noch 30 bis 40 Prozent dessen, was sie vor dem Fasten gegessen haben, und fühlen sich dabei doch gesünder und stärker als je zuvor. Höchstwahrscheinlich hat Ihr Körper jetzt kein Verlangen mehr nach stark verarbeiteten oder sehr fetten Nahrungsmitteln, sondern nur noch nach gesunden Mahlzeiten (vor allem, wenn das zu den erklärten Absichten Ihrer Fastenkur gehört). Abhängigkeiten wie beispielsweise Rauchen und Krankheiten wie Diabetes können während des Fastens ebenfalls beseitigt werden, wenn das Ihre erklärte Absicht ist. Befolgen Sie die besonderen Anweisungen für Diabetiker von Stanley Burroughs.

Wie auch bei anderen Fastenkuren beginnt während der elementaren Reinigung außerdem der Prozess der emotionalen Reinigung. Emotionale Probleme werden Ihnen während des Fastens bewusst werden, und Sie können sich davon lösen. Das kann rasch oder langsam geschehen, und die Probleme können gravierend oder relativ geringfügig sein. In jedem Fall wird das Fasten dazu beitragen, dass die Probleme sichtbar werden, was Ihnen erlaubt, sie bewusst noch einmal zu fühlen und dann loszulassen.

> *Genauso gefährlich wie materielle Gifte sind negative Emotionen, die wir in unserem Körper speichern.*

Falls die Vorstellung, acht Tage lang zu fasten, auf Sie etwas erschreckend wirkt, dann ist es auch völlig in Ordnung, mit zwei oder drei Tagen zu beginnen, wenn Sie sich dabei wohler fühlen. Viele Leute haben gemeint, sie könnten nur zwei oder drei Tage fasten und haben sich dann am zweiten und dritten

Tag so gut gefühlt, dass sie beschlossen haben, die vollen acht Tage weiterzumachen. Das ist wichtig, weil der größte Ausleitungseffekt gewöhnlich am siebten oder achten Tag eintritt. (Wenn Sie ein Sieb und ein Stäbchen zum Rühren benutzen, können Sie dann tatsächlich in Ihrem Stuhl große Mengen von Ablagerungen finden, die Ihr Körper ausgeschieden hat.)

2. *Lymphdrainage:* Das Lymphsystem bildet die »Abwasserkanäle« des Körpers, über die Abfallprodukte aus jeder einzelnen Zelle zur Leber und zu den Nieren gelangen, wo sie gefiltert und über den Urin ausgeschieden werden. Überall im Körper gibt es Lymphknoten, wovon die bekanntesten sich unter den Achseln, in den Leisten und in den Beinen befinden. Aber die Möglichkeiten des Lymphsystems sind eindeutig begrenzt: Es kann nur eine bestimmte Menge an Toxinen und anderen Abfallstoffen bewältigen. Wenn es überlastet ist, wird der Müll in den Lymphdrüsen gesammelt und ergießt sich dann in den Körper zurück, wo er die Entstehung von Krankheiten fördert. Sie können fühlen, wenn eine Lymphdrüse verstopft ist, weil sie dann bei Berührung schmerzhaft reagiert. Für Männer wird das Problem oft durch verspannte Muskeln in der Leistengegend verschärft. Diese verspannten Muskeln drücken die Lymphknoten in den Leisten nach unten, sodass sie nicht mehr ungehindert arbeiten können, und so sammeln sich die Abfälle immer stärker an, und das wiederum führt dazu, dass sich die Muskeln noch mehr verspannen, wodurch ein möglicherweise tödlicher Teufelskreis in Gang gesetzt wird.

Die Lösung für solche verstopften Lymphdrüsen besteht aus zwei Maßnahmen: Fasten, um die überschüssigen Toxine aus dem Körper auszuscheiden, und manuelle Lymphdrainage.

Diese besondere Form der Massage ist absolut lebenswichtig, wenn das Lymphsystem gereinigt und wieder funktionsfähig gemacht werden soll. Die Lymphdrainage wirkt besonders gut während des Fastens, und sie hilft auch, den Körper ganz allgemein zu reinigen, weil sie die Durchblutung fördert und die Ausleitung von Toxinen über die Haut beschleunigt. Wenn die Lymphdrainage von einem professionellen Masseur oder auch von Ihrer Partnerin durchgeführt wird, kann sie sehr wirksam sein. Sie können sie aber auch selbst durchführen, vor allem wenn Sie einen professionellen Masseur dabei beobachtet und von ihm gelernt haben.

3. *Homöopathische Arzneien:* Im 18. Jahrhundert von Dr. Samuel Hahnemann entwickelt, basiert die Homöopathie auf dem Prinzip, dass »Ähnliches durch Ähnliches geheilt« wird. Statt starke Medikamente zur Unterdrückung von Symptomen einzusetzen (wie es die meisten Schulmediziner tun), stärken die Homöopathen die Selbstheilungskräfte des Körpers, indem sie ihren Patienten sehr kleine »potenzierte« Dosen von Substanzen geben, die spezifische Symptome bei gesunden Menschen verursachen. In gewisser Weise gleichen homöopathische Arzneimittel Impfstoffen, die zu dem Zweck entwickelt wurden, die körpereigenen Heilmechanismen zu stärken. Anders als in den USA ist die Homöopathie in Europa sehr beliebt – sogar die britische Königsfamilie wird von Homöopathen betreut.

Es gibt verschiedene homöopathische Arzneien, die man zur Reinigung und Stärkung der Prostata einsetzen kann. Wieder andere Mittel können indirekt helfen, indem sie die Bauchspeicheldrüse heilen (die einen erheblichen Einfluss auf die Prostata hat und von der man sagt, sie kontrolliere diese

Drüse), die Leber und die Nieren stärken oder auf andere Weise die Selbstheilungskräfte des Körpers aktivieren. Von wissenschaftlichen Feedback-Untersuchungen wie dem BTA-Test begleitet, ist die Homöopathie wahrscheinlich das wichtigste Werkzeug, um die Organe zu reinigen und ihre volle Funktionsfähigkeit wieder herzustellen.

4. *Zahnsanierung:* Die meisten Leute bürsten ihre Zähne regelmäßig, reinigen die Zwischenräume mit Zahnseide und besuchen ein- oder zweimal im Jahr den Zahnarzt. Auf diese Weise kann man der Entstehung von Karies vorbeugen, aber damit lässt sich nicht verhindern, dass wenig bekannte Störungen der Zahngesundheit den Körper schwerwiegend schädigen. Es gibt direkte energetische Verbindungen zwischen jedem einzelnen Zahn und verschiedenen Organen und Körperteilen. (Diese energetischen Verbindungen folgen dem chinesischen Meridiansystem.) So haben beispielsweise die vier Schneidezähne im Unterkiefer einen energetischen Bezug zum Urogenitalsystem, den Nieren und den Nebennieren, während die Eckzähne auf dem Gallenblasenmeridian liegen. Der schlechte Gesundheitszustand einzelner Zähne kann auch Probleme in der Prostata oder anderen Teilen des Urogenitalsystems verursachen.

Schlecht ausgeführte Wurzelbehandlungen oder entzündete Wurzelkanäle können die Prostata direkt schädigen, indem sie das Immunsystem belasten und den Energiefluss von den Zähnen durch den Körper stören. Zahnfüllungen, die üblicherweise zu 50 Prozent aus Quecksilber bestehen, können unsere Gesundheit direkt schädigen, wenn Quecksilber in den Blutstrom gelangt, und indirekt zu Schäden führen, indem sie in unserem Mund eine Art »Batterie« entstehen lassen, die den normalen Energiefluss durch die Körpermeridiane behindert. Wie Sie in späteren Kapiteln noch erfahren werden, gibt es bewährte Verfahren der Zahnsanierung, mit denen sich der Energiefluss wieder herstellen und die körperliche Gesundheit verbessern lässt.

5. *Prostatamassage:* Die Reinigung und Versorgung der Prostata ist abhängig von winzigen Blutgefäßen, die leicht blockiert werden können. Die Muskeln in der Umgebung der Drüse sind oft verspannt, und häufig dringen Toxine aus dem benachbarten Dickdarm ein, was alles zur Krankheitsentstehung beiträgt. Und wenn die Prostata erst einmal geschädigt ist, neigen Männer dazu, ihre sexuellen Aktivitäten vor allem aus psychologischen Gründen einzuschränken. Leider bildet sich die Prostata (wie jedes Muskelgewebe) zurück, wenn sie nicht gefordert wird, und dadurch verschlimmern sich die Probleme.

Aber zum Glück reagiert die Prostata schnell auf Behandlung. Eine direkte Prostatamassage, begleitet von einer Massage der sie umgebenden Muskeln, löst Blockaden und fördert den freien Fluss von Blut und Energie. Die Massage kann von einem professionellen Masseur oder von Ihrer Partnerin durchgeführt werden. (Die externe Massage können Sie auch selbst durchführen, aber die in Kapitel 10 beschriebene innere Massage muss jemand anders vornehmen.)

Regelmäßiger liebevoller Sex ist ebenfalls wichtig, um die Prostata zu aktivieren und zu reinigen, denn »wer rastet, der rostet«. *Hinweis: Einige anerkannte Experten gehen davon aus, dass die Prostatamassage dazu führen kann, dass sich ein vorhandener Prostatakrebs ausbreitet. Wenn Sie also Prostatakrebs haben, sollten Sie vor einer Prostatamassage medizinischen Rat einholen.*

6. *Chelattherapie:* Wie andere Körpergewebe und Organe muss auch die Prostata ständig durchblutet werden, um ihre Ernährung und die Reinigung von Abfallstoffen sicherzustellen. Leider werden die kleinen Blutgefäße in der Prostata leicht durch Cholesterin und andere Ablagerungen verstopft, was zu Schwellungen und Krankheiten führt. Die elementare Reinigung hilft, die Blutgefäße der Prostata zu »säubern« und eine gute Durchblutung zu gewährleisten, aber manchmal wird noch zusätzliche Hilfe in Form einer Chelattherapie benötigt. Obwohl diese Form der Behandlung wenig bekannt ist, wird die Chelattherapie seit über 40 Jahren von Ärzten in den USA und in anderen Ländern eingesetzt, um die Blutgefäße im gesamten Körper einschließlich jener in der Prostata, im Herzen, in den Beinen, im Gehirn und im Penis »durchzuspülen«. Die meisten Männer haben nach einer Chelattherapie festere und länger anhaltende Erektionen als zuvor.

Der Vorgang selbst ist ganz einfach: Nach entsprechenden Untersuchungen wird ein Behandlungsplan aufgestellt. Eine Dauerkanüle wird in eine Vene Ihres Arms oder Ihrer Hand eingeführt, und nun kann ein Medikament namens EDTA 1½ bis 3 Stunden lang in Ihren Blutstrom tropfen. Dieses Mittel stellt die Durchblutung wieder her, indem es Plaques, Schwermetalle und andere Schadstoffe von den Gefäßwänden beseitigt, sodass Gefäß erweiternde oder Bypassoperationen überflüssig werden. Sie können während der Behandlungszeit schlafen, lesen, fernsehen oder telefonieren. Je nach dem Ausmaß der »Verstopfung« oder Gefäßverengung sind eine bis 30 Behandlungen erforderlich. Ich hatte acht Behandlungen, um meine Durchblutung zu verbessern.

7. *Gereinigtes Trinkwasser:* Eine besondere Art von gereinigtem Wasser, genannt »Mikrowasser«, wurde in Japan entwickelt, als Wissenschaftler feststellten, dass Menschen, die Wasser aus bestimmten rasch fließenden Bergbächen tranken, sich einer außergewöhnlich guten Gesundheit erfreuten (siehe Kapitel 6). »Mikrowasser« gleicht diesem natürlich vorkommenden Wasser in seinem höheren pH-Wert, seiner gegenüber normalem Wasser anderen Struktur und seinen anderen elektrischen Eigenschaften. »Mikrowasser« erhöht den zellulären pH-Wert und fängt freie Radikale ab, die andernfalls die Prostata und die gesamte Gesundheit schädigen würden. (Wie Sie in Kapitel 6 erfahren werden, sind freie Radikale wie zelluläre »Motorsägen«, die sich durch gesundes Gewebe arbeiten und alles zerstören, was ihnen in die Quere kommt. Deshalb ist es lebenswichtig, freie Radikale unter Kontrolle zu halten.) Inzwischen gibt es verschiedene Anlagen, mit deren Hilfe Sie gereinigtes Wasser auch zu Hause herstellen können (siehe Anhang).

8. *Emotionale Reinigung:* Jede Krankheit hat ihre emotionalen Aspekte, und das gilt auch für Erkrankungen der Prostata. Viele anerkannte Therapeuten gehen davon aus, dass unsere Emotionen 90 Prozent der meisten Krankheiten verursachen. Kapitel 12 gibt Ihnen einen Überblick über viele bewährte alte und neue Methoden, wie man mit den gestauten Emotionen, die ein Aspekt jeder Krankheit sind, umgehen und sie auflösen kann. Probieren Sie diese Methoden aus, um festzustellen, was sich für Sie richtig anfühlt und was bei Ihnen wirkt. Für die meisten Leute ist es besser, eine oder mehrere Sitzungen mit einem professionellen Therapeuten zu machen, bevor sie allein weiterarbeiten, und bei Bedarf auch noch einmal zu die-

sem Therapeuten zurückzukehren. Diese emotionale Reinigung sollte Bestandteil Ihres persönlichen Heilungsplans (Kapitel 15) sein.

Wenn Sie die acht Schritte dieser ersten Phase in der für Sie passenden Weise durchgeführt haben, ist Ihr Körper gereinigt, und Sie sind auf dem besten Wege, Ihren zellulären pH-Wert zu normalisieren. Jetzt ist es Zeit, mit den Maßnahmen zur Stärkung des Körpers zu beginnen.

Phase zwei: Stärkung der natürlichen körpereigenen Abwehrkräfte

Obwohl Sie sich nun von den meisten Toxinen befreit und Ihren Darm gereinigt haben, obwohl Ihr pH-Wert sich allmählich normalisiert und Ihr Zustand sich auch sonst schon verbessert hat, bleibt noch viel zu tun. Es ist so, als hätten Sie nach einem schweren Sandsturm Ihr Haus von allem Sand befreit, und nun müssen Sie die Risse in der Hauswand reparieren und Fenster und Türen abdichten, damit beim nächsten Sturm nicht noch mehr Sand hereinkommt.

Die zweite Phase des Neun-Punkte-Reinigungsprogramms hilft Ihnen zu verhindern, dass sich materielle und emotionale Toxine von neuem ansammeln können. In dieser Phase geht es um Ernährung, Homöopathie, körperliche Bewegung, emotionale Entlastung und die Sanierung Ihres Dickdarms, um den Körper zu stärken.

1. *Ernährung:* Wenn die elementare Reinigung vollendet ist, haben Sie Ihren Körper von den meisten Toxinen und Parasiten ebenso befreit wie von vielen Ablagerungen, die sich in Ihrem Dickdarm angesammelt hatten. Jetzt ist es Zeit, Ihrem Organismus all die Nährstoffe zu geben, die er braucht, um Energie zu sammeln und eine vollkommene Gesundheit aufzubauen. Die entsprechenden Ernährungsrichtlinien hängen stark von Ihnen und Ihren Bedürfnissen ab. Sie müssen sorgfältig auf Ihren Körper hören und lernen wahrzunehmen, welche Nahrungsmittel Sie stärken (Ihnen Wohlbefinden schenken) und welche Sie schwächen. Generell sollten Sie so viel wie möglich frisches Obst und frisches rohes Gemüse essen. 50 bis 80 Prozent Ihrer Nahrungsmittel sollten aus frischer Rohkost bestehen. Schränken Sie die Fettaufnahme so weit wie möglich ein, nehmen Sie Proteine nur sehr mäßig (50 bis 60 Gramm pro Tag) zu sich und seien Sie mit Milchprodukten sehr zurückhaltend. Kapitel 6 zeigt Ihnen, wie Sie herausfinden, welche Nahrungsmittel innerhalb dieser allgemeinen Richtlinien für Sie am besten sind und wie Sie sie essen müssen, um Ihren zellulären pH-Wert ausgeglichen zu halten.

2. *Homöopathie:* In Phase eins halfen uns homöopathische Arzneimittel, die Nieren, die Bauchspeicheldrüse und die Leber zu reinigen und zu stärken. Nun setzen wir andere Mittel ein, die uns helfen sollen, unseren Organismus zu kräftigen. Um herauszufinden, was Sie jetzt brauchen, benutzt Ihr Homöopath häufig den Vegatest, Blut-, Urin-, Speichel- und Stuhluntersuchungen sowie den BTA-Test, mit deren Hilfe er die Behandlungsergebnisse überwacht und die Therapie bei Bedarf anpasst.

3. *Körperliche Bewegung:* Wir alle wissen, dass regelmäßige Bewegung wichtig ist, um Herz und Kreislauf zu stärken. Ebenso wichtig sind Übungen, die Ihnen mehr Muskelkraft verleihen. Wie Sie in Kapitel 10 erfahren werden, ist jedes Organ energetisch mit einem Muskel verbunden. Deshalb kann ein Organ nie stärker sein als der mit ihm korrespondierende Muskel. In der Phase, in der es nun darum geht, Ihren Körper zu stärken, beginnen Sie damit, Ihre Muskeln aufzubauen, vor allem jene, die einen Bezug zur Prostata haben. Außerdem verbessern Sie Ihre sportliche Leistungsfähigkeit und Ihre Gelenkigkeit.

4. *Emotionale Entspannung:* Die Emotionen, die uns während der ersten Phase des Programms bewusst geworden sind und die wir auflösen konnten, sind gewöhnlich nur die Spitze des Eisbergs. Oft haben wir noch sehr viel mehr negative Gefühle tief in unserem Inneren vergraben, die wir verarbeiten müssen, bevor die emotionalen Blockaden gelöst werden können und der Körper wieder vollständig gesund wird. Ähnlich wie bei der Ernährung und der körperlichen Bewegung gibt es kein Patentrezept für emotionale Klarheit und inneren Frieden, sondern viele Wege, zu denen spirituelle Führung, Meditation, traditionelle Psychotherapie und psychologische Beratung gehören (sofern die letzten beiden eine spirituelle Komponente haben). Kapitel 11 macht Sie mit verschiedenen Methoden bekannt und zeigt Ihnen, wie Sie am besten anfangen und dann Schritt für Schritt weitergehen, um immer höhere Stufen emotionaler Bewusstheit zu erreichen.

> *Sie müssen nicht in allem perfekt sein, um diesem Reinigungsprogramm zu folgen, sondern Sie können klein anfangen und Ihre Lebensweise Schritt für Schritt umstellen.*

5. *Dickdarmsanierung:* Nach der Darmreinigung ist der Dickdarm meist noch schlecht in Form und kann mit winzigen Löchern durchsetzt sein, durch die sich die Parasiten ihren Weg nach draußen gebahnt haben. Deshalb ist es erforderlich, mindestens 90 Tage lang die in Kapitel 5 beschriebenen Produkte oder etwas Ähnliches zu benutzen. Der Stuhl kann regelmäßig untersucht werden, besonders in der ersten Zeit, um sicherzustellen, dass die hartnäckigen Parasiten wirklich verschwunden sind und nicht mehr zurückkehren. Einfacher ist es jedoch, die Erhaltungsdosis einer Antiparasitenrezeptur langfristig einzunehmen und die Darmreinigung zwei- oder dreimal im Jahr durchzuführen.

Zusätzlich zu den bisher genannten Maßnahmen sollten Sie weiterhin mit allem fortfahren, was Sie schon in Phase eins begonnen haben. Wenn Sie die Phase zwei abgeschlossen haben, was drei bis zwölf Monate dauern wird, sollte Ihr Körper vollständig gereinigt und Ihr zellulärer pH-Wert normal sein. Die schädlichen materiellen und emotionalen Toxine sind dann beseitigt und wahrscheinlich ist auch Ihr Krebs nicht mehr vorhanden oder befindet sich zumindest im Prozess der Rückbildung.

Phase drei: das Erreichte bewahren

In Phase drei geht es um die Feinabstimmung Ihrer Lebensführung und das Bewahren des Erreichten. Mit den guten Verhaltensweisen, die Sie sich in Phase eins und zwei angewöhnt haben, und den daraus resultierenden positiven Ergebnissen wird es Ihnen leicht fallen, diesen gesundheitsförderlichen Lebensstil beizubehalten. Zu dieser dritten (bewahrenden) Phase gehören gute Ernährung, fortgesetzte emotionale Entspannung, Lymphdrainage und Prostatamassage, eine halbjährlich durchgeführte elementare Reinigung, regelmäßige Bewegung, liebevoller Sex und mehr. (Welche Bedeutung Massage und Sex haben, zeigen Untersuchungen, aus denen hervorgeht, dass liebevolle Berührungen bestimmte Wachstumshormone freisetzen, die uns gesund und jung erhalten.) Regelmäßige BTA-Tests geben Ihnen das nötige Feedback bei der Kontrolle Ihres Gesundheitszustandes.

Eine abschließende Bemerkung

Sie müssen dieses Programm nicht von Anfang an vollständig durchführen. Es ist kein Problem, wenn Sie nicht alles auf einmal schaffen. Wenn Sie nur mit kleinen Teilen beginnen können, dann tun Sie das und erweitern Sie Ihr Programm Schritt für Schritt. Es geht hier um Heilung, aber auch darum, dass Sie in Ihrem Leben so glücklich wie möglich sind. Furcht, Zwänge, Abhängigkeiten und Stress begünstigen das Entstehen von Krankheiten, während Liebe, Lachen, Freude, Offenheit und Flexibilität Heilung und gute Gesundheit fördern. Sie können die heilende Wirkung der hier vorgestellten Maßnahmen erheblich steigern, indem Sie spielerisch damit umgehen, sogar angesichts einer ernsten Krankheit.

> *Untersuchungen belegen, dass liebevolle Berührungen Wachstumshormone freisetzen, die uns gesund und jung erhalten.*

In den folgenden Kapiteln werden wir uns die verschiedenen Elemente des Programms genauer ansehen. Kapitel 15 enthält ausführliche Anleitungen, die Ihnen helfen, den Plan in die Praxis umzusetzen. Lassen Sie uns nun mit dem elementaren Fasten beginnen.

Kapitel 5

Reinigen Sie Darm und Körper durch elementares Fasten

Fasten ist ein altbewährtes Mittel, um körperliche Gesundheit und spirituelle Erleuchtung zu erlangen. Obwohl es seit langer Zeit zu diesem Zweck eingesetzt wird (vor allem von spirituellen Suchern), mögen viele Leute nicht einmal daran *denken*, Stunden – oder sogar Tage – ohne Nahrung zu sein, weil sie sich schon Sorgen machen, wenn sie nur eine einzige Mahlzeit auslassen. Diese Sorgen basieren womöglich auf Berichten von anderen Leuten, die sich während des Fastens unwohl gefühlt haben, oder sie hängen damit zusammen, dass die meisten westlichen Ärzte von dieser Praxis abraten.

Andere Fastenkuren führen vielleicht zu Unwohlsein und Erschöpfung, aber das elementare Fasten ist belebend und steigert Ihre geistige und körperliche Energie, während es Sie von materiellen und emotionalen Toxinen und von den Parasiten reinigt, die Sie krank gemacht haben oder krank machen würden. Viele Vertreter der alternativen Heilkunde, die neuen Ideen gegenüber aufgeschlossen sind, haben festgestellt, dass Fasten zu guten Resultaten führt. Dr. Bernard Jensen und andere haben gezeigt, dass fast alle Krankheiten durch Fasten und Darmreinigung geheilt werden können, und ich habe festgestellt, dass mein acht Tage dauerndes elementares Fasten eine sehr rasche und bequeme Möglichkeit ist, um sich möglichst effektiv auf eine heilsame Lebenserfahrung umzustellen.

Fasten ist der erste Schritt der Prostatakrebstherapie, weil damit während der Darmreinigung Toxine und Parasiten ausgeleitet werden, die unbemerkt viele Krankheiten verursachen. Der Dickdarm, der wie ein langes Rohr den Dünndarm mit dem Rektum verbindet, wirkt im Körper als eine Art »Prozessor« und »Extraktor«. Die Verdauung ist schon zu über 90 Prozent abgeschlossen, wenn der Nahrungsbrei, der nun als *Chyme* bezeichnet wird, in den Dickdarm gelangt, aber es bleiben noch wichtige Schritte zu tun. Bakterien verwandeln jetzt beispielsweise bestimmte Fasern in Zucker (Glukose), während andere Bakterien das lebensnotwendige Vitamin K abgeben, das vom Dickdarm aus in den Körper aufgenommen wird.

Die Nahrung wandert vom Magen durch einen langen, gewundenen Schlauch, der als Dünndarm bezeichnet wird, in den Dickdarm, eine Röhre von annähernd 1,50 Meter Länge und etwa 8 Zentimeter Durchmesser, die wie ein auf dem Kopf stehendes »U« unter dem Magen liegt. Die zum Teil schon verdaute Nahrung gelangt vom Dünndarm in den ersten Teil des Dickdarms, den so genannten Blinddarm, dann in den aufsteigenden Dickdarm, von dort weiter in den querliegenden und den absteigenden Dickdarm, wandert weiter durch die Kurven des Grimmdarms und verlässt den Körper durch das Rektum. Der Nahrungsbrei oder die Chyme tritt in den Dickdarm ein, wird dann durch die rhythmischen Kontraktionen der Darmwände weiterbefördert und verlässt den Dickdarm als Kot.

(Ausgezeichnete Fotos von sauberen und verstopften Dickdärmen und von Ablagerungen, die aus verstopften Dickdärmen herauskommen, zeigt Bernard Jensens Buch *Tissue Cleansing Through Bowel Management*, siehe Anhang.)

Während unsere Nahrung durch den Dickdarm wandert, werden die restlichen Nährstoffe vom Körper aufgenommen. Was übrig bleibt, wird über das Rektum ausgeschieden, wobei idealerweise nichts zurückbleibt und keine Schäden entstehen. Leider gleicht der Dickdarm bei vielen von uns eher einer Jauchegrube als einer sanitären Reinigungsanlage, und so wird er zur idealen Brutstätte für Krankheiten und Parasiten.

Wenn wir industriell verarbeitete Nahrungsmittel essen, denen es an Ballaststoffen (und vielen Nährstoffen) fehlt, hat der Dickdarm Schwierigkeiten, den Nahrungsbrei weiterzubefördern. Industriell verarbeitete Nahrungsmittel führen zu einer trockenen, klebrigen Chyme, die nur schlecht durch den Dickdarm vorankommt. (Die Muskeln, die den Dickdarm umgeben, können sich problemlos zusammenziehen, um eine faserstoffreiche, voluminöse Chyme weiterzubefördern, aber sie haben große Schwierigkeiten mit einer faserfreien, klebrigen Chyme.) Wenn die Chyme zu lange im Dickdarm bleibt, wird sie immer härter und trockener. Wenn das alles wäre – Chyme, die zu trockenem, hartem Kot wird –, dann bräuchten wir uns nur wegen einer Verstopfung zu sorgen (unter der Millionen von Menschen in Amerika und Europa leiden). Aber es geht hier um sehr viel mehr. Wenn der Darminhalt sich erst einmal an den Darmwänden abgelagert hat, beginnt er zu fermentieren:

- Er verfault und wird immer härter, wobei er zur Brutstätte für Parasiten wird und toxische Chemikalien speichert, die den Körper auf Dauer vergiften können.
- Er bildet eine Barriere, die verhindert, dass die Nährstoffe aus der Chyme über den Dickdarm aufgenommen werden können.

• Er schränkt die Darmbewegungen ein, sodass der Dickdarm sich nicht mehr rhythmisch zusammenziehen kann,
um die Chyme weiterzubefördern. (Wie könnten Sie Ihre
Arbeit verrichten, wenn Sie mit einer zähen, klebrigen
Masse bedeckt wären?)

Belastet durch die verfaulenden Nahrungsreste ist der Dickdarm nun sehr viel weniger effizient. Selbst wenn die Darmwände nur relativ gering verklebt sind, können die Nährstoffe
nicht mehr so gut aufgenommen werden. Ein Teufelskreis beginnt: Geringe Mengen alter, harter und verfaulender Nahrungsreste verringern die Effizienz des Dickdarms. Der nun
weniger effiziente Dickdarm kann nicht verhindern, dass sich
weitere Ablagerungen an seinen Wänden bilden und zu weiteren Schäden führen. Die Muskeln, die den Nahrungsbrei normalerweise durch den Dickdarm hindurch- und aus dem Körper hinausbefördern, sind immer weniger in der Lage, ihre
Aufgabe zu bewältigen, und dadurch wächst die Gefahr der
Verstopfung, die weitere Krankheiten nach sich ziehen kann.
Die spezialisierten Zellen an den Innenwänden des Dickdarms
können die Nährstoffe nicht mehr aufnehmen. Ohne diese
Nährstoffe werden das Immunsystem und andere Teile des
Körpers geschwächt, und wir sind zahllosen Krankheiten
schutzlos ausgeliefert.

Gleichzeitig beginnen die Toxine, Parasiten und Bakterien,
die in den Ablagerungen an den Darmwänden gedeihen, sich
in das Gewebe und schließlich durch die Darmwand hin-
durchzufressen. Nun werden Blutstrom und Gewebe um den
Dickdarm herum von toxischen Substanzen, schädlichen Bakterien und Parasiten überschwemmt. Der Körper aktiviert das
Immunsystem zum Kampf gegen die Bakterien und Parasiten,

signalisiert der Leber und den Nieren, dass sie die Toxine ausleiten sollen und sagt dem Lymphsystem, dass es die Abfälle beseitigen soll, die vom Kampf des Immunsystems gegen die giftigen Substanzen zurückgeblieben sind.

Aber damit sind die Abwehr- und Reinigungsmechanismen des Körpers oft überfordert. Sie schaffen es einfach nicht, zusätzlich zu ihrer normalen Arbeit auch noch diese giftigen Substanzen zu beseitigen. Und die Prostata, die direkt neben dem Dickdarm liegt und ihn berührt, wird besonders leicht angegriffen. Von Parasiten und Toxinen bedrängt, beginnt sie anzuschwellen und wird zunehmend krankheitsanfällig. Das gilt besonders, wenn das sie umgebende Gewebe und das Lymphsystem angespannt oder blockiert sind, sodass die Prostata die Toxine nicht ausleiten kann. Gleichzeitig bringen die Giftstoffe das Säure-Basen-Gleichgewicht durcheinander, und der Körper wird übersäuert, was für sich genommen schon gefährlich ist (vgl. Kapitel 3).

Unser Dickdarm wäre ziemlich sauber – und nur wenige von uns würden unter Krankheiten leiden, die durch einen »verschmutzten« Dickdarm hervorgerufen werden –, wenn wir uns absolut gesund ernährten. Aber nur wenige Leute essen gut genug, und nur wenige sind widerstandsfähig genug, um den Gefahren zu trotzen, die von einem verschmutzten, parasitenverseuchten Dickdarm verursacht werden. Deshalb brauchen wir eine spezielle Fastenkur und Mittel gegen Parasiten.

Parasiten: der Feind im Inneren

Man schätzt, dass 85 bis 95 Prozent aller Erwachsenen in den Vereinigten Staaten, unfreiwillig und ohne es zu wissen, Wirte für eine oder mehrere der über tausend existierenden Parasitenarten sind. Diese Parasiten befinden sich in unserem Inneren, leben von unserer Nahrung und Energie, rauben uns Kraft, geben ihre eigenen Toxine ab, schwächen unsere Organe und unser Immunsystem und machen uns anfällig für Krankheiten.

Parasiten, die im menschlichen Körper leben können, reichen vom zehn Meter langen Bandwurm bis zu mikroskopisch kleinen Organismen, die sich in das Körpergewebe eingraben oder sich an einzelne Zellen heften. Einige Parasiten fressen uns buchstäblich auf, saugen ihre Nahrung aus unseren Zellen oder zerstören auf der Suche nach Futter unser Körpergewebe. Andere leben davon, dass sie Nährstoffe aus unserer Nahrung »stehlen«, bevor wir diese Stoffe selbst aufnehmen können. (Es ist durchaus möglich, dass Leute, die ein starkes Verlangen nach Zucker haben und ständig Süßigkeiten in sich hineinstopfen müssen, die Opfer von Parasiten sind, die ihnen ihren Zucker stehlen.)

Aber es geht nicht nur darum, dass die Parasiten unsere Nahrung stehlen und uns dazu zwingen, für sie zu essen. Die Art und Weise, wie sie an ihre Nahrung kommen, kann uns ebenso schaden. So graben sich beispielsweise bestimmte mikroskopisch kleine Parasiten, die Kalzium lieben, in unsere Gelenke ein, um an das Kalzium zu gelangen, das an unseren Gelenken und Knochen haftet, wodurch Arthritis verursacht oder begünstigt werden kann. Andere Parasiten ernähren sich gerne von den Proteinen in den Myelinscheiden, die unsere Nerven umgeben und schützen. Wenn diese Hüllen beschädigt sind, können unsere Nerven nicht mehr richtig funktionieren, was zu verschiedenen Störungen des Nervensystems und anderen Krankheiten führen kann. Peitschenwürmer geben eine Flüssigkeit ab, die das Darmgewebe auflöst und verflüssigt, sodass die Würmer es »trinken« können. Hakenwürmer knabbern die Darmwände an, was manchmal dazu führt, dass das Gewebe blutet oder abstirbt.

Neun von zehn Menschen beherbergen, ohne es zu wissen, Parasiten, die an unserer Energie zehren, unser Immunsystem schwächen und uns für Krankheiten anfällig machen.

Obwohl sie alle dort ihren Ausgangspunkt haben, bleiben nur ungefähr 30 Prozent der Parasiten auf Dauer im Magen-Darm-Trakt. Der Rest »vagabundiert« überall im Körper herum und besiedelt die Leber, das Blut, die Gelenke, das Gehirn und die Lungen. Wo immer sich Parasiten befinden, sondern sie schädliche Toxine ab. Dabei handelt es sich um Sekrete, welche die Parasiten schützen, um Abfallprodukte ihres Stoffwechsels oder um Gleitmittel. Für uns sind diese Stoffe jedoch giftig. In einigen Fällen tritt die Wirkung schnell ein und trifft uns hart, beispielsweise bei Nahrungsmittelvergiftungen oder Amöbenruhr. Andere Parasiten verursachen geringfügige, aber chronische Vergiftungen, mit denen unser Immunsystem ständig beschäftigt ist, wobei große Mengen Energie verschwendet werden – Energie, die wir besser nutzen würden, um ein kreatives, gesundes Leben zu führen und das Immunsystem bei seinem Kampf gegen Krankheiten zu unterstützen.

Fast jeder von uns hat Parasiten, weil sie so leicht übertragen werden. Sie können in unseren Körper gelangen, wenn wir

Nahrungsmittel teilen oder dasselbe Besteck benutzen, wenn wir mit jemandem Geschlechtsverkehr haben oder einen anderen Menschen auch nur auf die Wange küssen, wenn wir verseuchtes Wasser trinken oder verdorbene Speisen essen, uns die Hand geben, Haustiere anfassen oder uns von ihnen ablecken lassen – und sogar wenn wir getrocknete Parasiten einatmen, die sich im Staub oder in der Luft befinden.

Und wenn wir sie erst einmal haben, sind sie schwer wieder loszuwerden. Zunächst einmal wissen wir gewöhnlich gar nicht, dass wir mit Parasiten infiziert sind – es gibt einige, die sich jahrelang ruhig verhalten, bevor sie Ärger machen. Wenn sie dann beginnen, uns Schaden zuzufügen, ist uns oft nicht klar, dass unsere Beschwerden von unerwünschten Besuchern verursacht werden. Nur in wenigen Fällen kommt es zu offensichtlichen Symptomen, die uns klarmachen: »Hier bin ich. Ich bin ein Parasit in deinen Därmen.« Stattdessen sorgen unsere Gäste dafür, dass wir unspezifische Symptome entwickeln: Energiemangel, Blähungen, einen Reizdarm, Verstopfung, Durchfall, Schmerzen, Juckreiz, sexuelle Probleme, Herzklopfen, Appetitmangel, Sehstörungen, Taubheitsgefühle oder Kribbeln in Armen und Beinen, Müdigkeit, Allergien, Nieren- und Herzbeschwerden, Gewichtsprobleme, Menstruationsbeschwerden, Impotenz und andere sexuelle Probleme bei Männern, Pilzinfektionen, ein brennendes Gefühl im Magen oder in den Muskeln, verlangsamte Reflexe, ständigen Appetit, Schmerzen im oder um den Nabel, Sodbrennen, Kopfschmerzen, Gedächtnisstörungen und Vergesslichkeit, verlangsamtes Denken und andere weit verbreitete Probleme. Millionen Menschen suchen wegen solcher Störungen ihren Arzt auf und nehmen schließlich Medikamente, die nicht an die Ursache – die Parasiten – herankommen, sondern neue Probleme schaffen.

Zu den heute weit verbreiteten Parasiten gehören *Giardia lamblia, Entamoeba coli, Endolimax nana, Blastocystis hominis* und *Entamoeba histolytika*. Je mehr Menschen aus ärmeren Ländern, wo Parasiten noch verbreiteter sind, sich bei uns niederlassen, desto häufiger bekommen wir auch mit ihren »Gästen« zu tun. Übertragen durch Haustiere, durch Kinder in der Schule, durch Arbeiter in der Nahrungsmittelindustrie und durch Haushaltsangestellte verbreiten sich die Parasiten schnell und siedeln sich auch dort an, wo man sie am wenigsten erwartet. In einem Fall stellte sich heraus, dass drei orthodoxe Juden, die aus religiösen Gründen kein Schweinefleisch essen, mit Schweinebandwürmern infiziert waren. Nach langem Suchen entdeckte man schließlich, dass alle drei sich bei einer Haushälterin angesteckt hatten, die aus Zentralamerika stammte, wo viele Menschen unter diesen Parasiten leiden.

Giardia lamblia wird zunehmend zu einem Problem für Amerikaner und Europäer, zum Teil, weil sie mehr in Gegenden reisen, wo man sich leicht infizieren kann. Die Parasiten können Fieber, Schüttelfrost, Durchfall, Blähungen und Muskelschmerzen verursachen. Sie können auch den Appetit und die Nährstoffaufnahme stören, wodurch die Opfer noch weiter geschwächt werden. Ein winziger Organismus, den man als *Cryptosporidium* bezeichnet, gelangte 1993 in die Wasserversorgung von Milwaukee, Wisconsin, wo er dafür sorgte, dass hunderttausende von Menschen unter Durchfall und anderen Verdauungsstörungen litten. Noch bedrohlicher ist die Tatsache, dass Cryptosporidien sehr gefährlich für Menschen sein können, deren Immunsystem schon durch Toxine, schlechte Ernährung, Chemotherapie oder andere Faktoren geschädigt ist. Giardia lamblia und Cryptosporidium, die beiden in den USA am weitesten verbreiteten im Wasser lebenden

Parasiten, werden durch das Chlorieren von Wasser nicht zerstört.

Die Diagnose von Parasitenbefall ist für Ärzte sehr schwierig, weil auch die besten Labortests nur etwa fünfzig der rund tausend bekannten Arten identifizieren können. Das bedeutet, dass die Parasiten in den meisten Fällen gute Aussichten haben, unerkannt zu bleiben. (Ich weiß von einer Frau, die selbst die Würmer in ihrem Stuhl gesehen hat, vom Arzt jedoch die Auskunft bekam, in den Labortests habe man keine Parasiten nachweisen können.)

Und sogar wenn wir nachweislich von Parasiten befallen sind, gibt es nicht viel, was die Ärzte dagegen tun können. Die üblichen Medikamente sind nicht sehr effektiv, und sie haben oft unangenehme Nebenwirkungen. Zwar töten sie einige Parasiten, aber oft wandern die Eindringlinge einfach in einen anderen Teil des Körpers. Angesichts der Tatsache, dass Parasiten so schwer zu finden und zu beseitigen sind, ist es kein Wunder, dass sie über Jahre und sogar Jahrzehnte im Körper bleiben können.

Glücklicherweise ist das elementare Fasten ein schnelles und effektives Gegenmittel, wobei die meisten Parasiten innerhalb der acht Tage dauernden Fastenzeit aus dem Körper ausgeschieden werden. Dennoch ist es erforderlich, das Reinigungsprogramm für den gesamten Körper volle 90 Tage fortzusetzen, um zu gewährleisten, dass alle Parasiten einschließlich der Eier und Larven beseitigt sind und der Körper so gesund ist, dass sich keine Parasiten mehr ansiedeln können. Wenn man an Krebs oder anderen schwerwiegenden Krankheiten leidet, kann es auch erforderlich sein, über längere Zeit höhere Dosierungen von Antiparasitenmitteln einzunehmen.

Wie das elementare Fasten wirkt

Wenn die Darmwände sauber und frei von Parasiten sind, kann der Dickdarm optimal funktionieren, und das ist eine wesentliche Voraussetzung für eine optimale Gesundheit – ganz besonders für eine gesunde Prostata. (Der Dickdarm grenzt direkt an die Prostata und berührt ein Drittel ihrer Oberfläche. Dadurch ist es für Toxine und Parasiten sehr einfach, vom Darm in die Prostata zu gelangen.) Ihr Dickdarm ist gesund, wenn Sie zwei- oder dreimal täglich einen Stuhl absetzen, der weich, aber gut geformt ist, einen Durchmesser von etwa fünf Zentimetern hat und ungefähr 45 Zentimeter lang ist. Können Sie da mithalten? Wenn nicht, ist es vielleicht Zeit zum Handeln! Glücklicherweise ist es ziemlich einfach, sogar einen extrem verstopften und mit Parasiten infizierten Dickdarm zu reinigen und sich auf den Weg zu optimaler Gesundheit zu machen.

Mit dem elementaren Fasten können Sie innerhalb von acht Tagen schon die meisten Parasiten aus Ihrem Körper beseitigen, und gewöhnlich sind Sie nach 90 Tagen völlig frei von Parasiten einschließlich der Larven.

Gute Darmgesundheit beginnt mit dem elementaren Fasten, das eine Kombination aus dem Master-Cleanser-Fasten, dem Dr.-Irons-Fasten und einer Antiparasitenkur ist.

Das Master-Cleanser-Fasten wurde von Stanley Burroughs entwickelt und wird international seit 1940 eingesetzt. Es basiert auf der Überlegung, dass toxische Nahrungsmittel für die meisten Krankheiten verantwortlich sind. Burroughs hebt hervor: »Krankheit, Alter und Tod sind die Folgen von Giftansammlungen und Stauungen im gesamten Körper ... Überall werden Knoten und Tumore gebildet, die als Speicher für unnütze Abfallprodukte dienen, besonders in den Lymphdrüsen. Diese Ansammlungen schädigen den Organismus in unterschiedlichem Ausmaß, indem sie Degeneration und Verfall verursachen. Leber, Milz, Dickdarm, Magen, Herz und andere Organe, Drüsen und Zellen übernehmen jeweils einen Teil der Last und können dadurch nicht mehr optimal funktionieren.«[*]

Auch als »Limonadendiät« bezeichnet, wird das Master-Cleanser-Fasten seit mehr als fünfzig Jahren eingesetzt, um den Dickdarm und das gesamte Verdauungssystem auf einfache und elegante Weise zu reinigen und zu regenerieren. Es leitet Toxine aus und beseitigt die daraus resultierende Verstopfung, die sich im Dickdarm und in anderen Körperteilen aufgebaut hat. Die Kur reinigt außerdem das Blut und setzt enorme Energien im Körper frei (weil der Organismus, wie bereits erwähnt, normalerweise 35 Prozent seiner Energien für die Verdauung benötigt, die jetzt genutzt werden können, um die Toxine zu beseitigen und den Körper zu verjüngen.)

Alles in allem gewährt das Master-Cleanser-Fasten dem Verdauungssystem eine Ruhepause, in der es sich regenerieren kann, während es dem Körper hilft, die Nährstoffe besser aufzunehmen, Krankheiten abzuwehren und das Gewicht zu kontrollieren.

Das Dr.-Irons-Fasten, die klassische Fastenkur zur Dickdarmreinigung, die von Experten seit über fünfzig Jahren eingesetzt wird, besteht aus einer Kombination von Fasten, Darmspülungen und speziellen Mitteln zur Reinigung des Dickdarms. In seiner reinsten Form fordert das Dr.-Irons-Fas-

---

[*] Burroughs, Stanley: *Heilung für ein neues Zeitalter,* siehe Anhang.

ten eine siebentägige Fastenkur in Verbindung mit täglichen, stundenlangen Darmspülungen, zu deren Durchführung man eine spezielle Vorrichtung braucht. Ausgewählte Kräuter, Heilerde, Flohsamen und Säfte vervollständigen das Reinigungsprogramm.

Obwohl das Dr.-Irons-Fasten durchaus effektiv ist, ist diese Kur für die meisten Leute einfach zu mühsam, zeitaufwendig und schwierig. Viele Menschen können dabei nicht ihren gewohnten Aktivitäten nachgehen, weil sie unter Kopfschmerzen und anderen körperlichen Beschwerden leiden, sodass sie mehrere Tage im Bett bleiben müssen. Solche Nebenwirkungen sind nicht nur abschreckend, sondern auch kontraproduktiv, weil sie den Körper gerade in dem Augenblick schwächen, wo er gestärkt werden muss. Deshalb bin ich der Meinung, dass das Dr.-Irons-Fasten nur in extremen Fällen notwendig ist. (Mehr Informationen darüber finden Sie in Dr. Bernard Jensens Klassiker *Tissue Cleansing Through Bowel Management*, vgl. Literaturverzeichnis.)

Heilerde (Bentonit) ist das einzige Produkt, von dem man weiß, dass es Ablagerungen von den Darmwänden entfernt. In Ihrem Stuhl sehen sie aus wie Eierschalen auf der Außenseite des Bentonit-»Gels«. Bentonit wirkt am besten, wenn sich keine Nahrung im Dickdarm befindet. Es nimmt die Ablagerungen auf, die durch den Zitronensaft und die Fastenkur gelöst worden sind. Die Salzwasserspülung schwemmt dann das Bentonitgel mitsamt den daran gebundenen Ablagerungen aus dem Darm und reinigt gleichzeitig die Darmwände.

Ich habe festgestellt, dass zwei Präparate von Dr. Irons – Bentonit und Colontabletten oder entsprechende Produkte* –

---

* Heilerde und Flohsamen (A. d. Ü.)

in Verbindung mit der Limonade und den Salzwasserspülungen den Darm innerhalb von acht Tagen sehr gründlich reinigen, aber keine spezifische Wirkung auf die Parasiten haben. Deshalb hat die Firma BCN ein Programm zusammengestellt, bestehend aus einem Antiparasiten-Kräuterpräparat (PC-1-2-3), Colon-(Darm-)Tabletten und einer ergänzenden Kräutermischung (Whole-Body-Program), die den gesamten Körper und den Darm von Toxinen reinigt und dafür sorgt, dass sich keine Parasiten mehr in Ihrem Organismus ansiedeln. Dies ist eine sichere und sanfte Therapie, die seit mehr als zwölf Jahren in vielen Kurkliniken und Heilbädern mit hervorragenden Ergebnissen eingesetzt wird. Wenn Sie weitere Informationen wünschen oder die Produkte bestellen wollen, wenden Sie sich bitte an die im Anhang angegebenen Adressen.*

Das elementare Fasten reinigt den Dickdarm innerhalb von acht Tagen und beginnt damit, Sie von Parasiten zu befreien, während Sie uneingeschränkt Ihren üblichen Aktivitäten nachgehen können. Sogar die meisten Skeptiker waren angenehm überrascht von der Feststellung, dass man eine zwei- oder dreitätige Fastenkur problemlos auf acht Tage verlängern kann, ohne dabei Energie zu verlieren oder unter den sonst oft üblichen Kopfschmerzen zu leiden. Das heißt natürlich nicht, dass Sie Ihre gewohnten Mahlzeiten nicht vermissen werden. (Immerhin ist unser Körper darauf eingestellt, uns für die Nahrungsaufnahme mit angenehmen Empfindungen zu belohnen, und viele unserer sozialen und geschäftlichen

* Wenn Sie nicht die Originalprodukte direkt in den USA bestellen wollen, können Sie auf Alternativen zurückgreifen, die in Ihrer Apotheke bzw. im Reformhaus vorrätig sind. Weitere Hinweise finden Sie in verschiedenen im Literaturverzeichnis aufgeführten Büchern über Darmsanierung. (A. d. Ü.)

Aktivitäten sind mit gemeinsamem Essen verbunden. Deshalb ist es vielleicht am besten, wenn Sie während der Fastenzeit Freunde und Familienangehörige meiden, die Sie bei Ihren Bemühungen nicht unterstützen.)

Das achttägige elementare Fasten

Die folgenden Empfehlungen gelten für Menschen, die keine größeren Gesundheitsprobleme haben und eine generelle Parasitenausleitung durchführen wollen. Die Kur dauert 90 Tage. Wenn Ihr Organismus sehr stark mit Giften belastet ist und Sie schwere Gesundheitsprobleme haben, dann müssen Sie das Programm vielleicht für eine längere Zeit durchführen oder die Dosierung verändern. Am besten suchen Sie sich einen Therapeuten, der mit den Produkten vertraut ist und Sie in dieser Phase entsprechend beraten kann.

> *Sie werden sich während des elementaren Fastens großartig fühlen und mit Vergnügen Ihrer normalen Arbeit nachgehen, Spiel und Sport genießen und sogar problemlos auf lange Reisen gehen können.*

Das elementare Fasten ist speziell darauf ausgerichtet, Ihrem Dickdarm eine Ruhepause zu gönnen, ihn währenddessen zu reinigen, von Parasiten zu befreien, viele Gifte aus Ihrem Körper auszuleiten und Ihr Säure-Basen-Gleichgewicht allmählich zu normalisieren. Die Kur ist einfach durchzuführen, denn sie basiert auf einer Limonade, die man leicht zu Hause oder unterwegs herstellen kann.

Für die Zubereitung der Limonade sollten Sie nur in Flaschen abgefülltes Quellwasser oder gereinigtes Wasser benutzen.* (Leitungswasser ist mit Toxinen und Parasiten belastet, während destilliertes Wasser »tot« ist und außerdem viele fettlösliche Toxine enthalten kann, die mit dem Wasserdampf verdunsten.) Hier ist das Rezept:

Nehmen Sie einen Shaker oder ein großes Glas und mixen Sie
- 2 Esslöffel frischen Zitronen- oder Limonensaft (möglichst unbehandelte Früchte, auf keinen Fall in Flaschen abgefüllten Saft oder Konzentrate benutzen)
- 2 Esslöffel echten Ahornsirup (möglichst aus kontrolliertem biologischem Anbau), Grad B oder C (benutzen Sie keinen Ahornsirup Grad A oder künstlich aromatisierten Sirup, denn diese Produkte sind zu stark verarbeitet und enthalten überwiegend raffinierten Zucker und zu wenig Mineralstoffe)
- eine kleine Prise Cayennepfeffer (zur Geschmacksverbesserung)
- einen Viertelliter warmes Quellwasser oder gereinigtes Wasser (es sollte mindestens Raumtemperatur haben oder etwas wärmer sein)

Mischen Sie alle Zutaten gründlich und trinken Sie die Limonade.

Sie können sich auch Ihre Tagesration in Flaschen vorbereiten. Nehmen Sie dazu beispielsweise fünf leere Mineralwasserflaschen à 0,7 Liter und geben in jede

---

* Reinigen Sie Leitungswasser durch Umkehrosmose oder einen gleichwertigen Prozess, nicht nur mit einem billigen Haushaltsfilter, siehe auch Kapitel 6 und Anhang.

- den Saft von 1½ Zitronen oder 2–3 Limonen
- ca. 50 Gramm Ahornsirup
- eine Prise Cayennepfeffer
- Quellwasser oder gereinigtes Wasser, bis die Flasche voll ist.

Schütteln Sie die Flaschen, um den Inhalt gründlich zu mischen, und trinken Sie die Limonade im Verlauf des Tages.

Ich mische mir meine Tagesration gerne am Morgen und nehme sie dann überallhin mit, damit ich jederzeit meinen Saft trinken kann, wenn ich Hunger bekomme – sei es bei einem Geschäftsessen, im Flugzeug oder wo auch immer. Wenn mich jemand fragt, erkläre ich immer, das Getränk sei ein Energieverstärker.

Einkaufsliste für das elementare Fasten

7–8 Zitronen (oder 10 bis 15 Limonen) pro Tag
etwa 250 Gramm Ahornsirup pro Tag
eine Flasche Cayennepfeffer
5 bis 10 leere Mineralwasserflaschen
ein weißes Plastiksieb
ein Dutzend Holzstäbchen
eine elektrische Zitruspresse (empfohlen)
2 Flaschen PC-1-2-3-Antiparasitenkur*
3 Sets Whole-Body-Program**
eine Packung Heilerde (Bentonit)
etwa 250 Gramm Flohsamen
1 Satz Messlöffel (Plastik)

* oder gleichwertiges Produkt zur Bekämpfung von Darmparasiten
** oder ähnliche Kräutermischung zur Ausleitung von Toxinen und zur Verbesserung der Organfunktionen

eine Packung nicht jodiertes Salz
3 bis 4 Liter Quellwasser pro Tag
Kräutertees – besonders Minze (optional)
Hautbürste (optional)
Zungenschaber (optional)

Am ersten Fastentag trinken Sie mindestens 3½ Liter Limonade. Sie enthält alle Vitamine und Mineralstoffe, die Sie brauchen. Essen Sie nichts und nehmen Sie keine Nahrungsergänzungen außer 10 Tropfen PC-1-2-3 dreimal täglich und einer Colontablette* am Morgen und abends kurz vor dem Zubettgehen. (Sie müssen mit der Fastenkur nicht gleich am Morgen des ersten Tages beginnen, sondern können auch später am Tag damit anfangen, sogar wenn Sie schon etwas gegessen haben. Nachdem Sie jedoch mit dem Fasten begonnen haben, sollten Sie keine Nahrung mehr zu sich nehmen.) Zweckmäßig ist es auch, Stanley Burroughs Buch *Heilung für ein neues Zeitalter* zu lesen (vgl. Anhang). Diabetiker sollten die darin enthaltenen Hinweise beachten.

Am zweiten bis achten Fastentag trinken Sie weiterhin mindestens 3½ Liter Limonade pro Tag. Außerdem:
• Trinken Sie gleich morgens nach dem Aufstehen eine Salzwasserlösung. Geben Sie dazu 2 gestrichene Teelöffel nicht jodiertes Meersalz auf 1 Liter lauwarmes Wasser. Schütteln Sie die Mischung gut und trinken Sie die gesamte Menge. Verwenden Sie unbedingt nicht jodiertes Meersalz, denn normales oder jodiertes Salz wirkt weniger gut.
  Diese orale Spülung reinigt Ihren gesamten Verdauungs-

---

* oder gleichwertige Produkte zur Darmreinigung und -sanierung

trakt einschließlich des Dickdarms innerhalb einer Stunde von oben bis unten und führt dazu, dass Sie mehrmals Stuhlgang haben, bei dem Sie die Ablagerungen von den Darmwänden und die Parasiten ausscheiden, die sich dort angesiedelt haben.

- Nehmen Sie die ersten zehn PC-1-2-3-Tropfen, nachdem Sie das Salzwasser getrunken haben, dann am frühen Nachmittag und abends noch einmal jeweils zehn Tropfen.

- Wenn Sie Hunger bekommen, trinken Sie Ihr erstes Glas Limonade.

- Geben Sie viermal täglich (fünfmal wenn Sie mehr als 70 Kilo wiegen) im Abstand von jeweils drei Stunden einen Esslöffel Heilerde und einen gehäuften Teelöffel Flohsamen in ein Glas Ihrer Fastenlimonade (ca. 0,2 Liter). Es ist gleichgültig, wann Sie damit anfangen, sofern Sie rechtzeitig beginnen, um im Laufe des Tages die geforderte Menge zu sich zu nehmen. Diese beiden Substanzen werden Ihren Darm reinigen. Die meisten Experten für Darmspülungen halten Bentonit für die einzige bewährte Methode, um Ablagerungen von den Darmwänden zu lösen. Schütteln Sie die Mischung gründlich und trinken Sie sie anschließend sofort, bevor sie geliert. (Heilerde und Flohsamen können Sie in jedem Reformhaus kaufen.)

  Die tägliche Salzwasserspülung ist sehr einfach und außerordentlich wirksam. Sie sorgt dafür, dass Sie sich weiterhin wohl fühlen, indem sie Ihrem Körper hilft, die Toxine auszuscheiden, sobald sie aus dem Gewebe gelöst sind.

- Nehmen Sie weiterhin eine Colontablette morgens und eine abends kurz vor dem Zubettgehen und steigern Sie die Dosis auf drei Tabletten täglich, falls nötig. (Sie sollten zweimal täglich einen gesunden Stuhlgang haben und können das Colonprogramm entsprechend steigern oder verringern.) Tagsüber ist es empfehlenswert, zusätzlich Kräutertee, besonders Minze, zu trinken.

Sie können dieses Programm bis zu 40 Tage lang durchführen, aber für die meisten Leute reichen acht Tage vollkommen aus.

Nach dem achten Tag ist die Fastenkur zwar beendet, aber die Antiparasitenkur wird fortgesetzt. Nehmen Sie etwa 60 Tage lang weiterhin dreimal täglich 10 Tropfen PC-1-2-3 und setzen Sie das Colonprogramm je nach Bedarf fort, mit einer Dosis, die dafür sorgt, dass Sie regelmäßig zwei- bis dreimal am Tag Stuhlgang haben.

Am neunten Tag beginnen Sie zusätzlich mit dem Whole-Body-Program und nehmen zweimal täglich 3 Tabletten (eine halbe Stunde vor dem Frühstück und dem Abendessen). Steigern Sie die Dosis auf 5 Tabletten zweimal täglich und setzen Sie die Einnahme etwa 90 Tage lang fort, um die Toxine auszuleiten und Ihren Organismus wieder ins Gleichgewicht zu bringen.

Die achttägige Fastenkur mit anschließendem Whole-Body-Program kann zwei- bis dreimal pro Jahr wiederholt werden.

Parasitenausleitung mit Kräuterauszügen

Das hier empfohlene Mittel PC-1-2-3 ist im Verein mit dem Whole-Body-Program wahrscheinlich die gründlichste auf Kräutern basierende Reinigungs- und Antiparasitenkur. Es handelt sich um bewährte Rezepturen, die schon seit langer

Zeit im klinischen Alltag eingesetzt werden, um den Körper
von Toxinen und Parasiten zu befreien und seine Widerstands-
fähigkeit gegen parasitäre Eindringlinge zu erhöhen. Diese rei-
nigenden Kräuter haben noch weitere positive gesundheitliche
Effekte. Alleine oder in Kombination werden sie eingesetzt zur
Behandlung von Verdauungsstörungen, Arthritis, Allergien,
Asthma, Bursitis, hohen Cholesterinwerten und hohem Blutdruck, Diabetes, Magengeschwüren, Krebs, bakteriellen Infektionen, Pilzinfektionen, Kreislaufproblemen, Verstopfung,
Leber-, Milz-, Nieren- und Gallenblasenproblemen und vielen
anderen Beschwerden. Sie werden auch verwendet, um die
Drüsen anzuregen, das Immunsystem zu stärken, das Blut zu
reinigen, »Frauenprobleme« zu behandeln und vieles mehr.

Eine komplette Aufstellung der Inhaltsstoffe und ihrer therapeutischen Wirkungen erhalten Sie auf Anfrage unter den
im Anhang angegebenen Telefonnummern (Stichwort »Antiparasitenprodukte«).

Was Sie während des elementaren Fastens erwarten sollten

Manche Leute machen sich Sorgen, dass sie während einer
Fastenkur verhungern könnten und kaum fähig sein würden,
sich durch den Tag zu schleppen. Das mag für einige andere
Fastenkuren zutreffen, aber nicht für diese. Sie werden sich
großartig fühlen und sehr viel mehr Energie als üblich haben.
Es könnte jedoch sein, dass Sie sich während der ersten drei
Tage des elementaren Fastens nicht so wohl fühlen, weil die
Toxine und Parasiten in Ihrem Inneren aus dem Gewebe he-

rausgelöst und weggespült werden. Es ist sehr unwahrscheinlich – und ich habe es bei all meinen Erfahrungen mit Fastenkuren noch nie erlebt –, aber es ist immerhin möglich, dass Sie
zeitweise unter Schwäche, Benommenheit, Erbrechen und zu-
nehmenden Gelenkschmerzen leiden.

Falls Sie sich tatsächlich unwohl oder krank fühlen, denken
Sie daran, dass die Toxine daran schuld sind und nicht die Limonade und dass diese Unannehmlichkeiten nur kurze Zeit
dauern. Freuen Sie sich einfach darüber, dass die Toxine und
Parasiten nun aus Ihrem Körper beseitigt werden. Wenn sie
stark genug sind, eine Heilungskrise hervorzurufen, was
würde erst geschehen, wenn sie in Ihrem Körper blieben?
Wenn Sie ein paar Probleme beim Fasten haben, nehmen Sie
es leicht. Ruhen Sie sich bei Bedarf etwas mehr aus als sonst.
Sorgen Sie für körperliche Bewegung, vorzugsweise an der frischen Luft, und lassen Sie sich möglichst jeden Tag massieren.
Denken Sie daran, dass sich die Mühe am Ende auszahlen
wird. Insgesamt können Sie damit rechnen, dass Sie mehr
Energie spüren und sich gesünder fühlen, wenn die Toxine und
Parasiten im Laufe des Fastens ausgeschieden werden. Viele
Leute, die eigentlich nur zwei oder drei Tagen fasten wollten,
haben sich dabei so gut gefühlt, dass sie am Ende die vollen
acht Tage oder sogar länger dabeigeblieben sind.

Sie sollten während der Fastenzeit zwei- oder dreimal täglich Stuhlgang haben, wobei die Hauptmenge innerhalb einer
Stunde nach der Salzwasserspülung ausgeschieden wird. *Machen Sie während dieser Zeit keine zusätzlichen Darmspülungen oder Einläufe, weil die Salzwasserspülung alles viel gründ-
licher und sanfter erledigt.* (Ich fand es jedoch zweckmäßig,
während des Fastens mindestens eine Darmspülung von einem
darauf spezialisierten Therapeuten durchführen zu lassen, um

zu kontrollieren, ob die Salzwasserspülungen den Dickdarm tatsächlich vollständig gereinigt hatten.)

Ab dem zweiten Fastentag sollten Sie ein weißes Plastiksieb in die Toilette hängen, bevor Sie Ihren Stuhlgang haben, damit Sie die Ausscheidungen prüfen können. Wenn Sie mit einem Holzstäbchen durch Ihre Ausscheidungen rühren, finden Sie:

- Gel – das ist die Heilerde. Sie sieht ganz ähnlich aus wie ein gesunder Stuhl mit einem Durchmesser von 2,5 bis 5 Zentimetern.
- Lebende oder tote Parasiten – von Würmern, die 60 bis 90 Zentimeter lang sein können, bis hin zu winzigen Würmern, die man kaum mit bloßem Auge sehen kann. (Es befinden sich auch noch kleinere Parasiten in Ihrem Stuhl, die man nur unter dem Mikroskop erkennen kann.)
- Weißliche oder beigefarbene Substanzen, die wie ein Stück Eierschale aussehen. Das sind die Ablagerungen von Ihren Darmwänden.
- Seilähnliche Stücke von vielleicht 2,5 Zentimetern Dicke und 30 bis 60 Zentimetern Länge. Sie sehen buchstäblich so aus wie ein gedrehtes Seil und bestehen aus alten, nicht rechtzeitig ausgeschiedenen, verfaulten Abfallstoffen, die an den Darmwänden festgeklebt waren.
- Schwarzes Zeug in allen Formen und Größen. Einiges davon ist in die seilähnlichen Stücke eingebettet, anderes befindet sich sonst wo im Stuhl. Das sind alte Reste von Darminhalt. Je dunkler sie sind, desto älter sind sie.
- Weiße, ovale Kügelchen, die sich in dem Gel und den seilähnlichen Stücken befinden. Sie bestehen aus überschüssigem Schleim oder toten Parasiten.

Die Beendigung des elementaren Fastens

Es ist sehr wichtig, dass Sie die Limonadendiät sanft beenden. Dieser sanfte Übergang zur erneuten Nahrungsaufnahme gilt als genauso wichtig wie das Fasten selbst. Statt sofort wieder Ihre früher üblichen Mahlzeiten einzunehmen, müssen Sie nach dieser Zeit, in der Sie nur Limonade und Kräutertee zu sich genommen haben, Ihr Verdauungssystem erst wieder langsam an feste Nahrung gewöhnen.

Am neunten Tag des Programms, also dem ersten Tag nach dem elementaren Fasten, nehmen Sie weiterhin die PC-1-2-3-Tropfen und trinken im Laufe des Vormittags oder auch den ganzen Tag lang frisch gepressten Orangensaft in kleinen Schlucken. Als Mittagsmahlzeit empfehle ich Ihnen eine selbst gekochte Gemüsesuppe, braunen Reis und vielleicht einen Salat – pur oder nur mit sehr wenig Salatsauce. Als leichte Mahlzeit am frühen Abend könnten Sie frisches, in Dampf gegartes Gemüse mit ein wenig Fisch oder Hühnchen essen. Nehmen Sie weiterhin die Colontabletten und zusätzlich drei Whole-Body-Tabletten eine halbe Stunde vor dem Frühstück und dem Abendessen.

Am zehnten Tag des Programms beginnen Sie nach Ihren neuen Ernährungsregeln zu essen (beschrieben in Kapitel 6), und gewöhnen Ihren Körper langsam und vorsichtig an eine gesunde Ernährung. Kauen Sie Ihre Nahrung gründlich, denn das ist der erste Schritt des Verdauungsprozesses und wichtig für die Gesundheit Ihres Dickdarms. Achten Sie sorgfältig auf die Zusammenstellung der Speisen, die ebenfalls wesentlich für eine vollständige Verdauung und einen gesunden Dickdarm ist. Setzen Sie die Antiparasitenkur noch etwa 60 Tage und das Whole-Body-Program noch etwa 90 Tage fort, um eine vollständige Ausscheidung sicherzustellen. Steigern Sie die Dosis der Whole-Body-Tabletten im Laufe von drei oder vier Tagen auf fünf Stück zweimal täglich.

Wiederholen Sie die Reinigungskur und das Whole-Body-Program zweimal jährlich, um sicher zu sein, dass Sie frei von Parasiten bleiben, oder nehmen Sie auf Dauer eine Erhaltungsdosis von zweimal 10 Tropfen PC-1-2-3. Das ist auch eine gute Dosis, die Sie auf Reisen mitnehmen können, um sich vor einer Infektion zu schützen.

Andere Ansätze zur Reinigung

Spezialisierte Kliniken und Sanatorien führen auf stationärer Basis sehr erfolgreiche Reinigungsprogramme durch, die Sie vielleicht auch in Betracht ziehen könnten. Manche dieser Kuren arbeiten auch mit Ozon, mit dem das Wasser für die Darmspülungen angereichert wird, um die Entfernung von Abfällen, Parasiten und Pilzen durch eine hohe Sauerstoffsättigung der Gewebe im Dickdarm und im ganzen Körper zu erleichtern. Nach meiner Erfahrung ist eine solche Kur, zu der auch die Arbeit an den Emotionen gehört, die wirkungsvollste Reinigung, die zur Zeit angeboten wird. Informieren Sie sich bei Ihrem Arzt, Heilpraktiker oder Therapeuten oder bei den im Anhang angegebenen Adressen über eine für Sie geeignete Fasten- und Reinigungskur.

Wenn Sie nicht fasten wollen oder können, dann sollten Sie

es mit anderen Methoden versuchen, die meines Erachtens jedoch langsamer und weniger effektiv wirken als das Fasten, aber genauso viele (oder mehr) Unannehmlichkeiten bereiten. Gleichwohl können sie nützlich sein (siehe Hinweise im Anhang). Man kann auch homöopathische Mittel verwenden, um den Dickdarm und den Körper zu reinigen. Sie sind effektiv, reinigen jedoch nicht die Wände des Dickdarms und beseitigen nicht die Parasiten, die wir alle haben. Deshalb empfehle ich Ihnen ausdrücklich, meine Fastenkur wenigstens einen Tag lang auszuprobieren und selbst festzustellen, wie einfach und wirksam sie ist.

Sie haben nun die ersten, grundlegenden Schritte getan, um den Dickdarm zu säubern, Parasiten auszuscheiden, das Säure-Basen-Gleichgewicht wiederherzustellen und alle materiellen und emotionalen Toxine zu beseitigen. Alle neun Bereiche, um die es geht – die Därme, das Lymphsystem, Parasiten, Toxine, Übersäuerung, Emotionen, Zahnprobleme, Energie/Aura/Chakras und die Organe (einschließlich der Prostata) – werden nun gereinigt. Sie sind dabei, Ihr Immunsystem zu stärken, indem Sie ihm eine Menge nutzloser Arbeit abnehmen, die es vorher leisten musste. Im Folgenden wollen wir den Körper und das Immunsystem weiter stärken, indem wir uns mit den Grundsätzen der gesunden Ernährung beschäftigen.

Kapitel 6

Ernährung: ein wichtiger Faktor für die Gesundheit der Prostata

Wie jeder andere Teil des Körpers muss auch die Prostata ständig mit Vitaminen, Mineralstoffen, Aminosäuren, Kohlenhydraten und essenziellen Fettsäuren sowie mit Enzymen, Pflanzenwirkstoffen und anderen Substanzen aus unserer Nahrung versorgt werden. Jeder Mangel an diesen lebenswichtigen Stoffen könnte zu einer Katastrophe führen, besonders weil die Prostata den Toxinen aus dem angrenzenden Dickdarm ausgesetzt ist. Genauso wichtig ist es, die gefährlichen »negativen« Nährstoffe zu vermeiden, wie beispielsweise überschüssige Milchfette, die schnell die winzigen Blutgefäße in der Prostata verstopfen, sodass sie nicht mehr ausreichend mit Nährstoffen und Blut versorgt werden kann.

Es gibt hunderte von Büchern über Ernährung, die oft pauschal bestimmte Ernährungsregeln oder Diäten empfehlen. Das ist ein Fehler, weil jeder Mensch andere Bedürfnisse hat. Ich glaube nicht, dass wir in dieser Hinsicht komplexe Theorien und Systeme beherrschen müssen. Vielmehr müssen wir lernen, welche Nahrungsmittel uns gut bekommen (uns Kraft verleihen), und diese zu einer Diät zusammenstellen, die auf fünf einfachen Prinzipien der gesunden Ernährung basiert:

- Geben Sie Ihrem Körper ständig große Mengen aller Nährstoffe, die er braucht, um sich selbst rein und gesund und die Prostata stark zu erhalten.
- Ernähren Sie sich vorwiegend von frischem rohem Obst und Gemüse.
- Nutzen Sie die Grundsätze der Kombination von Nahrungsmitteln, um dafür zu sorgen, dass die Nährstoffe richtig verdaut werden, damit das Säure-Basen-Gleichgewicht und die Reinheit des Körpers gewahrt werden.
- Trinken Sie täglich mindestens acht Gläser reines Wasser – aber trinken Sie kein Wasser zu den Mahlzeiten. Bis zu 30 Minuten vor oder nach einer Mahlzeit sollten Sie nichts trinken, weil Flüssigkeiten die Verdauungsenzyme verdünnen und dadurch das Verdauungssystem strapazieren.
- Hören Sie genau auf Ihren Körper. Achten Sie darauf, wie Sie sich körperlich, geistig und emotional fühlen, um festzustellen, welche Nahrungsmittel Ihnen gut oder schlecht bekommen. Denken Sie auch daran, dass jeder eine andere Nahrung für sein Gleichgewicht braucht. Passen Sie die generellen Richtlinien der Ernährung an Ihre eigenen körperlichen Bedürfnisse an.

> *Denken Sie daran, dass jeder eine andere Nahrung für sein Gleichgewicht braucht.*

Letztlich muss jeder von uns einen individuellen Ernährungsplan entwickeln und den Veränderungen anpassen, die sich ergeben, wenn wir wachsen, und mehr über unseren Körper lernen. Diese generellen Richtlinien sind Vorschläge, die Ihnen helfen, Ihre eigenen Regeln zu finden. Das sollten Sie nicht vergessen, wenn wir uns jetzt etwas genauer mit jedem der fünf Punkte beschäftigen.

Die Bausteine der Gesundheit – und einer gesunden Prostata

Der Körper braucht reichlich Vitamine, Mineralstoffe und alle anderen Nährstoffe einschließlich der so genannten Phytochemikalien, einer Klasse von Substanzen, die wir erst seit kurzer Zeit kennen. Dabei handelt es sich weder um Vitamine noch um Mineralstoffe, und wir wissen noch nichts über den Nährwert und die benötigte Tagesdosis dieser Substanzen. Bekannt ist jedoch, dass das *Adenosin*, das sich in Knoblauch, Zwiebeln und schwarzen Pilzen (Black Fungus) befindet, dazu beiträgt, uns vor Herzkrankheiten und Krebs zu schützen; das *Capsaicin* aus scharfen Chilis kann Atemprobleme lindern helfen; einige *Bioflavonoide*, die man in Obst und Gemüse findet, helfen Krebs zu verhüten, und das *Genistein* im Soja wirkt gegen Tumoren, indem es die Blutversorgung stört, die sie zum Überleben brauchen.

Idealerweise würden wir alle diese Nährstoffe und phytochemischen Substanzen aus der Nahrung bekommen. Doch leider haben viele Menschen ein Nährstoffdefizit, weil unsere Landwirtschaft darauf ausgerichtet ist, gut aussehende Produkte zu liefern, die auf dem Weg zum Verbraucher nicht verderben, aber weit davon entfernt sind, nährstoffreich und gesund zu sein. Außerdem erhöht sich unser Nährstoffbedarf, wenn wir krank sind, uns mit Parasiten infiziert haben oder Toxinen ausgesetzt sind. Deshalb brauchen wir Nahrungsergänzungen, aber nicht alle sind gleich gut.

Die üblichen Vitamin- und Mineralpillen, die manche von uns schlucken, wirken vielleicht gar nicht so positiv: Sie können für die Leber, welche diese Substanzen verarbeitet, zusätzlichen Stress bedeuten. Bevor wir sie einnehmen, sollten wir uns fragen: »Wiegt der Nutzen dieser Präparate die zusätzliche Belastung auf, die ich meinem Organismus zufüge, wenn er diese Stoffe verdauen und verarbeiten muss?« In vielen Fällen lautet die Antwort Nein. Nutzen Sie die Ergebnisse von BTA-Tests und kinesiologischen Muskeltests, um eine Antwort auf diese lebenswichtige Frage zu finden. Flüssige und homöopathische Nahrungsergänzungen werden von unserem Körper wesentlich leichter und besser aufgenommen – erkundigen Sie sich in Ihrer Apotheke oder Ihrem Reformhaus nach solchen Präparaten.

Außerdem ist es wichtig, Nahrungsergänzungen zu nehmen, die speziell auf die Prostata wirken. Dazu gehören:

- *Brennnesseln.* Brennnesseln sind ein vielseitiges Heilkraut. Sie enthalten Vitamin C, Eisen und andere Substanzen, welche die Prostata stärken. Man verwendet sie auch zur Behandlung von Gicht, Arthritis, hohem Blutzucker, starken Blutungen und anderen Beschwerden.
- *Grüner Tee:* Wenn Asiaten in die USA auswandern und nicht mehr die gewohnten großen Mengen von grünem Tee trinken, wächst ihr Risiko, an Prostatakrebs zu erkranken, um das Zwanzigfache. Die *Catechine* im grünen Tee sind wahrscheinlich eine »Medizin« für die Prostata, auch wenn nicht genau bekannt ist, worauf ihre prophylaktische oder therapeutische Wirkung beruht.
- *Kelp:* Diese Algenart ist reich an Jod und enthält Mineralstoffe, die bei der Verhütung und Behandlung von Prostatakrebs helfen. Kelp (Blasentang) wird geschätzt, weil er bei Schilddrüsenunterfunktion anregend wirkt und zugleich den Körper »remineralisiert« und revitalisiert.

- *Pygeum:* Dieser Stoff aus einer afrikanischen immergrünen Pflanze wird seit vielen Jahren benutzt, um Krankheiten der Prostata und des Harntraktes zu behandeln. In Doppelblindstudien hat Pygeum nachweislich zur Verkleinerung der Prostata geführt.

- *Sägepalme:* Unter ihrem wissenschaftlichen Namen *Serena repens* ist sie bekannt als ein Heilkraut, das eine vergrößerte Prostata wieder schrumpfen lässt und den PSA-Wert senkt. Wissenschaftliche Untersuchungen haben zu dem Ergebnis geführt, dass dieses Kraut wesentlich effektiver ist als das in den USA häufig zur Behandlung von BPH eingesetzte Medikament *Proscar*, wobei das pflanzliche Mittel gleichzeitig wesentlich billiger und ohne Nebenwirkungen ist. Extrakte aus den Beeren dieser überwiegend in Florida wachsenden Palmenart wurden traditionell verwendet, um Prostatabeschwerden zu lindern und die Libido zu stärken. Die Wirkung beruht vor allem darauf, dass die Umwandlung von Testosteron in seine unerwünschte Form Dehyeroltestosteron, DHT, verhindert wird. DHT kann die Prostata anschwellen lassen, was oft zu Harnwegsbeschwerden, sexuellen und anderen Problemen führt.

- *Zink:* Ein geringfügiger Zinkmangel ist bei älteren Männern weit verbreitet. Da Zink ein Hauptbestandteil des Samens und als Mineral in der Prostata am stärksten vertreten ist, kann es vor allem für Vegetarier wichtig sein, Zinkpräparate als Nahrungsergänzung einzunehmen.

Es gibt eine Vielzahl von Prostatamitteln auf dem Markt, die alle einen oder mehrere dieser Bestandteile enthalten. Sie können damit experimentieren und/oder sich beraten lassen, welches Mittel für Sie am besten ist.

Wie kann man nun feststellen, ob Heilkräuter wirken? Auskunft gibt die regelmäßige Kontrolle von BTA- und PSA-Werten, und Sie können natürlich auch Ihren Arzt um eine rektale Untersuchung bitten, um festzustellen, ob Ihre Prostata sich verkleinert und die Gewebestruktur sich verbessert. Da die Kräutermittel dafür bekannt sind, dass sie ausgleichend auf die männlichen Hormone wirken, sind wachsendes sexuelles Verlangen und die Verbesserung der Erektionsfähigkeit ebenfalls Hinweise auf die Wirkung.

Die Beeinflussung des hormonellen Gleichgewichts mit Naturheilmitteln (ohne herkömmliche Medikamente) ist ein Gebiet, das sich zur Zeit rasch entwickelt. Wir lernen, dass ein hormonelles Gleichgewicht für die Gesundheit unverzichtbar ist, wobei der Gesamttestosteronspiegel bei einem Mittelwert von 500 bis 600 pg/ml (Picogramm pro Milliliter) liegen sollte mit etwa einem Prozent freiem Testosteron. Wie beim Cholesterin gibt es auch beim Testosteron »gute« und »schlechte« Formen. Freies Testosteron, das »gute« Testosteron, stärkt die Prostata, während ein Anstieg von *Dyhyerol*, dem »schlechten« Testosteron, offenbar eine Gefahr für die Prostata darstellt.

Durch eine einfache Bestimmung des Hormonspiegels im Blut können Sie Ihre Werte genau messen lassen. Leider ist ein einzelner Test keine solide Handlungsbasis, sondern nur ein »Schnappschuss«, eine Momentaufnahme innerhalb des normalen täglichen Hormonkreislaufs. (So ist der Testosteronspiegel beispielsweise am frühen Morgen meist höher als am Nachmittag.) Eine Serie von Tests, die zu verschiedenen Tageszeiten und an verschiedenen Tagen durchgeführt wird, vermittelt ein genaueres Bild.

Allgemeine Richtlinien
für eine gesunde Ernährung

Ist es sinnvoll, den offiziellen Empfehlungen für eine gesunde Ernährung zu folgen? Viele Leute haben ihre eigenen Ernährungsregeln, aber zu den am häufigsten verzehrten Nahrungsmitteln gehören leider Tiefkühlkost, Fertiggerichte, Fastfood und Süßigkeiten.

Immer mehr Menschen in den westlichen Industrienationen sind übergewichtig und leiden unter Arthritis, Diabetes, Krebs, Herzbeschwerden und anderen chronischen Krankheiten. Alle diese Probleme sind mit ungesunder Ernährung in Verbindung gebracht worden. Wenn Sie den offiziellen Empfehlungen für eine gesunde Ernährung folgen, wird das erheblich zur Stärkung Ihres Immunsystems beitragen, Ihren allgemeinen Gesundheitszustand verbessern und Ihnen mehr Energie verleihen.

Glücklicherweise sorgen gesunde Nahrungsmittel auch dafür, dass Ihre Prostata gut durchblutet und mit reichlich Energie versorgt wird. Die Prostata gehört bei einem Mann zu den ersten Organen, die bei einem Nachlassen der körperlichen Gesundheit Schaden nehmen, denn ihre winzigen Blutgefäße und ihre Lage im Körper machen sie anfällig für Durchblutungsstörungen und den Angriff von Toxinen. In einem gesunden Körper befindet sich eine gesunde Prostata, und umgekehrt gilt dasselbe. Deshalb geht es bei der gesunden Ernährung zunächst um die allgemeine Gesundheit und dann um Speisen und Nährstoffe, die besonders für die Prostata gut sind.

Wann wir essen sollten. Es liegt viel Weisheit in dem alten

Rat. »Morgens wie ein König, mittags wie ein Edelmann, abends wie ein Bettelmann.« Obwohl unsere Vorfahren, die diesen Rat formulierten, nichts davon wussten, schüttet die Bauchspeicheldrüse ihre Verdauungsenzyme, die unsere Nahrung aufspalten, vorzugsweise in den Morgenstunden aus. Nachmittags verlangsamt sie ihre Produktion und erreicht den Tiefpunkt abends und in der Nacht. Es ist eindeutig am besten, dann zu essen, wenn der Körper am meisten darauf vorbereitet ist, Nahrung aufzunehmen, und zu den anderen Zeiten nur kleine Mahlzeiten zu sich zu nehmen. Wenn Sie üppig zu Abend essen und dabei vor allem viel Fleisch und Milchprodukte verzehren, dann bleibt die Nahrung zu lange unverdaut in Ihrem Magen, verfault, gibt schädliche Toxine ab und führt zu einer zellulären Übersäuerung. Deshalb ist es für die Gesundheit am besten, herzhaft zu frühstücken, mittags weniger zu essen, und abends nur eine leichte Mahlzeit zu sich zu nehmen. Die europäische Sitte, die Hauptmahlzeit mittags zu essen, entspricht unseren körperlichen Rhythmen weit besser als die amerikanische Sitte, die Hauptmahlzeit abends einzunehmen. Das könnte auch ein Grund dafür sein, warum es in Europa wesentlich weniger Krebs einschließlich Prostatakrebs gibt. Dr. Barry Sears, Autor des Buches *Das Optimum – Die Sears-Diät* (siehe Literaturverzeichnis), geht davon aus, dass der Unterschied auf eine Ernährung zurückzuführen ist, bei der Proteine, Kohlenhydrate und Fette korrekt ausgewogen sind.

Die ausgewogene Ernährung: Es gilt die generelle Daumenregel, dass eine gesunde Ernährung zu 60 bis 65 Prozent aus komplexen Kohlenhydraten, zu 20 Prozent aus Fett und zu 10 bis 15 Prozent aus Proteinen bestehen sollte. Wie Dr. Sears ausführt, sollte die gesamte Proteinaufnahme an die fettfreie

Körpermasse (Gewicht minus Körperfett) angepasst werden. Menschen mit überwiegend sitzender Tätigkeit sollten nur ein halbes Gramm Protein pro Pfund fettfreier Körpermasse aufnehmen. Es gibt viele Bücher, in denen Sie sich über gesunde Ernährung informieren können (vgl. Literaturverzeichnis), außerdem Ernährungsberatungsstellen und zahlreiche Seminare, in denen Ihnen entsprechende Kenntnisse vermittelt werden. Am besten erkundigen Sie sich nach Angeboten in der Nähe Ihres Wohnortes.

Gesunde Ernährung – Gebote und Verbote: Hier sind einige zusätzliche Tipps für eine gesunde Ernährung.

- Essen Sie viel frisches Gemüse und Obst. Dies sind ausgezeichnete Quellen für Vitamine, Mineralstoffe, Phytochemikalien, Ballaststoffe, komplexe Kohlenhydrate und andere Nährstoffe, die für eine gute Gesundheit wesentlich sind. Obst und Gemüse enthalten wenig Fett und kein Cholesterin, dafür aber wertvolle Enzyme, die durch Kochen und/oder Einfrieren zerstört werden (nicht jedoch durch vorsichtiges Dämpfen).
- Essen Sie Hülsenfrüchte (Erbsen, Bohnen und Linsen), denn sie enthalten wenig Zucker, Fett und Natrium und absolut kein Cholesterin. Stattdessen sind sie reich an den Vitaminen B_1 und B_6, Eisen, Kalzium, komplexen Kohlenhydraten, Ballaststoffen, Proteinen und anderen lebenswichtigen Nährstoffen.
- Essen Sie frischen Fisch. Er enthält essenzielle Fettsäuren, aus denen der Körper *Prostaglandine* herstellt, hormonähnliche Substanzen, die schmerzlindernd wirken und das Immunsystem stärken. Salzwasserfische aus kalten Meeres-

gewässern (wie Lachs, Sardinen, Makrele und Kabeljau) enthalten große Mengen der wichtigsten Fettsäuren, Warmwasserfische (wie Barsch und Schnapper) haben wenige davon. Am wenigsten enthalten Süßwasserfische wie Forelle und Wels.

- Essen Sie Vollkorn und Vollkornprodukte statt der üblichen Auszugsprodukte wie weißes Brot, Pasta, Cracker, polierter Reis etc. Vollkorngetreide wie Gerste, Buchweizen, Hafer, Roggen und Weizen enthalten Ballaststoffe, komplexe Kohlenhydrate, verschiedene B-Vitamine und Mineralstoffe sowie Proteine. Achten Sie darauf, dass die Nahrungsmittel als »Vollkorn« deklariert sind, denn Brot oder Nudeln können auch einfach eine dunkle Farbe haben, ohne dass sich ein Krümel Vollkorn darin befindet.

- Essen und trinken Sie Nahrungsmittel, die erwiesenermaßen die Prostata stärken, beispielsweise ungesalzene Kürbiskerne, Kelp, Leinsamenöl oder grünen Tee.

- Kaufen Sie nach Möglichkeit immer Nahrungsmittel aus ökologischem Anbau.

- Essen Sie *kein* fettes Fleisch. Ein hoher Fettanteil in der Nahrung wird als mögliche Ursache für Prostatakrebs, andere Krebsarten, Herzkrankheiten und zahlreiche weitere Beschwerden angesehen. Es hat sich auch gezeigt, dass Fett, vor allem aus Milchprodukten, eine nicht bösartige Vergrößerung der Prostata (BPH) verursachen kann.

- Essen Sie *keinen* raffinierten Zucker (Kuchen, süßes Gebäck, Bonbons, Pudding, weißes Brot, Zuckersaucen) und meiden Sie künstliche Süßstoffe wie Nutrasweet und Saccharin.

- Salzen Sie Ihre Speisen nicht und *meiden* Sie salzige Nahrungsmittel.

- Essen Sie *keine* gehärteten (hydrierten) Pflanzenfette, wie sie sich in Margarine, Donuts, Keksen, Kuchen, Nachspeisen, Kartoffelchips und andern frittierten Speisen befinden. Gehärtete Pflanzenfette können die Art und Weise stören, wie der Körper Cholesterin und andere Substanzen verarbeitet und verwertet. Und achten Sie darauf, dass die Temperaturen beim Kochen nicht zu hoch sind: Bei Temperaturen von über 180 Grad kann jedes Fett hydrieren.

- Essen Sie *keine* Dosennahrung und keine verpackten oder anderweitig verarbeiteten Nahrungsmittel. Viele wichtige Nährstoffe werden bei der Verarbeitung zerstört oder gehen verloren, während andererseits Zucker, Farbstoffe, Konservierungsstoffe und Fette hinzugefügt werden. Was dabei herauskommt, mag zwar gut schmecken, aber es belastet Ihren Körper und schädigt Ihre Gesundheit.

  Reichlich reines Wasser ist eine wesentliche Grundlage der Gesundheit – und sogar noch wichtiger als die Ernährung.

- Trinken Sie *keine* abgefüllten Limonaden, keinen Alkohol, schwarzen Tee (wozu auch die meisten Arten von Eistee gehören) oder Kaffee. Limonaden enthalten raffinierten Zucker (und Zuckerersatzstoffe, die noch schlimmer sind). Sie sind stark mit Kohlensäure angereichert und stellen eine erhebliche Belastung für Leber und Nieren dar, die oft ohnehin schon überstrapaziert sind und nun auch noch die Kohlensäure aus dem Körper beseitigen müssen. Koffein wirkt säurebildend und ist genauso schädlich. Die anregende Wirkung des Koffeins belastet die Nebennieren und schwächt im Laufe der Zeit ihre Fähigkeit, die Energien für das tägliche Leben und die Heilung bereitzustellen und zu regulieren.

- Nehmen Sie *keine* Milchprodukte zu sich, vor allem keine aus pasteurisierter Milch. In Amerika gibt es eine starke Korrelation zwischen dem Konsum von Milchprodukten und Prostatakrebs. In vielen Teilen Europas, wo die Leute sehr viel mehr Produkte aus unpasteurisierter Milch verzehren, ist Prostatakrebs wesentlich seltener. Wenn Sie überhaupt Milchprodukte zu sich nehmen, dann nur solche von bester Qualität, hergestellt aus fettarmer Rohmilch von ökologisch wirtschaftenden Bauernhöfen, wie sie in den meisten Naturkostläden angeboten werden – und essen Sie nur wenig davon.

- Trinken Sie *keine* Flüssigkeiten zu den Mahlzeiten oder gleich davor oder danach. Flüssigkeiten verdünnen die Verdauungsenzyme, was zu schlechter Verdauung führt, sodass dem Körper weniger Nährstoffe zur Verfügung stehen und der Organismus stärker belastet wird. Zumindest sollten Sie die Flüssigkeitsaufnahme während der Mahlzeiten auf ein Minimum reduzieren.

- Meiden Sie eisgekühlte Getränke. Diese können Ihre Verdauung stören und zwingen den Körper, erhebliche Energie aufzuwenden, um die kalte Flüssigkeit zu erwärmen.

Am besten ist es, in Gesellschaft netter Menschen zu essen und sich dabei angenehm zu unterhalten. Kauen Sie jeden Bissen mindestens 40-mal und hören Sie auf zu essen, wenn Sie satt sind (und nicht erst, wenn Sie sich restlos voll gestopft fühlen).

Kontrolle des Säure-Basen-Gleichgewichts

Erinnern Sie sich an den BTA-Test aus Kapitel 3? Zusammen mit anderen Faktoren misst der BTA-Test den pH-Wert des Körpers – das Säure-Basen-Verhältnis. Sie können Ihre Ernährung so gestalten, dass sie dem Körper hilft, ein gesundes Säure-Basen-Gleichgewicht zu wahren. Wenn Ihr Organismus zur Übersäuerung neigt, dann meiden Sie am besten säurebildende Speisen wie Barsch, Eier, Hafergrütze, Hering, Hühnchen, Kalbfleisch, Lammfleisch, Leber, Linsen, Mais, Nüsse, Roggen- und Weizenbrot, Sardinen, kalt geräucherten Schellfisch, Schweinefleisch, Spagetti und Speck.

Wenn Ihr Organismus dagegen eher zu alkalisch (basisch) ist, dann meiden Sie am besten basenbildende Nahrungsmittel wie Ananas, Aprikosen, Rote Bete, Blumenkohl, gebackene Bohnen, Buchweizen, Cantaloupe, Datteln, Feigen, Karotten, Kartoffeln, Kopfsalat, Limabohnen, Melasse, Milch, Oliven, Rosinen, Sellerie, Sojabohnen, Süßkartoffeln, Trauben, Wasserkresse und Zitronen.

Die Zusammenstellung der Nahrungsmittel

Obwohl wir Menschen fähig sind, alle Arten von Speisen zu essen, sind wir doch nicht dazu geschaffen, sie alle gleichzeitig zu verdauen. Wir können das zwar, aber wenn wir unseren Körper zwingen, Nahrungsmittel zu verdauen, die nicht zusammenpassen, dann bedeutet das eine erhebliche Belastung für unser Verdauungssystem, die den Körper Energie kostet und ihn zwingt, mit den Folgen in Form von verfaulenden, fermentierenden und verwesenden Speisen fertig zu werden.

Stellen Sie sich vor, Sie würden eine elektrische Säge benutzen, um alle Arten von Holz zu sägen – Hartholz und Weichholz, trockenes und feuchtes Holz, große und kleine Stücke. Jede Art und Größe verlangt nach einer anders ausgestatteten Säge. Um gut voranzukommen, würden Sie zuerst die verschiedenen Holzarten sortieren. Dann würden Sie Ihre elektrische Säge für den ersten Stapel bereit machen, vielleicht das Sägeblatt wechseln und erst einmal diesen Stapel bearbeiten. Anschließend würden Sie die Säge neu einstellen, vielleicht wieder das Sägeblatt wechseln und sich den nächsten Stapel vornehmen und so weiter. Wenn Sie zwei Arten von Holz mit derselben Einstellung zu bearbeiten versuchen oder die Säge zwischendurch nicht neu einstellen und nicht das Sägeblatt wechseln, dann gibt es Probleme.

Dasselbe gilt für die Verdauung, welche (wenn wir einmal die biochemischen Fachausdrücke beiseite lassen) nichts weiter ist als ein Prozess, bei dem unsere Nahrung in winzige Teile zerlegt wird. Genau wie beim Holz handelt es sich um unterschiedliche Arten von Nahrung. Jede Art braucht ihre eigene Zusammensetzung von Säuren und Verdauungsenzymen, und während einige Speisen leicht verdaulich sind, muss der Körper bei anderen schwerer arbeiten. Genau wie die elektrische Säge muss

> *Obwohl wir Menschen alle Arten von Nahrung essen können, sind wir nicht dafür geschaffen, sie alle gleichzeitig zu verdauen.*

sich unser Verdauungssystem ständig neu einstellen, um mit den verschiedenen Arten von Nahrung zurecht zu kommen. Das fällt dem Körper nicht schwer, aber wenn wir verschiedene Arten von Nahrungsmitteln gleichzeitig essen, dann zwingen wir den Organismus, sie ohne vorherige Umstellung zu verdauen.

Stellen Sie sich vor, Ihr Verdauungssystem würde ein sehr säurehaltiges »Sägeblatt« brauchen, um eine Art von Nahrung zu zerlegen, und ein sehr alkalisches (basisches) »Sägeblatt« für eine andere Art. Was geschieht, wenn Sie beide Arten zusammen essen? Das säurehaltige Sägeblatt arbeitet gegen das alkalische, und nichts wird richtig verdaut. Die beiden Nahrungsarten liegen verfaulend in Ihrem Magen, bis sie schließlich nur halb verdaut durch die Därme wandern und am anderen Ende unzureichend verarbeitet wieder ausgeschieden werden. In der Zwischenzeit haben sie vielleicht Toxine abgegeben, die Ihren Körper vergiften, während die Nährstoffe nicht aufgeschlossen werden können und dem Körper nicht zur Verfügung stehen. Sie haben bei dem Versuch, die Speisen zu verdauen, eine enorme Energie aufgewendet, aber statt der benötigten Nährstoffe erhalten Sie nur Toxine. Das Endresultat ist ein Verlust an Gesundheit.

Wenn wir essen, müssen wir genauso vorgehen wie beim Zersägen von Holz. Das ist glücklicherweise ganz einfach: Zunächst unterteilen wir die Nahrungsmittel in Gruppen und anschließend kombinieren wir nur jene, die zusammenpassen. Es gibt folgende Gruppen:

- saure Früchte wie Ananas, Erdbeeren, Grapefruits, Limonen, Mandarinen, Orangen, Tomaten und Zitronen
- süße Früchte wie Bananen, Datteln, Feigen, Pflaumen, Rosinen und Trockenobst
- Stärke/Kohlenhydrate wie Artischocken, getrocknete Bohnen, Brot, getrocknete Erbsen, Getreideflocken und -körner, Kastanien, Kürbis, Mais, Melonenkürbis und Yams

- Proteine wie Eier, Fisch, Fleisch, Geflügel, Milchprodukte, Nüsse, Samen, Sojabohnen und Sojaprodukte sowie Tofu
- Fette/Öle wie Avocado, Butter, Kokosnuss, Margarine, Oliven, Sahne; außerdem die Öle von Avocados, Leinsamen, Mais, Nüssen, Oliven, Soja, Sonnenblumenkernen und anderen Samenkernen
- Gemüse – alle Arten.

Nachdem wir die Nahrungsmittel in verschiedene Gruppen eingeteilt haben, können wir uns mit der Frage beschäftigen, was zusammenpasst. Hier sind die Regeln für die Kombination von Speisen:

- Innerhalb jeder Gruppe können Sie alles beliebig miteinander kombinieren, süße Frucht mit anderen süßen Früchten, Proteine mit Proteinen und so weiter.
- Gemüse können Sie zu jeder Mahlzeit essen. Die meisten Gemüsearten sind relativ leicht zu verdauen und passen gut zu anderen Speisen, sodass Sie Gemüse mit fast allem kombinieren können.
- Essen Sie Obst nur für sich alleine. Früchte werden im Magen und Dünndarm sehr schnell verdaut. Kombiniert man sie mit anderen Nahrungsmitteln wie beispielsweise Fleisch, das erheblich länger zur Verdauung braucht, dann werden die Früchte rasch von den Verdauungsenzymen aufgespalten, müssen dann jedoch warten, während die anderen Speisen verdaut werden. Während dieser Wartezeit fermentieren die Früchte, sondern Gase ab und verursachen andere Probleme. Deshalb sollte man dafür sorgen, dass sich Obst rasch durch das Verdauungssystem bewegen kann, was am besten geschieht, indem man es alleine isst (und nicht in

Verbindung mit Gemüse, Getreide oder anderen Speisen). Essen Sie Obst zwei Stunden nach einer Mahlzeit aus anderen Speisen oder eine halbe Stunde vorher.

- Trennen Sie süße und saure Früchte. Früchte sind gesunde, nährstoffreiche Speisen, die nur einen Nachteil haben: Süßes und saures Obst sollte nicht zusammen gegessen werden. Sie können die Obstsorten innerhalb dieser beiden Gruppen kombinieren, aber nicht die beiden Gruppen untereinander, und Sie sollten Obst nicht mit anderen Speisen kombinieren.

- Trennen Sie Stärke und Proteine. Die Nährstoffe werden besser verdaut, wenn Stärke nicht mit Proteinen kombiniert wird. Die traditionelle amerikanische Mahlzeit mit Fleisch und Kartoffeln ist keine gesunde Mischung.

- Trennen Sie Stärke von Fetten und Ölen. Stärkehaltige Nahrungsmittel (wie Reis, Kartoffeln und Nudeln) sollten nicht mit fettigen oder öligen Speisen kombiniert werden.

Die wesentlichen Prinzipien der Kombination von Nahrungsmitteln sind leicht zu verstehen und im Alltag problemlos anzuwenden, vor allem mit ein wenig Erfahrung. Ob zu Hause, im Restaurant oder bei Freunden, Sie brauchen nirgendwo speziell zubereitete Speisen und müssen auch nicht hungrig vom Tisch aufstehen. Nehmen Sie sich einfach von den Nahrungsmitteln, die gut zusammenpassen, und essen Sie sich satt. Man braucht zwar in unserer Fleisch-und-Kartoffel-Kultur ein gewisses Engagement, um diesen Richtlinien zu folgen, aber Sie sollten es wenigstens einen Monat lang versuchen, und dann werden Sie sehen, um wie viel besser Sie sich fühlen. Und dann werden Sie auch wissen, dass die heilsamen Wirkungen es wert sind, alte Gewohnheiten zu ändern.

Wenn Sie den Regeln zur Kombination von Nahrungsmitteln folgen, bedeutet das, auf Standardkombinationen zu verzichten, beispielsweise auf Fleisch mit Kartoffeln, Fisch mit Reis, Brot mit Käse, Cornflakes mit Milch, Obstsalat mit Orangen und Bananen, Brot mit Erdnussbutter, Bohnen mit Brot und Mais mit Reis. Aber Sie müssen nicht hungern und auch nicht auf irgendein Nahrungsmittel verzichten. Es kommt einfach darauf an, die richtigen Speisen miteinander zu kombinieren oder bestimmte Dinge für sich allein zu essen, um dafür zu sorgen, dass alles richtig verdaut wird und Ihr Körper nicht gezwungen ist, Energie zu verschwenden, indem er sich mit unverdaulichen Nahrungsmittelkombinationen abmüht und später darunter leidet, dass sie fermentieren, verfaulen und verwesen.

Die richtige Kombination von Speisen verbessert die Verdauung, sorgt dafür, dass weniger Toxine als Folge von Verdauungsproblemen entstehen und führt zu einem enormen Zuwachs an Energie mit dem Ergebnis besserer Gesundheit und Lebensqualität. (Weitere Informationen über die Kombination von Nahrungsmitteln finden Sie in dem Buch *Fit fürs Leben* von Harvey und Marilyn Diamond, siehe Anhang.)

Reines Wasser: unser wichtigstes Lebensmittel

Wasser ist der Stoff, aus dem das Leben besteht, und auch unser Körper – so fest er scheinen mag – besteht überwiegend aus Wasser. Die gesamte organische Materie besteht zu 70 bis 90 Prozent aus Wasser. Dem Wasser werden schon seit langer Zeit Heilkräfte zugeschrieben. Vor etwa 2000 Jahren empfahl der griechische Arzt Hippokrates, reichlich Wasser zu trinken, um Nierensteinen vorzubeugen. Jahrhundertelang haben alle Ärzte und Heiler empfohlen, als Eckstein einer gesunden Lebensführung mindestens acht Glas Wasser (2–3 Liter) täglich zu trinken. Aber Wasser ist nicht gleich Wasser, denn einige Arten haben zusätzliche heilende Eigenschaften.

Heutzutage werden zahlreiche aufschlussreiche Untersuchungen über die gesundheitlichen Effekte des Wassers durchgeführt, wobei es besonders um das speziell gereinigte »Mikrowasser« geht, das auf den folgenden Seiten beschrieben wird. Es gibt viele Bücher und Studien zu diesem Thema, in denen Sie sich bei Bedarf weiter informieren können, aber für unsere Zwecke reicht es aus, wenn Sie sich nach den folgenden grundlegenden Prinzipien richten:

- Meiden Sie Leitungswasser, das mit Chlor, Schwermetallen, menschlichen und industriellen Abfällen belastet ist. Wenn es nicht in unser Auto und unser Dampfbügeleisen gefüllt werden soll – warum muten wir es dann unserem Körper zu?
- Trinken Sie Quellwasser, abgefüllt von einer zuverlässigen Firma, das durch Umkehrosmose gefiltert worden ist. Informieren Sie sich auf dem Flaschenetikett über die Ergebnisse der Analysen, die in regelmäßigen Abständen von unabhängigen Labors durchgeführt werden müssen.
- Kaufen und installieren Sie Ihre eigene Anlage zur Umkehrosmose. Achten Sie auf die staatliche Zulassung und unabhängige Laboruntersuchungen. Lassen Sie Ihr Wasser nach der Installation des Systems in regelmäßigen Abständen testen. Regionale Anbieter finden Sie in den Gelben Seiten Ihres Telefonbuchs (vgl. auch Anhang).

- Meiden Sie destilliertes Wasser. Es ist »tot«, ohne Energie und Mineralstoffe und enthält oft (als Folge der Destillation) gewisse Mengen von fettlöslichen Schadstoffen. Wenn Sie Zweifel an der Wasserqualität haben, lassen Sie sich vom jeweiligen Anbieter die Analyseergebnisse vorlegen.

Im Interesse Ihrer Gesundheit sollten Sie das reinste Wasser trinken, das Sie finden können. Der kleine Aufwand an Zeit und Mühe, den es kostet, das beste Wasser in Ihrer Gegend ausfindig zu machen, lohnt sich auf alle Fälle.

Das so genannte »Mikrowasser« wurde ursprünglich in Japan entwickelt, wo man feststellte, dass Leute, die Wasser aus bestimmten, sehr rasch fließenden Bergbächen tranken, außerordentlich gesund waren. Es stellte sich heraus, dass dieses natürlich vorkommende Wasser alkalisch war (es hatte einen höheren pH-Wert als übliches Wasser), dass es aber auch eine andere Struktur und andere elektrische Eigenschaften als normales Wasser hatte. Es erwies sich, dass das Wasser ionisiert war und über ein zusätzliches Elektron verfügte.

Wasser besteht aus H_2O-Molekülen, die sich ihrerseits aus zwei Wasserstoffatomen und einem Sauerstoffatom zusammensetzen. Aber die H_2O-Moleküle sind nicht vollkommen stabil; sie spalten sich in kleinere H- und OH-Moleküle. Die positiv geladenen H-Ionen und die negativ geladenen OH-Ionen können sich mit Kalzium, Kalium oder anderen Substanzen im Wasser verbinden, wodurch verschiedene chemische Reaktionen entstehen. Wenn das Wasser mehr positiv geladene H-Ionen hat, wird es sauer; wenn die negativ geladenen OH-Ionen überwiegen, wird es alkalisch (basisch). Viele Abfallstoffe, die unseren Körper belasten, sind sauer, besonders jene, die aus Nahrungsmitteln und zuckerhaltigen Getränken stammen. Die inneren Reinigungsmechanismen des Körpers hängen davon ab, dass dem Organismus jederzeit reichlich Wasser zur Verfügung steht.

Da unser Organismus saure Abfälle nicht verarbeiten und ausscheiden kann, werden sie im Herzen, in der Leber, im Dickdarm, in der Bauchspeicheldrüse und anderen Körperteilen gespeichert. Dort sammeln sie sich an, Körper und Blut werden übersäuert, und das empfindliche Säure-Basen-Gleichgewicht der Körperflüssigkeiten, Gewebe und Zellen gerät durcheinander. Das führt zu Herzkrankheiten, Krebs, erhöhtem Blutdruck, Übergewicht, Arthritis, Diabetes und zahlreichen anderen Beschwerden. Wenn man nun alkalisches »Mikrowasser« trinkt, hilft das dem Körper, die sauren Abfälle zu beseitigen und das Säure-Basen-Gleichgewicht wiederherzustellen. Ein solches Wasser bekämpft auch freie Radikale, die ansonsten unsere Prostata und die allgemeine Gesundheit schädigen. In den USA und einigen anderen Ländern gibt es mittlerweile Anlagen, die man zu Hause an den Wasserhahn anschließen kann, um selbst »Mikrowasser« herzustellen (vgl. Anhang).

Es gibt zahllose andere Systeme zur Wasserreinigung und Verbesserung der Wasserqualität. Hüten Sie sich vor Produkten, die dem Wasser nur irgendetwas zusetzen, ohne das Wasser vorher durch ein zuverlässiges Filtersystem gereinigt zu haben. Sie können sich von Ihren BTA-Ergebnissen leiten lassen; einige Therapeuten, die den BTA-Test durchführen, testen auch das Wasser für Sie. Oft gibt es in Ihrer Nähe auch Firmen, die das Wasser für Sie testen – am besten sehen Sie in den Gelben Seiten Ihres Telefonbuchs nach.

Wie auch immer Sie das Wasser beschaffen: Um Ihren Körper zu reinigen und das Säure-Basen-Gleichgewicht zu erhalten, müssen Sie jeden Tag außerhalb der Mahlzeiten 2–3 Liter reines Wasser trinken. Denken Sie daran: Krebs kann in einer zellulären Umgebung mit ausgeglichenem pH-Wert nicht existieren.

Auf den Körper hören

Dadurch dass wir mit unserer Ernährung experimentieren und nach der richtigen Kombination von Nahrungsmitteln suchen, die uns stärker und gesünder machen, können wir alle lernen, welche Ernährung uns bekommt. Jeder Mensch ist einzigartig – was für mich gut ist, kann für Sie schlecht sein. Ich habe Ihnen allgemeine Richtlinien gegeben, aber nun müssen Sie selbst herausfinden, was für Sie am besten ist.

Es gibt keine Ernährungsform, die für alle Menschen passt. Natürlich sollten wir nicht zu viel Fett essen, aber manche Leute brauchen und vertragen mehr Fett, vor allem mehr tierische Fette als andere. Eine streng vegetarische Ernährung ist vielleicht für den einen richtig, für den anderen nicht. Und Rohkost ist nicht immer das Beste, denn manche Leute brauchen heiße, gekochte Speisen, vor allem im Winter. Wie erfahren Sie, was für Sie gut ist? Es gibt einen allgemeinen und zwei spezifische Helfer für die Feinabstimmung Ihrer Ernährung: den Selbsttest, die eigene Blutgruppe* und den *Nu-Health*-Test.

Der Selbsttest ist genau das, was der Name sagt: Sie probie-

---

* Weitere Informationen dazu finden Sie beispielsweise bei Peter D'Adamo und Catherine Whitney: *4 Blutgruppen. 4 Strategien für ein gesundes Leben* (vgl. Literaturverzeichnis).

ren einzelne Speisen aus, jeweils nur eine, und sehen, wie Sie sich anschließend fühlen. Dies ist zwar ein subjektiver Test, aber wenn Sie sorgfältig auf Ihren Körper »hören« und Ihre körperlichen, emotionalen und spirituellen Reaktionen beobachten, dann werden Sie allmählich lernen, welche Nahrungsmittel Sie stärken und welche Sie schwächen.

> *Indem wir experimentieren und sehen, bei welcher Kombination von Nahrungsmitteln wir uns stärker und gesünder fühlen, lernen wir, welche Ernährung gut für uns ist.*

Die *Blutgruppenzugehörigkeit* basiert auf den Standardgruppen A, B und 0. Man weiß heute, dass Menschen mit unterschiedlichen Blutgruppen genetisch bedingt verschieden auf bestimmte Speisen reagieren. Die Blutgruppe lässt sich mit einem einfachen Test ermitteln. Wenn Ihr Arzt bei Ihnen Blutuntersuchungen veranlasst hat, kann es sein, dass er Ihre Blutgruppe schon kennt. Fragen Sie nach. Stärker differenzierende Tests gehen noch weiter und beziehen auch den Rhesusfaktor, das MN-System, die Lewis-A/B-Gruppe und den Sekretorstatus mit ein.

Die Blutgruppe 0, die evolutionär als Erste auftrat, repräsentiert den Jäger-Sammler-Typus. Wenn Sie Blutgruppe 0 haben, produziert Ihr Magen wahrscheinlich große Mengen von Salzsäure, die Ihnen hilft, Proteine zu verdauen. Eine Ernährung mit viel Fleisch, Geflügel und Fisch wäre dann ideal für Sie. Große Mengen Obst und Gemüse wären ebenfalls gesund, denn sie helfen, das Säure-Basen-Gleichgewicht zu erhalten. Mais, Getreide und Milchprodukte könnten dagegen zu Nesselfieber, Heuschnupfen, Blähungen und Nahrungsmittelallergien führen. Menschen mit Blutgruppe 0 sind anfälliger für Typhus, Pocken, Malaria, Brustkrebs, Virusinfektionen, Autoimmunkrankheiten (wie multiple Sklerose, Morbus

Hodgkin und rheumatoide Arthritis), Krebs im Nasen-Rachen-Raum, blutende Magengeschwüre und den Schlaganfall.

Blutgruppe A repräsentiert die vegetarisch lebenden Ackerbaugesellschaften der frühen Menschheitsgeschichte. Sie ist später aufgekommen als die Blutgruppe 0, und die betreffenden Menschen produzieren weniger Salzsäure, was bedeutet, dass sie Proteine aus tierischen Quellen nicht so gut verdauen können. Besser bekommt ihnen eine Ernährung, die im Wesentlichen aus Gemüse, Obst, Getreide und Nüssen besteht und nur sehr wenig Fleisch enthält. Milch und Käse sollten vollständig gemieden werden. Obst und Gemüse sollten roh gegessen werden, weil Kochen die natürlichen Enzyme zerstört, die dem Körper helfen, die Nahrung zu verdauen und die Nährstoffe aufzunehmen. Bohnen und Getreidesorten, die *Lektine* enthalten, können problematisch sein und sollten nur in geringen Mengen verzehrt werden. (Lektine sind Substanzen, die dazu führen können, dass die Glykoproteine, die sich auf roten Blutkörperchen, den Zellen der Verdauungsorgane und anderswo befinden, zusammenkleben. Das löst eine Entzündungsreaktion aus und führt möglicherweise zu Symptomen von Nahrungsmittelallergien wie Übelkeit, Durchfall, Verstopfung, Hautausschlag, Energiemangel sowie einem Anschwellen der Mandeln und der Nasennebenhöhlen.) Menschen mit der Blutgruppe A sind anfälliger für Syphilis, Tuberkulose, Keuchhusten, Meningokokken-Meningitis (eine Form der Hirnhautentzündung), Polio, Giardiasis, Bandwürmer, Blutprobleme, die mit Parasiten zu tun haben, Leberzirrhose, allergische Hautkrankheiten, perniziöse Anämie, Magenschleimhautentzündung, Herzkrankheiten sowie Krebserkrankungen der Brüste, der Lunge, der Bauchspeicheldrüse, der Eierstöcke, der Leber, der Gebärmutter, des Magens und der Speicheldrüsen. Sie sind weniger anfällig für Influenza, Seuchen, Pneumokokken-Pneumonie und Infektionen des Harntrakts.

Die Blutgruppe B hat sich evolutionär nach den Blutgruppen 0 und A entwickelt und repräsentiert die alten Gesellschaften der nomadisierenden Viehzüchter. Menschen mit Blutgruppe B produzieren tendenziell kleinere Mengen von Salzsäure und brauchen diese oft als Nahrungsergänzung zusammen mit Enzymen, um die großen Proteinmengen der westlichen Standarderernährung verarbeiten zu können. Aufgrund ihrer genetischen Veranlagung bekommt ihnen eine ovolacto-vegetarische Ernährung am besten, wobei große Mengen an Obst und Gemüse mit Eiern, Milch und Milchprodukten kombiniert werden. Sie vertragen auch begrenzte Mengen von Sonnenblumenkernen und -öl, Sesamsamen und -öl, Hühnchen, Buchweizen und andere Nahrungsmittel, die größere Mengen von *Agglutininen* (immunisierende Blutstoffe ähnlich den *Lektinen*) enthalten. Menschen mit der Blutgruppe B sind anfälliger für bestimmte Harnwegsinfektionen, Polio, Malaria, Diphtherie, Unfruchtbarkeit und Fehlgeburten. Sie leiden jedoch seltener an Leberzirrhose.

Menschen mit der Blutgruppe AB, die sich evolutionär als Letzte entwickelt hat, produzieren geringere Mengen Salzsäure als Menschen mit Blutgruppe 0, sodass sie möglicherweise entsprechende Nahrungsergänzungen brauchen, wenn sie große Mengen von Proteinen verzehren.

Menschen mit verschiedenen Blutgruppen haben eine unterschiedliche Affinität zu bestimmten Nahrungsmitteln.

Generell bekommt es ihnen gut, sich von Gemüse, Obst, Getreide und Fisch mit geringen Mengen Milch und Milchprodukten zu ernähren. Rotes Fleisch, Hühnchen, Tomaten, Kartoffeln und Nahrungsmittel, die viele Lektine enthalten, sollten sie nur sparsam zu sich nehmen. Menschen mit der Blutgruppe AB sind anfälliger für Nierenentzündung.

Der Nu-Health-Test

Ein dritter Weg zur Feinabstimmung Ihrer Ernährung auf Ihre individuellen Bedürfnisse ist der *Nu-Health*-Test, der in den USA von vielen Therapeuten durchgeführt wird. Er basiert auf Proben von Speichel und Urin und liefert eine Momentaufnahme Ihres jeweiligen Gesundheitszustandes. Daraus lässt sich ableiten, welche Nahrungsmittel und Nahrungsergänzungen Ihr Gleichgewicht momentan fördern oder stören könnten. Dieser Test ist von unschätzbarem Wert für die Kontrolle Ihrer gesundheitlichen Fortschritte. Die Nu-Health-Empfehlungen basieren auf Computerdaten, die im Laufe von 22 Jahren aus Erfahrungen mit tausenden von Patienten zusammengestellt worden sind, und können insofern als sehr aussagefähig betrachtet werden.

Der Nu-Health-Test ist sehr informativ und birgt oft einige Überraschungen. Es ist sehr nützlich, wenn die Ergebnisse mit dem BTA-Test objektiv überwacht werden. Weitere Informationen erhalten Sie von der Firma Nu Health in Salem, Oregon (siehe Anhang).

Kapitel 7

Reinigung und Stärkung der Organe mit Homöopathie

Die westliche Medizin ist eine bis an die Zähne bewaffnete militärische Operation, ausgestattet mit Hightechgeräten, »intelligenten Bomben« und massiven Angriffswaffen, die den Feind zerstören sollen. Wie eine marodierende Armee verwüstet sie das Schlachtfeld bei ihrem Versuch, den Gegner in die Flucht zu schlagen. Und dieses Schlachtfeld sind leider wir, die Patienten, und es ist unsere körperliche und geistige Gesundheit, die darunter leidet, wenn die Soldaten der modernen Medizin – die Tests, Medikamente und Operationen – ihre Salven gegen die Krankheitserreger abfeuern. Paradoxerweise stellen viele Leute, die mit einem relativ einfachen Problem zum Arzt gehen, am Ende fest, dass ihnen mehrere Medikamente verordnet werden, von denen die meisten dazu dienen sollen, die üblen Nebenwirkungen von einem oder mehreren anderen zu beseitigen.

Die moderne Medizin vollbringt Wunder, vor allem im Bereich der Diagnose, aber

- sie erkennt nicht die tieferen Probleme und konzentriert sich auf »Erreger« statt auf das biologische Terrain.
- Sie behandelt Krankheit eher als den Feind denn als den Boten, der uns sagt, dass etwas nicht stimmt. (Das ist so, als

würde man den Boten töten, weil einem die Botschaft nicht gefällt.)

- Sie attackiert nur das, was sie sehen kann, und geht davon aus, dass ein Problem, das man nicht messen und nicht kategorisieren kann, auch nicht existiert.

- Sie ist immer auf vollständige Zerstörung aus und zieht es vor, erst zu schießen und dann Fragen zu stellen.

- Ihre Therapien schädigen das Terrain, und wir müssen anschließend mit einem geschwächten Immunsystem, zusätzlichen Toxinen, Impotenz, Inkontinenz, Narben und anderen schlimmen Nebenwirkungen fertig werden – von denen uns einige bis ans Ende unseres Lebens erhalten bleiben.

Die westliche Medizin ist *allopathische* Medizin, ein Versuch, die Krankheit dadurch zu kurieren, dass man sich bemüht, entgegengesetzte Bedingungen zu schaffen. Wenn die Krankheit die Körpertemperatur erhöht, versucht die allopathische Medizin den Patienten abzukühlen. Wenn die Krankheit Schmerzen verursacht, gibt Ihnen die allopathische Medizin Tabletten, um die Schmerzen zu beseitigen. Die westliche Medizin tut viel Gutes, aber sie ist von ihrem

> *Die Homöopathie ist ein altbewährtes, mächtiges Heilverfahren ohne Nebenwirkungen.*

Ansatz her blind und ungehobelt. Beim geringsten Problem kommt sie mit dem dicken Hammer und schießt mit Kanonen auf Spatzen. Es gibt Situationen, in denen dieser auf »Gegenmitteln« beruhende Ansatz angemessen ist, aber gewöhnlich sind wir mit dem auf »Ähnlichkeiten« basierenden Ansatz der Homöopathie besser bedient.

Ähnliches mit Ähnlichem heilen

Im 18. Jahrhundert von Dr. Samuel Hahnemann entwickelt, geht die Homöopathie davon aus, dass es besser ist, nicht Medikamente oder Operationen einzusetzen, die das Gegenteil der Symptome des Patienten darstellen, sondern stattdessen das »Ähnliche« in Gestalt einer homöopathischen Arznei zu verabreichen. Das bedeutet in der Praxis, dass man nicht versucht, die Symptome zu unterdrücken, sondern dem Körper hilft, sich auf eine Weise selbst zu heilen, die viel Ähnlichkeit mit einer Impfung hat. Impfstoffe sind winzige Dosen von Krankheitserregern, die einer gesunden Person verabreicht werden, um ihr Immunsystem anzuregen und die natürlichen, körpereigenen Abwehrkräfte gegen die betreffende Krankheit zu stimulieren. Unter Anwendung des Prinzips, dass »Ähnliches mit Ähnlichem geheilt« wird, gibt der Homöopath seinen Patienten winzige Dosen von Substanzen, die bei gesunden Menschen bestimmte Symptome hervorrufen, um ebendiese Symptome durch Anregung der natürlichen Abwehrkräfte bei den Kranken zu heilen. (Wenn Sie beispielsweise Kopfschmerzen haben, gibt Ihnen der Homöopath eine kleine Dosis einer Substanz, die bei gesunden Menschen Kopfschmerzen verursacht.)

Dieser mit einer Impfung vergleichbare Ansatz der Homöopathie basiert also auf dem Ähnlichkeitsgesetz und geht davon aus, dass unsere Symptome Botschaften des Körpers sind, die uns sagen, dass auf der physischen, mentalen oder emotionalen Ebene etwas nicht stimmt. Westliche Schulmediziner gehen davon aus, dass die Symptome die Krankheit *sind*, und versuchen sie zu unterdrücken. Die Homöopathen wissen jedoch, dass die Symptome Botschaften sind, die auf belastete Gebiete hinweisen, und sie stimulieren den Körper sanft, damit er sich selbst heilen kann. Wenn Sie beispielsweise Kopfschmerzen haben, dann besteht die Ursache darin, dass Ihr Körper Sie auf eine Störung oder ein Ungleichgewicht aufmerksam machen will. Statt sich auf die Unterdrückung der Schmerzen zu konzentrieren, wie es Schulmediziner tun, wollen die Homöopathen dem Körper helfen, mit dem Problem aus eigener Kraft fertig zu werden.

Aber es gibt noch weitere signifikante Unterschiede zwischen der traditionellen westlichen Medizin und der Homöopathie.

- Während die westliche Medizin starke Medikamente einsetzt, bevorzugt die Homöopathie Arzneien, bei denen es sich um Auszüge aus Pflanzen, Mineralien und gelegentlich tierischen Substanzen handelt. Diese *Urtinkturen* werden nach einem genau festgelegten System »potenziert«, das heißt immer stärker mit Wasser verdünnt und gleichzeitig verschüttelt, bis die Flüssigkeit nur noch winzigste, aber therapeutisch sehr wirksame Mengen der ursprünglichen Substanz erhält. Das stellt sicher, dass die Arznei *mit* den körpereigenen Heilungsmechanismen arbeitet, statt den Organismus zu überwältigen, und dadurch gibt es wenige oder gar keine Nebenwirkungen.

- Während Schulmediziner verschiedene Medikamente gleichzeitig verschreiben, verordnet der klassische Homöopath nur eine einzige Arznei und beobachtet sorgfältig deren Wirkungen, bevor er (falls nötig) eine weitere Arznei verschreibt.

- Während Schulmediziner verschiedenen Menschen dieselben Medikamente verordnen, versuchen die Homöopathen zunächst die individuellen Eigenheiten herauszufinden. Das Ziel besteht darin, die physische, mentale und emotionale »Essenz« des Patienten zu entdecken und diese Essenz dann mit dem betreffenden »Konstitutionsmittel« zu stärken. Die Essenz des Patienten zu ermitteln ist dabei genauso wichtig wie das Analysieren der Symptome. Die Homöopathie hat verstanden, dass die Arznei sorgfältig auf den Patienten abgestimmt sein muss, wenn sie eine Heilung bewirken soll.

- Während die westliche Medizin kein Heilungsgesetz kennt, gilt in der Homöopathie das Hering'sche Gesetz, welches besagt, dass die Symptome während des Heilungsprozesses in der umgekehrten Reihenfolge ihres Auftretens verschwinden. Die schwersten Störungen – welche die Organe, die Emotionen und die Geistesverfassung des Patienten betreffen – lösen sich als Erste auf, gefolgt von den eher oberflächlichen Beschwerden der Haut oder der Extremitäten. Außerdem beginnt die Heilung in den oberen Körperregionen und bewegt sich von dort nach unten.

> *Die Homöopathie ist von der westlichen Medizin ausgegrenzt worden – zum Nachteil der Patienten.*

Einst gehörte die Homöopathie zu den wichtigsten Strömungen der westlichen Medizin, aber in neuerer Zeit wurde sie von der mächtigen pharmazeutischen Industrie, die mit ihren Medikamenten Profit machen will, als »Quacksalberei« gebrandmarkt. In Europa hat sie allerdings immer mehr Ansehen genossen als in den USA – die britische Königsfamilie konsultiert beispielsweise regelmäßig homöopathische Ärzte. Auch in den USA erlebt die Homöopathie heute ein Comeback, weil aufgeschlossene Ärzte und andere Heiler ihre mächtigen und doch sanften Kräfte neu »entdecken«.

Zwei Ansätze zur Heilung

Innerhalb der Homöopathie gibt es zwei Hauptströmungen: die *klassische* und die *klinische* Homöopathie:

Die *klassische Homöopathie* versucht die spezifischen Eigenheiten sowie die körperlichen, emotionalen und geistigen Symptome eines Patienten in den bekannten Effekten einer einzigen homöopathischen Arznei wieder zu finden. In der klassischen Homöopathie wird vorzugsweise nur eine einzige Arznei in hoher Potenz verabreicht. Nach dieser einzelnen Dosis wartet der Patient vier bis acht Wochen, bis der Homöopath die Wirkungen klar erkennen kann. Eine zweite Dosis oder eine andere Arznei wird nur verordnet, nachdem die erste Dosis ihre Wirkung beendet hat. Es dauert Jahre, bis ein ausgebildeter Homöopath sein Metier wirklich beherrscht; deshalb sollten Sie sich einen erfahrenen Therapeuten suchen.

Die *klinische Homöopathie* betrachtet den Körper und seine Krankheiten aus einer physiologischen Perspektive und versucht die natürlichen Selbstheilungskräfte anzuregen. Die Komplexmittel der klinischen Homöopathie setzen sich aus mehreren Arzneien zusammen, wobei die verschiedenen Komponenten sich synergetisch ergänzen. Hier wird auf folgende Weise versucht, die Gesundheit des Patienten wiederherzustellen.

- *Durch die Anregung der Ausleitungsfunktionen:* Das Ziel besteht darin, den Blutstrom zu den Ausleitungsorganen (Leber, Lymphsystem, Nieren, Lunge, Haut und Dickdarm) zu erhöhen, indem man synergetisch wirkende homöopathische Arzneien in niedrigen Potenzen kombiniert.

- *Durch Entgiftung:* Die klinische Homöopathie versucht Toxine aus dem Gewebe zu lösen und dann über den Blutstrom aus dem Körper zu entfernen. Diesen Effekt erreicht man entweder durch eine homöopathische Zubereitung (Potenzierung) der Gifte selbst oder durch Arzneien, welche die Gifte neutralisieren.

- *Durch Anregung der Regeneration:* Regeneration bezieht sich auf die Erneuerung von Zellen und Geweben. Das Ziel besteht darin, die Lebensspanne der Zellen eines spezifischen Organs zu verlängern und die Fähigkeit der Organe zur Regeneration zu stärken.

Die klinische Homöopathie zielt auch darauf ab, den Stoffwechsel des Patienten zu normalisieren, indem die endokrinen Drüsen (Schilddrüse, Nebennieren, Eierstöcke) und andere Organe, die mit dem Blutkreislauf zu tun haben, homöopathisch dazu angeregt werden, ihre Funktionen zu optimieren.

Homöopathische Arzneien

Es gibt keine generelle homöopathische »Therapie« für Prostatakrebs. Der Homöopath wird vielmehr versuchen, das Problem bei der Wurzel zu fassen, indem er Arzneien verordnet, die geeignet sind, den ganzen Menschen zu behandeln und das Immunsystem dadurch zu stärken, dass körperliche und emotionale Blockaden gelöst werden, die Ausscheidungsfunktionen verbessert werden, ermüdete Organe neue Energie bekommen, der Kreislauf gestärkt und der Körper gereinigt wird.

Eine solche homöopathische Arznei ist *Hansi*, ein Komplexmittel zur Injektion oder oralen Einnahme, das in Argentinien entwickelt wurde und dort seit Jahren eingesetzt wird.

Homöopathie hilft dem gesamten Körper/Geist zu heilen.

In der argentinischen Presse wurde berichtet, das Mittel heile auf wundersame Weise Krebs, Aids und andere schwere Krankheiten, und es soll angeblich das Immunsystem besser regenerieren als jedes andere Mittel, das bisher entwickelt wurde. *Hansi* und entsprechendes Informationsmaterial erhalten Sie, wenn Sie sich an Hansi International in Florida wenden (Adresse im Anhang).

Wenn Sie einen klinischen Homöopathen konsultieren, wird er Ihnen zweifellos ein oder auch mehrere Komplexmittel verordnen. Manche Leute bevorzugen die klassische Homöopathie, andere halten den klinischen Ansatz für besser. Ich empfehle Ihnen, es mit beiden zu versuchen und festzustellen, was bei Ihnen am besten wirkt. Auf alle Fälle sollten Sie die Möglichkeiten der Homöopathie nutzen, denn sie ist eine sehr wirksame Therapie und müsste eigentlich in jedem Heilungssystem einen festen Platz haben.

Kapitel 8

Die Verbindung zwischen gesunden Zähnen und einer gesunden Prostata

Autounfälle, Krankheitserreger, Erdbeben, Schießereien – gewöhnlich stellen wir uns vor, dass größere Gefahren von außen drohen. Nur wenigen Menschen ist klar, dass wir unwissentlich tödliche Biogifte in unseren Körper einladen. Wir sind uns nicht bewusst, was sich in oder unter unseren Zähnen befindet und langsam und heimtückisch unsere Gesundheit untergräbt. Obwohl die meisten traditionellen Therapeuten darüber spotten, haben zahlreiche Untersuchungen und klinische Erfahrungen belegt, dass Schwermetalle (vor allem Quecksilber-Amalgam-Füllungen) und versteckte Zahninfektionen eine Hauptursache für viele Krankheiten sind. Diese Substanzen schädigen uns, indem sie

- das biologische Terrain in Unordnung bringen;
- den Körper mit Toxinen überschwemmen;
- das Immunsystem schwächen;
- Nervenknoten (Ganglien) im Kopf und in den Leisten vergiften, was dazu führt, dass die Nerven die Blutversorgung von Organen wie der Prostata reduzieren oder völlig einstellen und Bereiche entstehen, in denen Pilze, Bakterien und Parasiten Krebs auslösen können;
- den Energiefluss durch den Körper unterbrechen oder auf

andere Weise die Entwicklung von Krankheiten begünstigen.

Man kann nicht gesund sein, solange der Mund nicht frei von versteckten Infektionen ist, die primär durch wurzelbehandelte Zähne und Füllungen aus toxischen Metallen (besonders Amalgamfüllungen, die zu 50 Prozent aus Quecksilber bestehen) verursacht werden. Obwohl dieses Thema immer noch kontrovers diskutiert wird und die American Dental Association die Gefahr vollkommen leugnet, sind die wissenschaftlichen und klinischen Beweise dafür, dass es einen Zusammenhang zwischen Schwermetallen und Krankheiten gibt, überwältigend* – ebenso wie die persönliche Erfahrung. Wenn solche Füllungen vorhanden sind, müssen sie aus den Zähnen entfernt werden. Das ist der einfache erste Schritt. Wesentlich schwieriger ist es, den Körper davon zu reinigen und dafür zu sorgen, dass Blut und Energie wieder richtig durch die Organe, die Zähne und den Körper fließen.

Versteckte Infektionen können zu erheblichen Belastungen führen

Selbst wenn Ihre Füllungen in Ordnung sind oder Sie überhaupt keine Füllungen haben, können Ihre Zähne immer noch eine verborgene Krankheitsquelle sein.

---

* Geben Sie im Internet den Suchbegriff »Amalgam« ein. Die meisten Untersuchungen stammen aus Deutschland. Beachten Sie bitte auch die entsprechenden Literaturhinweise im Anhang.

Der menschliche Mund ist voller Bakterien, Viren und anderer Krankheitserreger. Das ist nicht weiter überraschend, denn unser Mund ist in ständigem Kontakt mit der Umwelt. Er kommt in Berührung mit unserer Nahrung und den verschiedensten Gegenständen, wir kauen an Fingernägeln und Bleistiften, lecken an Briefmarken und Umschlägen, küssen andere Menschen und stecken die Finger in den Mund. Zahlreiche Bazillen, die wir typischerweise im Mund haben, sind normalerweise nicht gefährlich, weil unser Immunsystem sie in Schach hält und verhindert, dass sie in den Körper gelangen. Aber manchmal – viel zu oft – läuft irgendetwas schief.

Das Immunsystem ist darauf eingestellt, Krankheitserreger, die üblicherweise in den Mund gelangen, entweder zurückzuhalten oder zu zerstören. Der Kampf mit den Erregern, die versuchen, aus dem Mund auszubrechen und in den Körper zu gelangen, ist gewöhnlich eine kurze Entscheidungsschlacht, bei der das Immunsystem Sieger bleibt. Leider sind unsere inneren Verteidigungsmechanismen längst nicht so effektiv, wenn es um lang anhaltende, subakute Infektionen geht, die sich unter oder hinter unseren Zähnen oder in unseren Kieferknochen abspielen.

Es gibt viele Hinweise darauf, dass bei ernsthaften Krankheiten stets auch die Zahngesundheit eine wichtige Rolle spielt.

Nicht korrekt durchgeführte Wurzelbehandlungen sind eine Hauptquelle verborgener Infektionen. Strikt biologisch arbeitende Zahnmediziner sind sogar der Meinung, dass es überhaupt keine »sichere« Wurzelbehandlung gibt, und beginnen ihre Therapie damit, dass sie all diese Zähne ziehen.

Glücklicherweise ist dieses extreme Vorgehen meist nicht notwendig und stellt nur einen letzten Ausweg dar, falls die

Behandlung mit *Procain*, homöopathischen Arzneien und besonders den *Sanum*-Produkten erfolglos bleibt. (*Procain* ist ein lokales Betäubungsmittel, das häufig im Rahmen der Neuraltherapie eingesetzt wird. Die deutsche Firma *Sanum* stellt Naturheilmittel und homöopathische Arzneien her, die Sie in jeder Apotheke bestellen können.)

Die Behandlung durch einen biologischen Zahnmediziner richtet sich danach, welcher Teil der Mundhöhle betroffen ist, wie alt der Patient ist und wie sein allgemeiner Gesundheitszustand sowie der Zustand seines Immunsystems ist. Sie brauchen einen entsprechend ausgebildeten und erfahrenen Zahnarzt sowie einen naturheilkundigen Arzt oder einen Heilpraktiker, die zusammenarbeiten müssen, weil sich das Quecksilber nicht nur im Mund, sondern auch in verschiedenen anderen Bereichen des Körpers befindet. (Im Anhang ist auf Organisationen hingewiesen, die Ihnen entsprechend qualifizierte Therapeuten in Ihrer Nähe nennen können.) Solche Teams haben schon hervorragende Resultate bei der Behandlung von Krebs, multipler Sklerose, chronischer Müdigkeit und andern Symptomen von Schwermetallvergiftung und versteckten Infektionen erzielt.

Zahninfektionen können auch dadurch verursacht werden, dass verschiedene Metalle für Füllungen und Kronen verwendet werden. Die gleichzeitige Verwendung oder Mischung von verschiedenen Metallen kann in den betreffenden Zähnen Korrosion, Verfall und Infektionen auslösen, auch wenn keine Schwermetalle in den Körper gelangen. Solche Probleme sind besonders schwer zu diagnostizieren, denn wer will schon auf eigene Kosten Kronen und Brücken entfernen lassen, wenn es vielleicht gar nicht nötig wäre. Aber wer beruflich mit Metallen zu tun hat, weiß, dass man sie nicht vermischen kann, ohne dass es zur Elektrolyse, Galvanisierung oder Korrosion kommt, die, wie jeder Klempner weiß, Metallrohre zur Auflösung bringen. Die Elektrolyse zwischen den Metallen zerstört unsere Zähne und Kiefer. Und selbst wenn nur ein einziges Metall verwendet wird, kann es für den Patienten unverträglich sein. (Deshalb führen biologische Zahnmediziner Verträglichkeitstests durch, bevor sie ein bestimmtes Material – Zahnzement, Metall oder Porzellan – in den Mund des Patienten einsetzen.)

Was auch immer die Ursachen sein mögen, diese unterschwelligen Infektionen sind Brutstätten für Erreger, die letzten Endes unser Immunsystem überwältigen oder austricksen können. Dann verbreiten sich diese Krankheitserreger, wobei sie entweder ihre Anwesenheit laut kundtun, indem sie in unserem Körper schwere Zerstörungen anrichten, oder sich still in ein Organ oder Gewebe einnisten und uns von dort aus subtil und zunehmend schwächen, was sich in unbestimmten Schmerzen, Fieberanfällen, neurologischen Störungen und Immunschwächen äußert oder zu Seh- oder Hörproblemen führt.

Diese versteckten Zahninfektionen verlaufen meist subkutan. Das muss so sein, denn wenn es sich um akute Infektionen mit starken Schmerzen oder offenkundigen Krankheitssymptomen handeln würde, dann würden sie bemerkt und sofort behandelt. Doch die Tatsache, dass sie kaum auffallen, macht sie nicht weniger gefährlich. Im Gegenteil: Sie schwächen unser Immunsystem, indem sie ständig einen Teil seiner Energie binden, sodass wir keine Immunreserven mehr haben und den alltäglichen Toxinen und Krankheitserregern mehr oder weniger hilflos ausgeliefert sind.

Noch gefährlicher ist die Tatsache, dass sich die Infektion

in der Mundhöhle oft ausbreitet und schließlich auf zahlreichen Wegen andere Teile des Körpers befällt. Sie kann sich über das Zentralnervensystem verbreiten, auf venösem Weg in das Gehirn und die Wirbelkanäle gelangen oder über den Hals in die unteren Körperteile wandern. Krankheitserreger, die sich von den Zähnen her ausbreiten, haben keinen weiten Weg. Nur ein paar Zentimeter trennen den Oberkiefer vom Gehirn. Aber das Gehirn ist nicht das einzige gefährdete Organ. Versteckte Zahninfektionen können eine Menge Probleme verursachen, beispielsweise:

- *Erhöhten Blutdruck:* Bestimmte Bakterien, die unsere Mundhöhle besiedeln, können den Serotoninspiegel im Körper erhöhen. Serotonin führt dazu, dass sich die als Kapillaren bezeichneten winzigen Blutgefäße zusammenziehen. Stellen Sie sich vor, Sie fahren durch einen Tunnel, der plötzlich enger wird. Anfangs gab es keine Probleme, weil der Tunnel breit genug war, aber wenn er jetzt enger wird, schrammen Sie ständig an den Wänden entlang. Wenn der Tunnel zu eng wird, bleibt Ihr Wagen stecken, und Sie können auch nicht mehr zurücksetzen, weil sich hinter Ihnen schon ein Stau gebildet hat. Ganz ähnlich ist die Situation in Ihren Blutgefäßen. Wenn die Bakterien den Serotoninspiegel erhöhen, verengen sich die Kapillaren, die als »Tunnel« für das Blut dienen, das durch den Körper strömt, und der Blutdruck steigt. Damit steigt auch das Risiko, Kopfschmerzen, einen Schlaganfall, Herzkrankheiten oder andere ernste Beschwerden zu bekommen. Millionen von Menschen in den USA und Europa nehmen Medikamente gegen Kopfschmerzen, erhöhten Blutdruck und andere Beschwerden. Viele von ihnen wären wahrscheinlich besser bedient, wenn die versteckten

Infektionen in der Mundhöhle beseitigt würden. (Alle Medikamente, die wir gegen die Folgen solcher versteckten Infektionen einnehmen, einschließlich Aspirin, fördern tendenziell die Übersäuerung des Körpers und schwächen uns.)

- *Krebs:* Krebs entwickelt sich an Stellen, die schlecht durchblutet sind – dort, wo es weniger Blut und Sauerstoff gibt, um Bakterien, Pilze und Parasiten auszuschwemmen, die sich eifrig vermehren. (Quecksilber ist eine der Hauptursachen für schlechte Durchblutung, die es potenziell Krebs erregenden Organismen erlaubt, sich auszubreiten.) Es ist bekannt, dass bestimmte Gehirntumoren einen Bezug zu Pilzen haben und dass bei anderen Arten von Krebs Viren beteiligt sind. *E. coli* und andere weit verbreitete Bakterien können dazu führen, dass bestimmte zyklische Kohlenwasserstoffe oder andere potenziell Krebs erzeugende Substanzen produziert werden.

- *Multiple Sklerose,* auch kurz MS genannt. Diese entkräftende Störung des Nervensystems lässt ihre Opfer unter Kopfschmerzen leiden, führt zu verschwommenem Sehen oder Doppeltsehen, Schwäche, schlechter Koordination, Taubheit, Kribbeln in den Gliedmaßen, Schwierigkeiten beim Sprechen, extremen Stimmungsschwankungen, Impotenz, Inkontinenz und Verlust der Kontrolle über den Darm. Die Ursachen der MS kennt man noch nicht, obwohl allgemein davon ausgegangen wird, dass es sich um einen Virus oder eine Störung des Immunsystems handelt. Ganzheitlich behandelnde Zahnärzte haben vielen Patienten, die an Symptomen litten, welche auf MS hindeuteten, durch die Beseitigung von Infektionsherden im Kiefer geholfen – Probleme, die traditionelle Ärzte und Zahnärzte nicht einmal in Erwägung ziehen wollten.

- *Belastung des Immunsystems:* Obwohl das Immunsystem über eine enorme Kampfkraft verfügt, hat es doch seine Grenzen. Es können jeweils nur bestimmte Mengen an T-Helfer-Zellen, Suppressorzellen, Makrophagen und anderen Immunzellen hergestellt werden, selbst wenn der Körper gesund und kampfbereit ist. Jede Infektion, die das Immunsystem im Mundraum bekämpfen muss, bedeutet eine zusätzliche Belastung. Die meisten Infektionen sind für sich genommen ohne große Bedeutung, aber der kumulative Langzeiteffekt kann das Immunsystem so stark schwächen, dass die verborgenen Infektionen im Mundraum sich ausbreiten und ein Teufelskreis beginnt.

Traditionelle Mediziner wischen solche Bedenken wegen verborgener Infektionen leicht beiseite und behaupten, dass es sie nicht gebe, weil sie sich auf Röntgenaufnahmen und bei Laboruntersuchungen nicht zeigen. (Das ist nicht weiter überraschend, denn Röntgenaufnahmen sind schließlich flache, eindimensionale Bilder.) Weil die meisten Therapeuten nicht glauben, dass verborgene Infektionen in den Zähnen oder Kieferknochen existieren oder von Bedeutung sind, suchen sie auch nicht danach. Die Vorstellung, dass solche Infektionen so unwichtig sind, dass man nicht danach suchen muss, dient als »Beweis« dafür, dass sie nicht existieren. *Aber die Tatsache, dass ein Arzt eine Infektion nicht finden kann, bedeutet wenig, denn wonach man nicht sucht, das findet man auch nicht.*

Zahninfektionen bleiben oft verborgen, weil sie sich unter den Zähnen befinden, in den Taschen rund um die Weisheitszähne, neben und unter den Wurzelkanälen oder in Zysten oder Abszessen im Kiefer. Das Problem kann ein strukturelles, elektrisches oder chemisches sein oder auch eine Kombination aus mehreren Faktoren. Sogar chronische Infektionen der Nebenhöhlen oder Entzündungen der Mandeln können dafür verantwortlich sein. Was immer die Ursache sein mag, das Problem ist schwer zu fassen.

Infektionen können in einwandfrei behandelten Zähnen verborgen sein und dabei keine erkennbaren Symptome oder direkten Schmerzen verursachen. Und weil Infektionsherde sich oft auf Röntgenaufnahmen der Zähne nicht zeigen, merken viele Leute nicht, dass in ihrem Mund etwas nicht in Ordnung ist. Sie wissen nur, dass sie schon bei allen möglichen Therapeuten waren, von denen jedoch keiner ihre Symptome erklären oder beseitigen konnte. Elektrische Messungen können helfen, sind aber nicht immer eindeutig. Am zuverlässigsten sind elektrische und/oder energetische Messungen (zum Beispiel die sogenannte Elektroakupunkturdiagnostik und/oder kinesiologische Untersuchungen oder Testverfahren aus dem Bereich der medizinischen Radiästhesie). Die meisten dieser Ansätze gehören nicht in den Bereich der konventionellen Medizin und werden an den Universitäten nicht gelehrt. Zwar sind tausende von Therapeuten damit in den letzten 40 Jahren zu guten Resultaten gekommen, aber die betreffenden Verfahren sind immer noch nicht anerkannt und gelten als experimentell.

Röntgenaufnahmen meiner eigenen Zähne, an denen alle erforderlichen Behandlungen sehr sorgfältig ausgeführt waren, »bewiesen«, dass es bei mir keine Infektionen im Mundraum gab. Elektrische und energetische Messungen ergaben jedoch, dass die hauptsächlichen Probleme im Zusammenhang mit meiner Bauchspeicheldrüse und meiner Prostata von ebendiesen Infektionen stammten. Die Messergebnisse wurden besser, als die Infektionen homöopathisch behandelt wurden und alle anderen Indikatoren (wie Albumin, AMAS, pH-Wert und BTA) sich ebenfalls verbesserten.

Zusammenfassend kann man sagen, dass chronische schwelende Infektionen in der Mundhöhle das biologische Terrain verändern, das Immunsystem schwächen, einen ständigen Strom von Toxinen freisetzen und im Laufe der Zeit ein bestimmtes Organ oder das gesamte Körpersystem schwächen können. Verborgene Zahninfektionen sind oft nicht besonders dramatisch, aber meist heimtückisch, und der Schaden, den sie im Laufe der Zeit anrichten, kann verheerend sein. Deshalb müssen sie beseitigt werden, wenn wir gesund sein wollen. (Das bedeutet nicht immer, dass die betreffenden Zähne gezogen werden müssen. Manchmal lässt sich das Problem durch eine konventionelle homöopathische Behandlung lösen oder dadurch, dass man homöopathische Arzneien direkt in den Kiefer spritzt.)

Die Bedeutung der Zähne für den Energiekreislauf

Die Energie, die den Körper nährt, umgibt und selbst der Körper ist, kann nicht ungehindert fließen, wenn die Zähne nicht gesund sind. Zähne sind nicht Stücke von Materie im Mund, die für das Zerkleinern der Nahrung zuständig sind. Zähne sind lebende, pulsierende, integrale Bestandteile des Körpers. Sie bestehen aus der Energie, die der Körper *ist*, und bilden zugleich Pfade, durch welche die Energie hindurchströmt.

So wie auf der materiellen Ebene die Krankheitserreger, die sich in den verborgenen Infektionsherden der Zähne befinden,

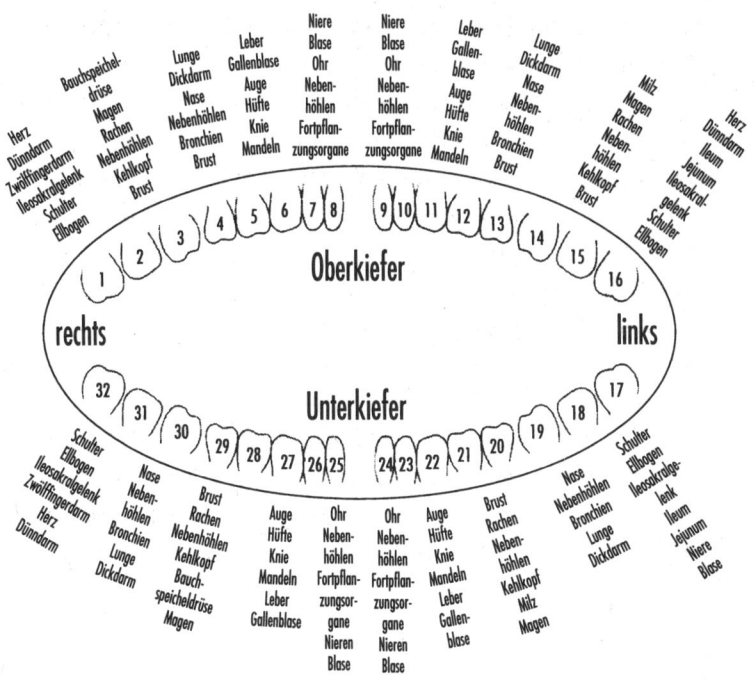

**Abb. 2   Die Zähne mit den entsprechenden
Akupunkturmeridianen und Organen**

einen weit davon entfernten Körperteil schädigen können,
kann auch eine Blockade der Energieströme im Körper zu gesundheitlichen Schäden führen. Da jeder Zahn energetisch mit
bestimmten Organen, Organsystemen und Geweben sowie
mit dem Körper als Ganzem verbunden ist, führt jede physikalische oder energetische Belastung eines Zahns zwangsläufig zu einer Schädigung der entsprechenden Organe, Organ-
systeme oder Gewebe (und des gesamten Körpers). Eine
Infektion oder auch jedes andere Zahnproblem kann von dem

Gewebe, das diesem Zahn zugeordnet ist, Energie abziehen. Abbildung 2 zeigt die Beziehungen zwischen den Zähnen und den ihnen zugeordneten Akupunkturmeridianen und Organen.

Hier sind einige Beispiele, welche Probleme auftreten können, wenn der Energiefluss durch die Zähne unterbrochen wird:

- Schlechte Verdauung, Blähungen, Durchfall und andere Magen-Darm-Probleme können durch unterschwellige Infektionen im Zusammenhang mit alten Füllungen verursacht werden.
- Eine Infektion der oberen Prämolaren (vorderen Backenzähne) kann die Leber schädigen.
- Infektionen, die durch das Ziehen der Weisheitszähne verursacht worden sind, können Jahre später zu Herzkrankheiten führen.
- Probleme mit den Schneidezähnen können die Nierenfunktion stören.
- Nicht korrekt durchgeführte Wurzelbehandlungen können die Prostata schädigen, indem sie den Fluss der Energie durch Zähne und Körper behindern.

Diese Probleme sind so heimtückisch, dass einige biologische Zahnmediziner aus gutem Grund nachdrücklich empfehlen, nach Beseitigung der ursprünglichen Störungen jährlich elektrische Messungen durchführen zu lassen und solche Messungen in jedem Fall vornehmen zu lassen, wenn man wurzelbehandelte Zähne, Kronen, Brücken oder Teleskopkronen hat.

Im Mund versteckte Giftfabriken

Als ob verborgene Infektionen und Unterbrechungen des Energieflusses nicht genug wären, sind wir außerdem mit einem potenziell tödlichen Problem konfrontiert, das vom medizinischen Establishment fast vollständig übersehen wird: Quecksilber-Amalgam-Füllungen. Die American Dental Association (ADA) spricht mit doppelter Zunge, wenn es um das Thema Amalgam geht. Einerseits warnt sie die in der Zahnmedizin Tätigen, extrem vorsichtig mit Amalgam umzugehen, und stellt detaillierte Regeln für Handhabung und Lagerung auf, weil dieser Stoff so gefährlich für unsere Gesundheit ist. Andererseits beharrt sie weiter darauf, Amalgam sei als Zahnfüllung in unserem Mund absolut sicher.

Es gibt bestimmte Industriezweige, in denen die Arbeiter mit Quecksilber in Berührung kommen und gesetzlich vorgeschriebene strenge Vorsichtsmaßnahmen einhalten müssen, aber für die meisten Menschen stellen die Amalgamfüllungen den ersten Kontakt mit Quecksilber dar. Diese Füllungen – sie enthalten 50 Prozent Quecksilber, 25 Prozent Silber, und die restlichen 25 Prozent sind eine Mischung aus Zinn, Kupfer, Zink und anderen Substanzen – werden seit ungefähr 170 Jahren verwendet. Etwa 85 Prozent aller heute lebenden US-Bürger haben eine oder mehrere Amalgamfüllungen. Von den darin enthaltenen Metallen ist Quecksilber das gefährlichste – giftiger als Arsen, Kadmium und Blei. Quecksilber gilt als *die giftigste Substanz auf dem Planeten*. Nach Angaben der Weltgesundheitsorganisation und anderer führender Gesundheitsorganisationen gibt es für die Quecksilberbelastung des Körpers keinen ungefährlichen Grenzwert. Mit anderen Worten:

Auch die geringste Menge Quecksilber, die aus den Füllungen in den Körper gelangt, muss als gefährlich gelten. Wir sollten davon ausgehen, dass Quecksilber-Amalgam-Füllungen Giftfabriken sind, die unseren Mund und unseren Körper mit gefährlichen Abfällen belasten.

Wenn das Wort Quecksilber fällt, denken die meisten von uns an die silbrige Flüssigkeit, die sich in einem Thermometer auf und ab bewegt. Wir halten sie für harmlos. Was passiert also, wenn kleine Mengen davon aus den Füllungen freigesetzt werden? Es hat sich herausgestellt, dass Quecksilber viele schädliche Auswirkungen hat:

- Es bringt die Körperchemie durcheinander.
- Es kann sich negativ auf das Erbgut und die Fortpflanzungsfähigkeit auswirken.
- Es schafft eine einladende Umgebung für Parasiten, indem es die »guten« Darmbakterien abtötet.
- Es erhöht das Risiko von Fehl- oder Mangelernährung, indem es die Aufnahme von Proteinen stört.
- Es lagert sich im Gehirn, im Zentralnervensystem, der Leber, den Nieren und anderen Körperteilen ab.
- Es zerstört unsere Nerven und führt zu verschiedenen Krankheiten des Nervensystems.
- Es beeinträchtigt die körpereigene Produktion und Verwendung von Schilddrüsen- und Hypophysenhormonen, Insulin und Östrogen.
- Es schwächt das Immunsystem und macht uns anfällig für Krankheiten.
- Es stiftet Verwirrung im Immunsystem, das sich daraufhin gegen den eigenen Körper richtet, sodass Autoimmunkrankheiten auftreten, wie z. B. Lupus.

Quecksilber sammelt sich oft in den Nervenknoten oder größeren Nervenverbindungen in den Leisten, im Kiefer- oder Schläfenbereich, wodurch die betroffenen Nerven die Durchblutung von Prostata, Hoden, Eierstöcken, Gebärmutter, Gehirn, Nacken und Nebenhöhlen verringern oder unterbinden. Die mangelnde Durchblutung dieser Bereiche erlaubt es Bakterien, Pilzen und Parasiten, die Herrschaft zu übernehmen, wodurch isolierte, geschützte »Nischen« entstehen, in denen sich Krankheiten entwickeln können. Es ist schwierig, diese Nischen zu entgiften, weil der Blutstrom an diesen Stellen nicht ausreicht, um die Entgiftungsmittel dorthin zu bringen. In manchen Ländern injizieren die Ärzte Procain in die betroffenen Ner-

Quecksilber ist die giftigste Substanz auf dem Planeten. Es gibt keinen ungefährlichen Grenzwert.

venknoten, um einen »Entspannungseffekt« zu erzielen, der die Durchblutung wieder verbessert, sodass Quecksilber und andere belastende Stoffe weggespült werden können. Vitamin C und weitere Stoffe wie DMPS, Schafgarbe und Chlorella helfen dem Körper, Quecksilber über den Urin auszuscheiden, ein Prozess, den man genau überwachen und steuern kann.

Quecksilber ist mit Krankheiten und Abbauprozessen im Gehirn in Verbindung gebracht worden. Es scheint die Neuronen (Gehirnzellen) zu zerstören, wodurch möglicherweise Kopfschmerzen, Gedächtnisstörungen, Koordinationsschwierigkeiten sowie Sprech- und Sehstörungen ausgelöst werden. Und nicht nur wir selbst können durch das Quecksilber in unseren Zahnfüllungen geschädigt werden. Es kann während einer Schwangerschaft über die Plazenta auch auf das ungeborene Kind übertragen werden. Und selbst wenn der Fötus in der Gebärmutter nicht geschädigt wird, besteht die Gefahr,

dass der Säugling das Schwermetall später über die Mutter-
milch aufnimmt.

Weil Quecksilber so viele verschiedene Körperteile schädigen kann, sind die Auswirkungen sehr weitreichend. Zu den
möglichen Symptomen einer Quecksilbervergiftung gehören Anämie, Angstgefühle, Appetitmangel, Bauchkrämpfe,
Benommenheit, Blähungen, erhöhte Blutfettwerte, Brust-
schmerzen, Depressionen, Divertikulitis, Furchtsamkeit, Gedächtnisstörungen, Glaukome, Halswirbelsäulensyndrom,
Herzrhythmusstörungen, Hörprobleme, Konzentrations-
schwierigkeiten, schlechte Koordination, Kribbeln, Müdigkeit, Muskelschwäche, Nahrungsmittelunverträglichkeit und
-allergien, Niereninfektionen, Ohrgeräusche, Parasiten, Rast-
losigkeit, Schlaflosigkeit, Sehstörungen, Selbstmordgedanken,
Sprachstörungen, multiple Sklerose, Unterzuckerung, Taubheitsgefühle in Armen und Beinen, Verstopfung, Zahnfleischbluten und Zittern.

Wir bringen unsere Symptome nur selten mit Quecksilber in
Verbindung, weil es uns auf eine so heimtückische Weise schädigt, indem es ohne ein erkennbares System allmählich einen
Körperteil nach dem anderen schwächt oder angreift. Und so
klagen wir beim Internisten über Schmerzen oder Benommenheit, beim Augenarzt über Sehprobleme und beim Allergologen
über einen Hautausschlag. Die wohlmeinenden Ärzte stopfen
uns mit Medikamenten voll, die keines der Probleme lösen, dafür aber eine Menge Nebenwirkungen haben. Bald brauchen
wir weitere Medikamente, um diese Nebenwirkungen zu bekämpfen, und dann wieder neue Mittel, um deren Nebenwirkungen aufzuheben und so weiter. Jetzt hat uns das herr-
schende Medizinsystem voll im Griff. Oder unser Arzt ist zu
der Erkenntnis gelangt, dass unsere Probleme psychosomatisch

sind, und er überweist uns an einen Psychiater. Inzwischen sind wir nicht nur körperlich krank, sondern zusätzlich auch noch »verrückt«. Und während der ganzen Zeit gelangt weiterhin Quecksilber aus unseren Zahnfüllungen in den Körper. Aber wir bemerken dieses ursprüngliche Problem kaum noch, weil uns die angebliche »Therapie« so krank gemacht hat.

Es müssen nicht unbedingt Quecksilberpartikel sein, die uns den Schaden zufügen. Quecksilberdämpfe sind genauso gefährlich. Quecksilber ist ein Mineral, das Dämpfe abgibt, wenn man es reibt, daran kratzt, wenn es gepresst wird oder wenn die Temperatur steigt (denken Sie an das Quecksilber im Thermometer). Das heißt, wenn Sie Ihre Nahrung kauen, sich die Zähne putzen, etwas Heißes essen oder rauchen – sogar wenn Sie einfach nur mit den Zähnen knirschen –, gibt das Quecksilber aus Ihren Füllungen Dämpfe ab, die Sie weder schmecken noch riechen, noch sehen können, die aber trotzdem sehr real sind. Mit der Atemluft gelangen sie in Ihre Lungen und von dort weiter in den Blutstrom und in jeden Körperteil. Und weil Quecksilberdämpfe so giftig sind, ist auch die geringste Menge davon gefährlich.

Wie groß der Schaden ist, den die Quecksilberdämpfe anrichten, hängt davon ab, wie empfindlich Ihr Nervensystem reagiert, wie viele Amalgamfüllungen Sie haben, wann und wie gut diese Füllungen eingesetzt wurden, wie kräftig und wie oft Sie Ihre Zähne putzen, welche Art von Nahrung Sie essen und von vielen anderen Faktoren. Aber sofern Sie nicht bei der beruflichen Arbeit mit Quecksilber in Berührung kommen – und das ist eher die Ausnahme –, sind Ihre Zähne die Hauptquelle einer Quecksilbervergiftung. (Weitere Informationen zu diesem Thema erhalten Sie u. a. über Selbsthilfegruppen Amalgamgeschädigter – siehe Anhang.)

Natürlich ist Quecksilber nicht das einzige Metall in unseren Zahnfüllungen, Kronen oder Brücken. Viele Metalle finden ihren Weg in unseren Mund. Hier sind einige weitere Symptome, die von anderen Metallen hervorgerufen werden können:

- Gold: Depressionen, Knochenschmerzen, Bluthochdruck, Lichtempfindlichkeit der Augen, arterielle Schäden.
- Kupfer: Krämpfe, Übelkeit, Zuckungen, epileptische Anfälle.
- Nickel: Nervosität, schlechte Verdauung, Verstopfung, Kopfschmerzen.
- Silber: Auszehrung, geleeartiger Schleim im Hals, Rückenschmerzen, geschwollene Fußgelenke.
- Zinn: Belastungen des Nervensystems und des Atmungssystems, verschiedene Schmerzen, Koliken, Zuckungen der Unterarme und Hände.

Es ist nicht einfach, Amalgamfüllungen oder andere Metalle aus unserem Mund zu entfernen. Wenn man dabei nicht sehr sorgfältig vorgeht, wird der Körper von toxischem Metallstaub und Dämpfen überschwemmt. Dieser plötzliche Angriff von Giften ist gefährlicher, als wenn sie langsam aus den Füllungen freigesetzt werden. Sie müssen also einen Zahnarzt finden, der Erfahrungen mit der Entfernung von Amalgamfüllungen hat und mit einem Therapeuten zusammenarbeitet, der seinerseits Erfahrungen mit der Ausleitung von Quecksilber aus dem Körper hat.

»Batterien« im Mund

Wenn das Austreten von Quecksilber das einzige Problem wäre, das bei Zahnfüllungen auftritt, wäre das schon schlimm genug. Aber es treten noch mehr Probleme auf. Quecksilber und andere Metalle in diesen Füllungen können den normalen Energiefluss durch die Körpermeridiane unterbrechen, indem sie als »Batterie« im Mund wirken.

Oraler Galvanismus, wie man diese batterieartige Wirkung im Mund nennt, wird durch Potenzialdifferenzen zwischen den Polen der elektrischen Quellen im Mund hervorgerufen. Die »Batterie« kann sich zwischen den Füllungen von zwei Zähnen auf dem Weg über den Speichel bilden oder auch zwischen der Füllung eines einzigen Zahns, dem Knochen und dem Speichel.

> *Es ist ein strafbares Verbrechen, einen einzigen Tropfen Quecksilber im Boden zu vergraben. Aber es ist legal, mehrere Tropfen Quecksilber in einer Zahnfüllung zu verarbeiten.*

Wenn Sie eine »Batterie« im Mund haben, bemerken Sie vielleicht vermehrten oder schaumigen Speichel, einen salzigen oder metallischen Geschmack, gelegentliche Schocks oder Schmerzen, wenn Sie Ihre Zähne mit einem metallischen Gegenstand berühren, ein Kribbeln oder Brennen an den Zungenrändern, ein schwer zu bestimmendes unangenehmes Gefühl im Mund, Verdauungsstörungen oder Gewichtsverluste. Vielleicht stellen Sie auch fest, dass Sie grundlos zornig oder reizbar werden. Ihrem Arzt fallen vielleicht alarmierende Veränderungen bei Ihren Blutwerten oder anderen Untersuchungsergebnissen auf, oder Ihr Zahnarzt stellt Verfärbungen oder andere Probleme an Ihren Zähnen fest. Zu lösen ist das Problem nur, indem die Batterie aus Ihrem Mund entfernt wird.

Die Lösung: Zahnsanierung

Die normale Reinigung mit Zahnseide und Zahnbürste sowie regelmäßige Besuche beim Zahnarzt lösen nicht die ernsten Gesundheitsprobleme, die sich aus dem Zustand Ihrer Mundhöhle ergeben können – denn die meisten Zahnärzte sind nicht dafür ausgebildet, versteckte Infektionen zu erkennen, die Rolle der Zähne im Energiesystem des Körpers zu verstehen und die durch Amalgamfüllungen verursachten Probleme zu lösen. Ihnen ist nicht klar, dass die vier Schneidezähne im Unterkiefer energetisch mit dem gesamten Urogenitaltrakt, den Nieren und den Nebennieren verbunden sind oder dass es eine ähnliche Beziehung zwischen den Eckzähnen und der Gallenblase gibt. Sie haben absolut keine Vorstellung davon, dass Erkrankungen dieser Zähne oder ihrer Umgebung Krankheiten im gesamten Urogenitalbereich einschließlich Prostatakrebs verursachen können.

Wenn Sie einen traditionellen Zahnarzt haben, ist es empfehlenswert, eine zweite Diagnose von einem ganzheitlich arbeitenden Zahnarzt einzuholen. Es bleibt Ihre Aufgabe, auf Anzeichen für irgendwelche Probleme zu achten, beispielsweise:

- ungewöhnlicher oder unangenehmer Mundgeruch,
- Zahnfleischbluten,
- Veränderungen der Zahnstellung,
- Flecken auf den Zähnen,

- alte Füllungen (alle Füllungen sollten jährlich kontrolliert werden, um sicherzustellen, dass sie noch dicht sind),
- Zahnschmerzen oder Kieferschmerzen, die dadurch verursacht werden können, dass die harte Oberfläche einer Füllung beim Kauen auf einen anderen Zahn trifft,
- Schmerzen, die durch schlecht eingepasste Füllungen und schlecht sitzende Kronen, Brücken etc. verursacht werden,
- unerklärliche Symptome körperlicher oder geistiger Art.

Alle diese Symptome können auf versteckte Zahninfektionen, eine Unterbrechung des Energieflusses zwischen den Zähnen und dem Körper oder eine Vergiftung hinweisen. Und natürlich ist allein die Tatsache, dass Sie Amalgamfüllungen im Mund haben, eine potenzielle Quelle für Probleme.

Aber selbst wenn wir solche Symptome bemerken, verstehen die meisten von uns leider deren Bedeutung nicht und wissen nicht, was sie dagegen tun können. Und das gilt ebenso für den normalen Zahnarzt. Deshalb ist es wesentlich, dass Sie sich so bald wie möglich von einem ganzheitlich arbeitenden Zahnarzt untersuchen lassen:

- Er kennt die toxischen Wirkungen von Amalgamfüllungen und kann diese Füllungen sorgfältig durch solche aus anderen Materialien ersetzen, die der Körper verträgt.
- Er weiß, dass die Zähne und das Gehirn miteinander in Verbindung stehen und dass Probleme im Mund sich zwangsläufig auf das Gehirn auswirken. Und da das Gehirn den gesamten Körper kontrolliert, wird sich das Problem immer auf andere Organe oder Körpersysteme auswirken.
- Er weiß, dass das Immunsystem nicht stark sein kann, solange die Mundhöhle nicht gesund ist.

- Er kümmert sich um wurzelbehandelte Zähne, Kieferprobleme, Zahnfehlstellungen und andere Aspekte der Zahngesundheit.
- Er achtet sorgfältig darauf, wie sich Zahnprobleme einschließlich der Kieferstellung auf das elektrische System des Körpers auswirken. (Eine schlechte Kieferstellung kann das Zentralnervensystem dramatisch schädigen, zu Kopfschmerzen und allgemeinen Belastungen des Körpers führen. Dies wiederum schwächt das Immunsystem.)
- Mithilfe von Elektroakupunktur, Thermografie, elektrischen Hauttests, Blutuntersuchungen im Dunkelfeldmikroskop, DMPS-Provokationstests, Bioresonanz, Sonographie, Elektromyographie, Magnetfelduntersuchungen des Kiefers und anderen Mitteln kann er versteckte Probleme erkennen, die den Körper schädigen.
- Er weiß, wie wichtig eine angemessene Ernährung ist.

Der ganzheitlich arbeitende Zahnarzt reinigt den Mund und beseitigt dadurch Quellen größerer Belastung, er stärkt die natürlichen Abwehrkräfte des Körpers und verbessert den gesamten Gesundheitszustand des Patienten (siehe Anhang für Hinweise, wie Sie ganzheitlich arbeitende Zahnärzte in Ihrer Umgebung finden.)

Testverfahren zum Nachweis von Quecksilbervergiftung

Obwohl Sie wahrscheinlich am besten davon ausgehen, dass jede Amalgamfüllung aus Ihren Zähnen entfernt werden sollte, können Sie verschiedene Tests durchführen lassen, die Auskunft darüber geben, ob Quecksilber aus den Füllungen in Ihren Körper gelangt ist.

Am besten eignet sich zu diesem Zweck die Kinesiologie, eine bestimmte Art von Muskeltest. Von einem erfahrenen Experten durchgeführt, kann die Kinesiologie Auskunft darüber geben, ob irgendein Zahn Ihre Gesundheit schwächt und wenn ja, warum. Der Patient legt einfach die Spitze seines Zeigefingers nacheinander auf die Beißfläche seiner Zähne. Währenddessen untersucht der Kinesiologe die Muskelkraft des anderen Arms. Wenn beispielsweise der Patient einen Zahn mit seinem rechten Zeigefinger berührt, dann testet der Kinesiologe die Muskelkraft des linken Arms. Anschließend berührt der Patient den nächsten Zahn, und der Kinesiologe testet erneut die Muskelkraft des linken Arms. Nach diesem Verfahren wird jeder einzelne Zahn geprüft.

Wenn sich in einem bestimmten Zahn Quecksilber befindet, zeigt sich das sehr zuverlässig in der Muskelkraft des getesteten Arms. Zur Gegenkontrolle kann der Patient ein kleines Gefäß mit homöopathisch potenziertem Quecksilber in die Hand nehmen,

Ein Problem in der Mundhöhle ist doppelt bedrohlich: Es macht uns körperlich und energetisch krank.

mit der er den Zahn berührt. Wenn der gegenüberliegende Arm vorher bei diesem Zahn im Muskeltest schwach war, nun aber stark ist, dann enthält die Zahnfüllung Quecksilber. Die Testergebnisse konnten ausnahmslos immer wieder klinisch bestätigt werden.

Ein weiteres Testverfahren ist die Haaranalyse. Bei einem Labortest kann eine kleine Haarprobe zeigen, ob bestimmte schädliche Substanzen in Ihren Körper gelangt sind und sich in Ihren Haaren abgelagert haben. Die Haaranalyse zeigt gleichzeitig eine Momentaufnahme Ihrer Nährstoffversorgung. Bei einer solchen Analyse ermittelt man meist die Werte für Kalzium, Magnesium, Natrium, Kalium, Kupfer, Zink, Phosphor, Eisen, Mangan, Chrom, Selen, Bor, Kobalt, Germanium, Molybdän, Silizium, Schwefel und Vanadium sowie Antimon, Barium, Bismuth, Gold, Lithium, Nickel, Platin, Ruthenium, Scandium, Silber, Strontium, Zinn, Titan, Wolfram und Zirkon. Dazu kommen toxische Stoffe wie Arsen, Beryllium, Quecksilber, Kadmium, Blei und Aluminium. Viele Untersuchungen in den USA und anderswo haben gezeigt, dass es einen engen Zusammenhang zwischen den Mineralien im Haar und in den Körperorganen gibt. Die amerikanische Umweltbehörde benutzt Haaranalysen, um festzustellen, ob jemand toxischen Metallen ausgesetzt war oder ist. Bei einer Haaranalyse muss man allerdings berücksichtigen, dass Quecksilber manchmal erst nachgewiesen werden kann, wenn der Körper angeregt wird, es auszuscheiden.

Quecksilber gelangt von den Zähnen aus in den Blutstrom und veranlasst das Nervensystem, die Durchblutung zu drosseln, wodurch Krankheiten entstehen.

Bioenergetische Testverfahren sind eine weitere Möglichkeit, Vergiftungen mit Quecksilber oder anderen Schwermetallen nachzuweisen. Bei der so genannten Elektroakupunktur nach Voll (EAV) kombiniert man moderne Technologie mit Akupunkturtechniken, um den Hautwiderstand an ausgewählten Akupunkturpunkten zu messen.

Der DMPS-Provokationstest ist ein kompliziertes Verfahren. DMPS (Dimercaptopropansulfonsäure) ist eine schwefelhaltige Aminosäure, die Schwermetalle wie Quecksilber bindet. In einem Verfahren, das vor über vierzig Jahren zunächst in China und später in Deutschland und Russland entwickelt wurde, setzen Zahnärzte und Ärzte in den Vereinigten Staaten, Europa, Australien und Japan sie als Chelatbildner ein, der Schwermetalle bindet, sodass sie im Körper keinen Schaden mehr anrichten und leichter ausgeleitet werden können. DMPS bindet Quecksilber, Arsen, Kadmium, Chrom, Kobalt, Kupfer, Gold, Magnesium, Nickel, Silber und Zink.

Nach dem Ausschluss von allergischen Reaktionen und Nierenschwäche wird DMPS den Patienten intravenös verabreicht. Anschließend wird der Urin gesammelt und auf Quecksilber und andere toxische Metalle untersucht. Dieser Test dient sowohl der Diagnostik als auch der Behandlungskontrolle, weil man damit überwachen kann, in welchem Ausmaß schädliche Schwermetalle im Körper ausgeleitet werden. Die Substanz löst das Quecksilber aus den Körperzellen, verbindet sich damit und befördert es zu den Nieren, von wo es über den Urin ausgeschieden wird.

Haaranalyse, bioenergetische Testverfahren und/oder DMPS können die Ergebnisse der Muskeltestung erhärten. DMPS regt die Ausleitung an, die mit Hilfe der 24-Stunden-Urinanalyse überwacht wird.

Weitere Maßnahmen

Die Entfernung der Amalgamfüllungen ist die einzige Möglichkeit, wie Sie beginnen können, Ihren Körper von Quecksilber und anderen Schwermetallen zu befreien. Aber Sie können noch mehr tun, beispielsweise auf einem Minitrampolin hüpfen, Ihren Dickdarm reinigen, schwitzen und homöopathische Arzneien einnehmen.

Das *Hüpfen auf einem Minitrampolin* regt Ihr Lymphsystem an. Wie der Blutkreislauf transportiert auch das Lymphsystem Flüssigkeiten und andere Substanzen durch den Körper. Während die Hauptaufgabe des Blutkreislaufs jedoch darin besteht, Nährstoffe zu den Körperzellen zu bringen und »Müll« zu entfernen, ist das Lymphsystem vor allem eine Einrichtung zur Drainage und zur Abwehr von Krankheitserregern. Ein großer Teil des im Körper anfallenden »Mülls« wird über das Lymphsystem beseitigt, das außerdem viele wichtige Immunzellen beherbergt. Sie befinden sich in großer Zahl in den Lymphdrüsen, welche über den ganzen Körper verteilt sind. Dort warten sie darauf, dass sie aufgefordert werden, den Körper gegen Krankheitserreger zu verteidigen. Das Hüpfen auf einem Minitrampolin ist eine ausgezeichnete Möglichkeit, das Lymphsystem anzuregen, damit es Toxine und andere »körperfremde« Substanzen abwehrt und ausleitet.

Darmreinigung: Die Reinigung des Dickdarms fördert das Ausscheiden von Quecksilberablagerungen aus den Därmen. Der Körper benutzt die Därme als vorübergehendes Zwischenlager für einen Teil des Quecksilbers und anderer Substanzen, die er ausscheiden will. Aber sofern die Metalle nicht rasch durch den Magen-Darm-Trakt und weiter nach draußen befördert werden, können sie durch die Darmwände wieder ins Blut gelangen. Deshalb können Einläufe, Darmspülungen, Kräutermittel und alles, was den Dickdarm reinigt, sehr nützlich sein.

Schwitzen: Das ist eine einfache, aber effektive Art, die Entgiftung zu beschleunigen. Die Haut ist das größte Ausscheidungsorgan, über das zahlreiche Giftstoffe den Körper verlassen. Saunagänge oder körperliche Bewegung, die zum Schwitzen führt, fördern die Beseitigung von Giften über die Haut. Duschen Sie sich anschließend aber unbedingt ab, weil die Gifte sonst aufs Neue vom Körper aufgenommen werden, und trinken Sie reichlich Wasser, um ein Austrocknen zu vermeiden.

Homöopathische Arzneien: Man kann sie einsetzen, um die Ausscheidung von Quecksilber und anderen giftigen Metallen zu unterstützen und dabei gleichzeitig den Körper zu stärken. Lassen Sie sich von einem erfahrenen Therapeuten beraten.

Die Reinigung der Mundhöhle reinigt den Körper

Unsere Zähne sind weit mehr als nur »Nahrungszerkleinerer«. Sie dienen als Energieleiter und können, auch ohne dass wir es wissen, eine Giftquelle sein, wenn toxische Substanzen aus unseren Füllungen in den Körper gelangen. Die Zähne und die gesamte Mundhöhle können von versteckten Infektionen betroffen sein, die das Immunsystem schwächen und bestimmte Organe angreifen, wodurch zahlreiche Symptome verursacht werden, die traditionelle Ärzte und Zahnärzte nicht beseitigen können. Wie der Dickdarm und der Rest des Körpers muss auch der Mund gereinigt werden, wenn wir gesund sein wollen. Zum Glück können ganzheitlich arbeitende Zahnärzte Ihren Mund reinigen und dadurch die Voraussetzungen für den Erhalt Ihrer Gesundheit schaffen.

Trotz weit verbreiteter Skepsis wird der Zusammenhang zwischen der Zahngesundheit und einem guten allgemeinen Gesundheitszustand zunehmend erkannt und anerkannt. Es gibt immer mehr Hinweise darauf, dass es bei jeder ernsten Krankheit auch Probleme im Mund gibt, deren Ursache versteckte Infektionen, Kieferfehlstellungen oder Metalle sind – vor allem Quecksilber-Amalgam-Füllungen. Die Infektionen können natürliche Ursachen haben, aber es ist wahrscheinlicher, dass sie durch Metalle oder wurzelbehandelte Zähne hervorgerufen werden. Die Beseitigung von Quecksilber aus dem Mund ist ein wichtiger Anfang, weil das Metall in viele Teile des Körpers gelangt und dort Krankheiten auslöst, bis es ausgeschieden wird.

Glücklicherweise werden Homöopathie, Chelattherapie mit DMPS und andere Möglichkeiten der Quecksilberausleitung zunehmend bekannter und immer öfter in der Praxis angewendet, auch wenn sie vielfach noch nicht offiziell anerkannt sind. (Die amerikanische Kontrollbehörde hat einigen Therapeuten die Genehmigung erteilt, DMPS als experimentelle Therapie anzuwenden. Einer dieser Therapeuten ist Dr. Hans Gruenn in Culver City, Kalifornien, wahrscheinlich, weil er in Deutschland ausgebildet wurde und dort viele Erfahrungen mit der Quecksilberausleitung gesammelt hat.)

Immer wieder konnten die Ursachen von Krankheiten der Prostata und anderer Organe bis in den Mund zurückverfolgt werden. Krebs, Bluthochdruck, Immunstörungen, übergroße

Müdigkeit und andere Gesundheitsprobleme haben ihren Ursprung oft im Mund. Deshalb ist es enorm wichtig, dass Sie sich sofort um Ihre Zahngesundheit kümmern. Informieren Sie sich und handeln Sie entsprechend, aber fangen Sie sofort damit an!

Kapitel 9

Erhöhung des
Albuminspiegels

Welcher Überträger von »Bazillen« und anderen Krankheits-erregern ist für die meisten Krankheiten verantwortlich: Flie-gen, verdorbenes Fleisch, verseuchtes Wasser oder unsterile Spritzen? Die Antwort überrascht Sie vielleicht. Nichts davon. Der für die meisten Krankheiten verantwortliche Überträger ist die menschliche Hand, vor allem die Unterseite der Finger-nägel. Sogar auf »sauberen« Händen befinden sich tausende mikroskopisch kleiner Bakterien, die dem Immunsystem Ener-gie rauben und uns krank machen.

Wenn wir an Krankheiten denken, die von einem Menschen auf den anderen übertragen werden, dann haben wir Bilder vor Augen, in denen die Menschen sich gegenseitig anniesen und anhusten. Wir stellen uns vor, wie die Krankheitserreger aus Mund und Nase ausgestoßen werden, wie Raketen durch die Luft fliegen und direkt in unserem eigenen Mund oder un-serer Nase landen und uns infizieren. Das ist ein Furcht erre-gendes Bild, aber man braucht sich darüber eigentlich keine Sorgen zu machen, weil nur relativ wenige Krankheitserreger durch die Luft übertragen werden, und nur ein Teil von ihnen uns Schaden zufügt. Viele Untersuchungen haben belegt, dass die meisten Krankheiten durch Berührung übertragen werden, wie folgende Beispiele zeigen:

- Zehn Leute verbrachten drei Tage und Nächte zusammen mit anderen, die an übertragbaren Krankheiten litten, waren jedoch durch ein Drahtgitter von ihnen getrennt, sodass sie sich nicht berühren konnten, und keiner der ursprünglich Gesunden wurde krank. Sie atmeten drei Tage und Nächte die gleiche Luft – Luft, in welche die Kranken gehustet und geniest hatten –, aber keiner steckte sich an.

- In einer zweiten Untersuchung wurden Freiwillige gezielt neben Leute gesetzt, die eine Erkältung hatten und husteten und niesten. Nur einer der 12 Freiwilligen wurde krank.

- In einer dritten Untersuchung wurden Viren durch einfaches Händeschütteln in 20 von 28 Fällen übertragen.

Wir stecken uns nicht an, wenn andere husten und niesen, sondern die Krankheitserreger werden meist durch alltäglichen – oder intimen – Hautkontakt übertragen. Wenn Ihnen jemand die Hand gibt, Ihnen auf den Rücken klopft oder Ihre Wange streichelt, ist das so, als würde der Betreffende sagen: »Hier hast du ein paar Millionen Bazillen.«

Krankheitserreger, im Volksmund »Bazillen« genannt, werden übertragen, weil die menschlichen Hände – besonders unter den Nägeln – ein Füllhorn von solchen Erregern sind. Wenn man Proben von verschiedenen Teilen der Hand untersucht, findet man tausende von Bazillen auf dem Handrücken, in den Handflächen und an den Fingern, und man findet *Abermillionen von Bazillen unter den Fingernägeln*.

Die Tatsache, dass die Unterseiten der Fingernägel eine Brutstätte und ein sicherer Hort für Krankheitserreger sind, ist doppelt problematisch. Erstens gibt es unter den Fingernägeln keine Hornhaut, sodass die Bazillen von dort aus leichter in unseren Körper gelangen können. Sind sie erst einmal dort,

	Daumennagel	*Zeigefinger-nagel*	*Handfläche*	*Handrücken*
Person 1	50 000 000	1 100 000	4 700	400
Person 2	820 000 000	800 000	83	1 000
Person 3	620 000	17 000 000	470	29
Person 4	370 000	850 000	2 100 000	170

Tab. 4 »Bazillen«-Zählung*

finden sie ihren Weg in die Blutgefäße, welche die außerordentlich empfindlichen Fingerspitzen versorgen. Zweitens sind es ebendiese Fingerspitzen, mit denen wir andere – und uns selbst – häufig berühren. Würden wir uns bei der Begrüßung gegenseitig mit den Handrücken berühren oder uns die Nase mit dem Ellbogen kratzen, dann würden dabei nur relativ wenige Bazillen ausgetauscht. Aber das tun wir eben nicht.

Unsere Fingerspitzen berühren die Haut eines anderen Menschen, wenn wir uns die Hand geben, jemanden streicheln oder am Arm festhalten. Unsere Fingerspitzen sind daran beteiligt, wenn wir jemandem einen Stift oder ein Geldstück geben, wenn wir die Computertastatur oder das Telefon berühren. Unsere Fingerspitzen kommen ins Spiel, wenn wir uns kratzen, unsere Zähne mit Zahnseide reinigen, unsere Mahlzeiten zubereiten und essen. Sogar wenn wir an unseren Fingernägeln kauen, kann das für unsere Gesundheit gefährlich sein.

Als 1980 in England nach einem Ausbruch von Staphylokokken und Streptokokken in einer Fleischfabrik die Arbeiter dort untersucht wurden, zeigte sich, dass 33 Prozent von ihnen an den Fingernägeln kauten und 50 Prozent beschädigte

* Aus: Seaton, Kenneth: *Life, health and longevity.* Huntington, WV, 1994

Fingernägel hatten. Von den schwer infizierten Arbeitern kauten 75 Prozent an den Nägeln, und bei ihnen konnte man Staphylokokken und Streptokokken im Hals nachweisen. Zwar wird nicht jeder krank, der an den Nägeln kaut oder beschädigte Fingernägel hat, aber es besteht ein starker Zusammenhang zwischen den Bazillen unter den Fingernägeln und Infektionskrankheiten.

Unsere Finger (und der Daumen) sind ein Segen, weil sie uns ermöglichen, so vieles zu tun. Aber sie sind auch ein »Segen« für die Bazillen, die dort einen angenehmen Zufluchtsort finden, Eintrittspforten in den Körper und »Transferbusse«, die sie zu hunderten anderer Menschen befördern – oder zurück zu uns selbst für eine erneute Infektion.

Selbstinfektion

Der Durchschnittsmensch berührt viele Male am Tag seine Nase, seinen Mund und seine Augen. Wenn Sie eine Gruppe von Erwachsenen eine Stunde lang beobachten, werden Sie feststellen, dass einer von dreien seine Nase und ebenfalls etwa einer von dreien seine Augen berührt. Selbst diese geringe Anzahl unschuldiger Berührungen reicht aus, um Bazillen aus dem Mund, wo sie wahrscheinlich die körpereigene Abwehr nicht durchdringen könnten, in Nase oder Augen zu befördern, wo sie sehr viel leichter Schaden anrichten können. Diese Übertragung der Bazillen von einem Körperteil auf den anderen, durch welche die Krankheitserreger unabsichtlich zu ihren Lieblingsplätzen gebracht werden, bezeichnet man als *Autoinokulation* oder Selbstinfektion. Aber es spielt keine

Rolle, ob die Bazillen direkt von anderen Menschen stammen, ob sie durch Gegenstände, die wir berühren, übertragen werden oder ob wir sie selbst von einem Körperteil auf den anderen übertragen – sie richten in jedem Fall Schaden an.

Verringerung des Albuminspiegels: das »versteckte« Problem bei Infektionen und Krankheiten

Wenn Bazillen, die in den Körper gelangen, einfach nur bestimmte Krankheiten verursachen könnten, wäre das schon schlimm genug. Aber es geschieht dabei mehr. Um eindringende Bakterien, Pilze und andere Krankheitserreger abzuwehren, aktiviert der Körper das Immunsystem. In kürzester Zeit kämpfen T-Zellen, B-Zellen, Makrophagen, Eosinophile und andere Immunzellen gegen den Feind. Folgende vier Tatsachen machen deutlich, auf welche Weise schlechte Hygiene zu gesundheitlichen Katastrophen führen kann:

- Der Kampf gegen Krankheitserreger ist eine Schlacht, die auf Proteinbasis geführt wird, denn das Immunsystem setzt viele Substanzen ein, die auf Proteinen basieren.
- Das Immunsystem produziert sehr rasch größere Mengen dieser auf Proteinen basierenden Substanzen.
- Es kann nur eine bestimmte Konzentration aller Proteine im Körper geben.
- Wenn die Konzentration der Proteine des Immunsystems steigt, muss die Konzentration der anderen Proteine sinken.

Eines der Proteine, deren Konzentration sinkt, wenn das Immunsystem gegen Krankheitserreger kämpft, ist Albumin, und genau hier liegt das Problem.

Albumin ist ein wichiges Protein, das sich in den meisten tierischen Geweben findet. Mediziner kennen die Bedeutung von Albumin und messen seinen Spiegel im Blut oft mit einem einfachen Testverfahren. Zur üblichen Blutuntersuchung gehört auch die Feststellung des Albuminspiegels, wobei Werte zwischen 3,0 und 5,2 als »normal« gelten. Leider neigen viele Ärzte dazu, diese Testergebnisse zu ignorieren, vielleicht weil sie nicht wissen, wie man einen zu niedrigen Albuminspiegel erhöhen kann. (Das typische Motto lautet: Was wir nicht korrigieren können, wird ignoriert.) Jedenfalls stehen die Albuminwerte nicht im Mittelpunkt der traditionellen Medizin, *obwohl der Albuminspiegel der wichtigste Indikator des Gesundheitszustandes überhaupt ist.* Wenn der Albuminspiegel in Ihrem Blut sinkt, steigt Ihr Risiko, eine ernste – möglicherweise tödliche – Krankheit zu bekommen, sprunghaft an. Statistiken zeigen eine enge Korrelation zwischen dem Albuminspiegel und dem Alter, aber es liegt hier keine echte kausale Abhängigkeit vor. Der Albuminspiegel sinkt zwar tendenziell mit zunehmendem Alter, aber das muss nicht durch das Älterwerden verursacht sein.

Albumin wird in der Leber aus mehr als 500 Aminosäuren zusammengesetzt. Es ist dasjenige Protein, von dem am meisten im Blut vorhanden ist, und hat viele wichtige Aufgaben:

- Es schützt empfindliche Gewebe vor freien Radikalen, welche die Zellen zerstören und Krebs verursachen können, indem sie das Erbgut der Zellen verändern.
- Es schützt vor Herzerkrankungen, indem es Vitamine trans-

portiert, die als Antioxidanzien wirken. Diese helfen, die Herzkranzgefäße sauber zu halten, indem sie Fettsäuren binden, welche die Adern leicht verstopfen können, und das Verhältnis zwischen HDL (dem »guten« Cholesterin) und LDL (dem »schlechten« Cholesterin) stabilisieren.

- Es bindet Stoffwechselschlacken, Gifte und gefährliche Stoffe, die sonst den Körper schädigen und uns anfällig für Krankheiten machen würden. Es entgiftet auch die Flüssigkeiten, welche die Zelle umgeben.

- Es schützt das biologische Terrain, indem es das Blut gegen Veränderungen des Säure-Basen-Gleichgewichtes abpuffert.

- Es fördert eine gute Durchblutung, indem es die roten Blutkörperchen und andere Substanzen daran hindert, zusammenzukleben.

- Es ist wichtig für den Transport von Vitaminen, Magnesium, Kupfer, Zink, Bilirubin, Harnsäure, Sexualhormonen, Schilddrüsenhormonen sowie anderen Hormonen und Fettsäuren durch den Körper. Es reguliert den Austausch von Nährstoffen zwischen Blut und Körperzellen.

- Es stabilisiert die roten Blutkörperchen und die Wachstumshormone.

- Es spielt eine wichtige Rolle bei der Kontrolle der Wassermengen, die verschiedene Körpergewebe brauchen.

- Es reinigt die zerebrospinale Flüssigkeit, nährt die Hirnzellen und hält die Blut-Hirn-Schranke aufrecht.

- Es sorgt mit dafür, dass sich immer die richtigen Mengen bestimmter wichtiger Mineralstoffe in den Knochen befinden.

- Es bindet und transportiert die als Cortison bekannten Stresshormone und verringert stressbedingte Schädigungen der Thymusdrüse, des Gehirns und des Bindegewebes.

Albumin wird bisweilen auch als »transportable Leber« bezeichnet, weil die Leber das wichtigste Entgiftungsorgan des Körpers ist und weil Albumin, das in der Leber hergestellt wird, dieselbe Aufgabe im gesamten Körper erfüllt. Das ist so, als würde die Leber Millionen winziger Teilchen ihrer selbst zu jeder einzelnen kleinen Zelle schicken, um schädliche Substanzen und Organismen einzukreisen und zu zerstören.

Obwohl von der konventionellen Medizin meist übersehen, ist der Albuminspiegel im Blut der wichtigste Gesundheitsindikator.

Albumin spielt eine unverzichtbare Rolle beim Aufrechterhalten des empfindlichen chemischen Gleichgewichts der nährenden Flüssigkeit (interstitielle Flüssigkeit), welche die zahllosen Zellen des menschlichen Körpers umgibt und versorgt. Wenn diese Flüssigkeit gesund ist, geht es den Zellen gut. Wenn sie jedoch mit Schadstoffen belastet ist oder wenn ihr bestimmte Substanzen fehlen, dann werden die Zellen und der gesamte Körper zwangsläufig krank. Albumin ist wie ein Filter, der Toxine aus dem Wasser entfernt, wie ein Netz, mit dem man Ablagerungen aus einem Schwimmbecken entfernt, wie eine Düse, mit der man zusätzliches Vitamin D in die Milch spritzt – so sorgt Albumin dafür, dass die Körperflüssigkeiten sauber sind, ausreichend Nährstoffe enthalten und sich im Gleichgewicht befinden. Wenn man mit einer gesundheitsspendenden Flüssigkeit angefüllt ist, kann man nur gesund sein.

Wenn der Albuminspiegel sinkt

Idealerweise sollte der Albuminspiegel im Blut bei 5,0 g/dl (Gramm pro Deziliter) liegen. (Einige Ärzte und Labors geben 50 Gramm pro Liter an, was dasselbe ist.)

Niedrigere Werte um etwa 3,5 findet man häufig bei langjährigen Vegetariern und Menschen, die unter Fehlernährung, Nierenkrankheiten, Krebs, schweren Infektionen, Morbus Crohn, Bauchspeicheldrüsenentzündung und anderen Krankheiten leiden. Aber schon bevor die Werte so weit gefallen sind, können Probleme auftreten.

Es gibt einen Zusammenhang zwischen niedrigen Albuminwerten und allen Arten von Krebs, wobei das Krebsrisiko steigt, wenn der Albuminspiegel fällt. *Alle Krebspatienten haben einen niedrigen Albuminspiegel.* Man kann das Fortschreiten der Krankheit am Albuminspiegel ablesen – je niedriger die Albuminwerte, desto stärker wuchert der Tumor. Ein niedriger Albuminspiegel kann sogar selbst die *Ursache* für Krebs sein. Albumin neutralisiert normalerweise Aflatoxin, Nitrosamine und andere starke Karzinogene (krebsverursachende Substanzen).* Wenn nicht genügend Albumin vorhanden ist, um diese und andere gefährliche Stoffe unter Kontrolle zu halten, kann der Krebs gedeihen.

Schon im Jahre 1775 haben wir erfahren, dass zumindest eine Krebsart durch »Schmutz« verursacht werden kann. Wie damals festgestellt wurde, hatten Schornsteinfeger, die ständig dem Ruß ausgesetzt waren, ein größeres Risiko, an Hoden-

---

* Peters, T.: *All about Albumin.* New York, Academic Press, 1986, Seite 238

krebs zu erkranken, als andere Männer. Tägliches sorgfältiges Waschen reduzierte das Risiko auf normale Werte. Nur wenige von uns sind heutzutage dem Ruß von Schornsteinen ausgesetzt, aber wir sind mit vielen chemischen Luftschadstoffen belastet, vor allem wenn wir in Städten mit hoher Luftverschmutzung oder in der Nähe bestimmter Fabriken und industrieller Anlagen wohnen. Wir wissen auch, dass bestimmte Arten von Krebs durch Virusinfektionen verursacht werden. Deshalb ist es wesentlich, dass wir regelmäßig und sorgfältig alle Bazillen oder Chemikalien abwaschen, die Krebs verursachen können, ebenso wie all jene Stoffe, die Krankheiten dadurch verursachen können, dass sie unser Immunsystem überlasten und unseren Albuminspiegel senken, sodass der Krebs sich durch die »Hintertür« hereinschleichen kann.

Ein niedriger Albuminspiegel ist auch ein Hinweis auf ein erhöhtes Risiko, eine Herzkrankheit zu entwickeln. In einer über einen längeren Zeitraum durchgeführten britischen Herzstudie hat sich gezeigt, dass ein niedriger Albuminspiegel mit hoher Wahrscheinlichkeit Herzkrankheiten ankündigen konnte. Eine andere Untersuchung kam zu dem Ergebnis, dass sich die Wahrscheinlichkeit für eine Erkrankung der Herzkranzgefäße verdoppelte, wenn der Albuminspiegel auf einen Wert von 4,4 sank. (Das sind nur 10 Prozent weniger als der Idealwert von 5,0).

Außerdem gibt es Zusammenhänge zwischen einem niedrigen Albuminspiegel und verschiedenen anderen Krankheiten wie Morbus Hodgkin und HIV, der Vorstufe von Aids. Man kann niedrige Albuminspiegel zur »Vorhersage« der Sterblichkeit benutzen. Menschen, deren Albuminspiegel unter 3,5 g/dl liegt, haben ein zwanzigmal höheres Todesrisiko als Menschen mit einem Albuminspiegel von 5,0 g/dl. Viele Untersuchungen haben diese Tatsache bestätigt. Pflegeheimbewohner mit einem Albuminspiegel von 3,5 g/dl wiesen eine Todesrate von 50 Prozent auf im Vergleich zu einer Todesrate von 11 Prozent bei Bewohnern mit einem höheren Albuminspiegel (ungefähr 4,0 g/dl). Unter den über 70 Jahre alten Männern und Frauen lag die Todesrate bei denen, deren Albuminspiegel 4,4 g/dl betrug, um 40 Prozent niedriger als bei denen mit einem Albuminspiegel von 4,2 g/dl. Hüftfrakturen sind für ältere Menschen ein ernstes Problem, weil sie dann

> *Menschen mit Krebs und anderen Krankheiten haben einen Albuminspiegel unter 4,0. Menschen mit einem Albuminspiegel über 4,4 haben keinen Krebs.*

lange Zeit liegen müssen und dabei so schwach werden, dass sie oft sterben. Unter den Patienten mit gebrochenen Hüften, deren Albuminspiegel niedrig war (3,0), lag die Todesrate bei 70 Prozent. *Aber unter jenen, die einen Albuminspiegel von 4,0 hatten, lag sie nur bei 11 Prozent.*

Ich habe meine Testergebnisse durchgesehen, um meine eigenen Albuminwerte über die Jahre zu verfolgen, angefangen bei der Zeit, bevor ich etwas über Hygiene wusste – bevor ich auch nur wusste, was Albumin ist und welche gesundheitliche Bedeutung es hat. Leider sind die Tests nicht regelmäßig durchgeführt worden, aber ihre Zahl reicht aus, um einen allgemeinen Überblick über die Entwicklung dieses wichtigen Indikators im Zeitverlauf zu geben. In Tabelle 5 können Sie sehen, wie mein Albuminspiegel, der von Anfang an nicht besonders hoch war, von 1984 bis 1989, dem Zeitpunkt der Krebsdiagnose, ständig gesunken ist. Dann stieg er wieder an und stürzte 1995 erneut ab, direkt bevor ich meinen Nierenstein hatte und Ende 1995, Anfang 1996 den zweiten Ausbruch von Prostatakrebs erlebte. Schließlich erreichte ich im

Mai 1996 einen Albuminwert von 4,5, während sich gleichzeitig mein BTA- und mein zellulärer pH-Wert drastisch verbesserten und der AMAS-Test zeigte, dass ich keinen Krebs
mehr hatte. Ich bin immer noch nicht beim Idealwert von 5,0
angekommen, aber der allgemeine Trend zeigt eindeutig aufwärts. Ich bin zufrieden, dass ich den Wert von 4,5 erreicht
habe, indem ich dem hier dargestellten Programm gefolgt bin
und eine Reihe spezieller Hygieneprodukte benutze. Während

Datum	Albumin-spiegel	Gesundheitszustand
1984	4,4	hervorragende Gesundheit, Laufpensum 50 km pro Woche, 4 Minuten pro km
1985	4,3	
1987	4,2	
1990	4,0	Krebsdiagnose am 28.12.1990
1991	4,1	Krebs geheilt am 1.3.1991
14. 2.95	4,1	erhebliche Störungen des Mineral-stoffgleichgewichts, Beginn des Hygieneprogramms
30. 3.95	4,4	
6. 6.95	4,2	
5. 9.95	4,1	Mineralstoffgleichgewicht fast erreicht
4.12.95	3,8	Nierenstein diagnostiziert am 27.11., entfernt am 8.12.
30.12.95	3,9	Fasten und Dickdarmreinigung vom 11.12.95 bis 8.1.96
7. 5.96	4,5	Säure-Basen-Gleichgewicht erreicht, AMAS-Test zeigt, dass ich keinen Krebs mehr habe
23. 8.96	4,5	weiterhin gesund

Tab. 5   Korrelation zwischen Albuminspiegel und Gesundheitszustand des Autors

der ganzen Jahre, in denen ich gegen den Krebs kämpfte, blieb mein Albuminspiegel niedrig. Erst als es mir gelang, den Trend umzukehren und den Albuminspiegel zu erhöhen, war auch der Krebs endlich besiegt.

Warum der Albuminspiegel sinkt

Der Albuminspiegel sinkt, wenn das Immunsystem gegen eingedrungene Bakterien, Viren, Pilze oder andere Erreger kämpfen muss. Er sinkt auch, wenn der Körper mit einem Übermaß an Toxinen oder anderen gefährlichen Stoffen belastet ist, die wir einatmen, trinken oder essen oder die auf andere Weise wie etwa über die Haut in den Organismus gelangen. Die Tatsache, dass der Körper sich heftig dagegen wehrt, ist gut, denn sonst würden wir sterben. Aber die unbeabsichtigte Konsequenz, dass der Albuminspiegel sinkt, wirkt sich auf Dauer schädlich aus.

Ein vorübergehendes Abfallen des Albuminspiegels ist normal und nicht weiter problematisch. Es ist so, als ob wir unser Konto kurzfristig überziehen würden, weil wir außergewöhnliche Ausgaben hatten. Im nächsten Monat gleichen wir das Konto wieder aus, und damit ist die Sache erledigt. Problematisch wird die Geschichte erst, wenn wir *ständig* gegen Parasiten, Infektionen und Toxine zu kämpfen haben. Dann bleibt unser Albuminspiegel monatelang zu niedrig, und wie bei einem ständig überzogenen Konto nimmt unsere »Kreditwürdigkeit« allmählich Schaden. Nun werden wir ernsthaft krank, und wir haben nicht mehr genug Reserven, um diese Krankheit zu überwinden.

Wie man den Albuminspiegel erhöht

Es ist wichtig, den Albuminspiegel zu überwachen und dafür zu sorgen, dass er normale Werte hat, denn ein zu niedriger Albuminspiegel bedeutet für Männer und Frauen aller Rassen und jeden Alters ein erhöhtes Sterberisiko. Der ideale Albuminwert liegt bei 5,0, aber in den Vereinigten Staaten beträgt der Durchschnittswert nur 4,2 – das ist zu niedrig für eine optimale Gesundheit und niedrig genug, damit sich Krankheiten entwickeln können. Albumin wird in der Leber produziert, aber es gibt keine Möglichkeit, die Leber zu einer höheren Produktion zu bewegen – kein Medikament, keine Diät, kein Sport kann die Produktion anregen.

> *Es gibt einen direkten Zusammenhang zwischen Prostatakrebs und einem niedrigen Albuminspiegel.*

Der Arzt kann Albumin spritzen, und vielleicht tut er das bei Patienten, die Krebs oder andere schwere Krankheiten haben, die mit einem niedrigen Albuminspiegel einhergehen. Leider wirken solche Albuminspritzen nicht in der gewünschten Weise, sondern sie bringen nur das sorgfältig austarierte Gleichgewicht der Proteine (osmotischer Druck) im Körper durcheinander. Die Leber versucht, dieses Gleichgewicht dadurch wiederherzustellen, dass sie weniger Albumin produziert. Und wenn das nicht schnell genug hilft, beginnt sie Albumin zu zerstören, weil sie um jeden Preis wieder normale Verhältnisse im Körper herstellen will. Die Leber versteht nicht, dass das zusätzliche Albumin nützlich sein kann; sie weiß nur, dass etwas aus dem Gleichgewicht geraten ist und dass dieses Gleichgewicht wiederhergestellt werden muss.

Die einzige Möglichkeit, einen normalen Albuminspiegel zu bewahren, besteht darin, gesund zu bleiben. Das klingt wie ein Zirkelschluss – ein niedriger Albuminspiegel führt zur Krankheit, und die einzige Möglichkeit, den Albuminspiegel zu erhöhen, besteht darin, nicht krank zu werden –, aber das ist es nicht. Wenn wir uns infiziert oder verletzt haben, steigt die Gesamtzahl der Antikörper und bestimmter anderer Proteine. Da es jeweils nur eine bestimmte Menge von Proteinen in den Körperflüssigkeiten geben kann, *muss der Albuminspiegel sinken,* wenn die Antikörper und andere Proteine im Zusammenhang mit Infektionen oder Verletzungen steigen. Gesund zu bleiben ist die einzige Möglichkeit dafür zu sorgen, dass nicht übermäßig viele Antikörper und andere Proteine im Blut kreisen, sodass genügend »Raum« für reichlich Albumin bleibt.

Glücklicherweise können wir das Infektionsrisiko senken, indem wir sorgfältig auf unsere persönliche Hygiene achten. Infektionen werden oft durch Fremdkörper (Keime) verursacht, die über Mund, Nase, Augen und Fingernägel sowie durch Hautverletzungen in unseren Körper eindringen. Gute Hygiene kann zwar keine Hautverletzungen verhindern, aber viele Keime beseitigen, die in der Nähe von Augen, Mund, Nase und Fingernägeln lauern. Indem wir verhindern, dass diese Keime in unseren Körper gelangen und Infektionen verursachen, sorgen wir dafür, dass nicht zu viele Antikörper im Blut kreisen, sodass unser Albuminspiegel steigen kann.

Weitere Probleme, die durch gute Hygiene vermieden werden können

Man weiß, dass es einen Zusammenhang gibt zwischen Prostataproblemen einschließlich Krebs und einem erhöhten Testosteronspiegel, der normalerweise durch Albumin im Gleichgewicht gehalten wird. Aber nicht nur Männern mit Prostatakrebs kann durch eine gute Hygiene geholfen werden. Viele Beschwerden werden durch schlechte Hygiene und das unvermeidliche Absinken des Albuminspiegels verursacht oder verschlimmert, beispielsweise:

- *Akne:* Bakterien können in dem Sekret von Talgdrüsen direkt unter der Haut wachsen. Durch Kratzen, Reiben oder Ausdrücken der Pickel und Pusteln können sogar noch mehr Keime in die infizierten Bereiche gelangen.
- *Allergien und Asthma:* Viele Substanzen, die sich unter unseren Fingernägeln befinden, beispielsweise *Staphylokokkusaureus*-Bakterien und die Eier von Würmern, können allergische Reaktionen oder Asthma hervorrufen, wenn wir uns damit infizieren.
- *Fußpilz:* Unter unseren Fingernägeln können sich Pilze von den Füßen absetzen, die wir dann auf andere Hautbereiche übertragen, sodass sich der Fußpilz ausbreitet.
- *Arthritis:* Infektiöse und rheumatoide Arthritis kann durch das Eindringen von Mikroorganismen verursacht werden, die man durch gute Hygiene vom Körper fernhalten kann.
- *Candida:* Ein weit verbreitetes Problem, unter dem vor allem Frauen leiden, sind Pilze und Hefepilze, die in der Vagina, im Magen-Darm-Trakt und anderswo unange-

nehme oder sogar gefährliche Infektionen hervorrufen können. Frauen, die (bis zu 20 Jahre lang) unter chronischen Hefepilzinfektionen der Vagina gelitten hatten, konnten erleichtert feststellen, dass das Problem im Rahmen eines strengen Hygieneprogramms, vor allem durch einen Badezusatz, innerhalb von einer Woche verschwand.

- *Erkältungen und grippale Infekte:* Obwohl wir instinktiv zurückzucken, wenn jemand in unserer Nähe erkältet ist und hustet oder niest, befinden sich in dem, was ausgehustet oder -geniest wird, meist nicht sehr viele Keime. Das hängt damit zusammen, dass die Schleimtröpfchen, die beim Husten oder Niesen ausgestoßen werden, nicht der bevorzugte Aufenthaltsort der Erkältungsviren sind. Sie sammeln sich meist in der Nase, wo die Temperatur und die anderen Bedingungen für sie wesentlich günstiger sind. Hier ist die Umgebung für sie nicht nur angenehmer, sondern von hier aus haben sie auch eine bessere Chance, in den Körper zu gelangen. Da wir unsere Nase im Laufe des Tages häufig berühren, ergeben sich viele Möglichkeiten, mit den Fingern Keime zur Nase oder von ihr weg zu tragen.

- *Diabetiker:* Diabetiker leiden häufig unter immer wiederkehrenden Infektionen. Wenn es gelingt, den Kreislauf der Infektion/Autoinfektion zu unterbrechen, kann sich der Körper der Patienten besser auf die Heilung konzentrieren.

- *Masern:* Obwohl sie als Kinderkrankheit meist harmlos sind, können die Masern für Erwachsene eine gefährliche Krankheit darstellen. Es ist sehr schwierig, die Patienten, besonders Kinder, davon abzuhalten, dass sie sich kratzen oder den Ausschlag berühren, wodurch sich die Wahrscheinlichkeit einer Übertragung der Krankheitserreger erhöht. Eine ausgezeichnete Hygiene der Hände, besonders der Fingernägel, kann die Ansteckungsgefahr verringern.

- *Lungenentzündung:* Manchmal als der »beste Freund« älterer Menschen bezeichnet, weil sie zu einem relativ schnellen und schmerzlosen Tod führt, tritt die Lungenentzündung oft in Verbindung mit anderen Beschwerden des Atemtraktes auf. Das bedeutet, dass ihr häufig eine Erkältung oder ein grippaler Infekt vorausgeht – Erkrankungen also, die sich durch eine gute Hygiene vermeiden lassen.

- *Würmer:* Fast jeder hat diese kleinen Eindringlinge irgendwann im Leben schon einmal gehabt – vielleicht auch mehrmals. Wir nehmen die Eier der Würmer mit unseren Fingernägeln auf, wenn wir Gegenstände oder Menschen berühren, und sie gelangen dann durch Mund, Nase oder Augen in unseren Körper, wenn wir uns selbst berühren. Würmer können zu Erschöpfung und Schwäche führen, das Körpergewebe schädigen und uns Nährstoffe und Energie rauben. Es ist am besten, die Eier abzuwaschen, bevor sie in unseren Körper gelangen und uns zwingen, zu härteren Maßnahmen zu greifen, um sie wieder loszuwerden.

> *Die 20 Prozent Energie, die unser Immunsystem normalerweise aufwendet, um die Keime unter unseren Fingernägeln zu bekämpfen, können der Verbesserung unserer Gesundheit dienen, wenn diese Krankheitserreger rechtzeitig beseitigt werden.*

Und das ist noch nicht alles. Aids, Windpocken, Kreislaufstörungen, zystische Fibrose, Kopfschuppen, Ohr- und Augeninfektionen, Störungen des Fettstoffwechsels, Herpes, multiple Sklerose, Hormonstörungen, Hautkrankheiten und Schilddrüsenstörungen kann man ebenfalls bessern oder vermeiden, indem man auf eine gute Hygiene achtet, denn dadurch verhindert man, dass Keime in den Körper gelangen, und sorgt für einen hohen Albuminspiegel.

Zu einfach, um wahr zu sein?

Ich weiß, das alles klingt sehr simpel, vielleicht sogar zu simpel. Aber diese Vorstellungen basieren auf der Arbeit des großen ungarischen Arztes Ignaz Semmelweis, der um 1840 für einen ungeheuren Aufruhr in Medizinerkreisen sorgte, indem er darauf bestand, die Ärzte müssten sich die Hände waschen, bevor sie Frauen auf den Geburtshilfestationen untersuchten. (Oft kamen die Ärzte direkt aus dem Leichenschauhaus, wo sie vorher Obduktionen durchgeführt hatten, ohne sich vor der Untersuchung der Frauen die Hände zu waschen.) Schwangere Frauen zogen es gewöhnlich vor, von Hebammen betreut zu werden, weil die Überlebensrate bei jenen, die von Hebammen (welche vorher keine Leichen obduziert hatten) statt von Ärzten versorgt wurden, wesentlich höher war. Aber die Ärzte weigerten sich, der Bitte von Dr. Semmelweis zu folgen. Sie empfanden die Idee, sie könnten ihre Patientinnen mit Keimen infizieren und dadurch töten, geradezu als beleidigend. So trieben sie Dr. Semmelweis aus der Klinik in ein Irrenhaus, wo er schließlich starb.

Bloßes Händewaschen scheint tatsächlich eine sehr einfache Lösung für ein unglaublich komplexes Problem zu sein, aber die einfachsten Ideen sind oft die besten. Manchmal führt eine einzige Veränderung zu frappierenden Resultaten. Im 15., 16.

und 17. Jahrhundert dezimierte Skorbut die Mannschaften von Segelschiffen auf hoher See. Das Problem war gelöst, als die Seeleute begannen, Zitrusfrüchte zu essen oder Zitronensaft zu trinken. Pellagra war viele Jahrhunderte lang in verschiedenen Ländern eine entsetzliche Geißel, die bei den Betroffenen zu Durchfall, Hautkrankheiten, geistigem Verfall und schließlich zum Tod führte. Diese mysteriöse und unglaublich komplexe Krankheit war beseitigt, als man der Nahrung Niacin, eines der B-Vitamine, hinzufügte. Eine Problemlösung muss nicht kompliziert sein, sie muss nur funktionieren. Und eine gute Hygiene funktioniert!

Ein strenges Hygieneprogramm

Seit jeher hatten Menschen, die in Gesellschaften lebten, wo auf Reinlichkeit geachtet wurde, einen höheren Albuminspiegel und ein längeres Leben. Schmutzige Fingernägel, die stets ein Hinweis auf einen generellen Mangel an Sauberkeit sind, zeigen fast immer auch einen niedrigen Albuminspiegel an. Sauberkeit mag religiöse Hintergründe haben

Bakterien und Viren werden vorwiegend durch die menschliche Hand übertragen.

oder nicht, sie führt in jedem Fall zu besserer Gesundheit und einem längeren Leben.

Regelmäßig Hände und Gesicht zu waschen – mindestens fünfmal täglich – ist ein guter Anfang, aber eben nur ein Anfang. Wenn man die Haut sorgfältig eine volle Minute lang schrubbt, lassen sich dadurch fast 90 Prozent aller Keime von fast allen Körperteilen beseitigen, aber nicht von den Fingernägeln. Genauso wenig beseitigt regelmäßiges Waschen die Keime aus der Nase und den Augen. Und auch Schrubben mit normaler Seife reicht nicht aus. Im Gegenteil, einige Seifen können sogar die Zahl der Keime erhöhen. Wir brauchen also etwas, das besser wirkt.

Es ist nicht möglich, völlig frei von Keimen zu sein. Das ist auch gar nicht wünschenswert, weil wir bestimmte Arten von Keimen brauchen (beispielsweise jene, die in unserem Magen-Darm-Trakt Vitamin K produzieren). Aber wir wollen uns von schädlichen Keimen befreien. Ein guter Anfang besteht darin, regelmäßig und gründlich mit den geeigneten Reinigungsmitteln die Krankheitserreger abzuwaschen, die sich unter unseren Fingernägeln sowie in Nase und Augen verbergen.

Sie können sich dafür ein bewährtes Produktsystem – das so genannte High-Performance-Hygieneprogramm von Dr. Kenneth Seaton – aus den USA bestellen.* Sie können sich aber auch die für Sie und Ihren Hauttyp geeigneten Seifen, Shampoos, Waschlotionen, Dusch- und Badezusätze nach Beratung mit Ihrem Hautarzt selbst zusammenstellen (z. B. Eucerin).

---

* Die Bestelladresse für die vom Autor empfohlenen Produkte finden Sie im Anhang.

Sie können Ihren Albuminspiegel
wirklich erhöhen

Untersuchungen mit dem High-Performance-Hygienepro-
gramm haben äußerst positive Ergebnisse gezeigt; bei den Leu-
ten, welche die empfohlenen Produkte benutzt haben, ist der
Albuminspiegel deutlich angestiegen. Tabelle 6 zeigt, wie der
Albuminspiegel bei Personen gestiegen ist, die die strengen
Hygieneregeln jeweils einen Monat lang befolgt haben. In den

Versuchsperson	Albuminspiegel Anfangswert	Endwert
Mann, 46 Jahre	4,8	5,3
Mann, 49 Jahre	4,4	4,7
Mann, 50 Jahre	4,4 (geschätzt)	5,4
Mann, 50 Jahre	4,0	4,7
Mann, 52 Jahre	4,5 (geschätzt)	5,0
Mann, 53 Jahre	4,0	4,3
Mann, 70 Jahre	3,4	5,2
Frau, 34 Jahre	4,5	4,7
Frau, 34 Jahre	4,5 (geschätzt)	5,0
Frau, 41 Jahre	4,0	4,4
Frau, 48 Jahre	4,3	4,4
Frau, 48 Jahre	4,2	4,4
Frau, 52 Jahre	4,5	4,7
Frau, 62 Jahre	4,5	4,5
Frau, 72 Jahre	4,1	4,1

Tab. 6   Albuminspiegel von Personen, die einen Monat lang ein
strenges Hygieneprogramm befolgt haben.

ausgewählten Fällen stieg der Albuminspiegel im Durchschnitt (Mittelwert) um 0,4 Punkte (von 4,3 auf 4,7). Die Werte stiegen zwar nicht bei allen Versuchspersonen, aber der allgemeine Trend zeigt eindeutig nach oben.

> *Durchschnittlicher (mittlerer) Anstieg von 4,3 auf 4,7 (um 0,4 Punkte)*

Meine eigenen Erfahrungen sind entsprechend und bestätigen diese Verbesserungen. Gute Hygiene ist gleichbedeutend mit einem hohen Albuminspiegel, und ein hoher Albuminspiegel ist gleichbedeutend mit guter Hygiene. Deshalb ist eine hervorragende Hygiene ein wichtiger Eckstein Ihres auf Heilung ausgerichteten Lebensstils.

Kapitel 10

Gesünder durch Bewegung und Körperarbeit

Nun wollen wir uns der körperlichen Ebene zuwenden und sehen, was wir und andere für unseren Körper tun können. Die Schlüsselbegriffe lauten hier Bewegung und Freiheit: Bewegen Sie Ihren Körper stark und schnell genug, um Ihre Fitness zu verbessern, trainieren Sie Ihre Muskeln mit Gewichten, bewegen Sie die Muskeln in der Leistengegend, um die Prostata zu »lockern«, sorgen Sie dafür, dass sich Stoffwechselschlacken durch Ihr Lymphsystem weiterbewegen, massieren Sie emotionale Blockaden aus Ihren Muskeln und lassen Sie Energie und Blut durch die Auswahl geeigneter Kleidung freier strömen.

Beginnen wir mit dem Fitnesstraining und sehen uns anschließend an, was Krafttraining und Massage für unsere Prostata und unser Lymphsystem tun können.

Fitnesstraining

Der Gesundheitsboom der Siebziger- und Achtzigerjahre hat zwar nachgelassen, aber es gibt immer noch gute Gründe, sich körperlich fit zu halten. Ob Sie joggen, schwimmen, Rad fahren, auf einem Minitrampolin hüpfen, Gymnastikkurse besuchen oder irgendeine andere Art von Sport betreiben, die Ihren Herzschlag für die Dauer von 20 bis 30 Minuten beschleunigt, in jedem Fall profitiert Ihr Körper von einem solchen Fitnesstraining auf vielfältige Weise:

- Es verbrennt Kalorien.
- Es regt den Stoffwechsel an.
- Es verbessert die Durchblutung (und damit auch die Erektionen).
- Es fördert die Ausleitungsfunktionen des Lymphsystems.
- Es erhöht das HDL (das »gute« Cholesterin).
- Es verbrennt potenziell gefährliche »Stresshormone« wie Adrenalin.
- Es vermehrt die Endorphine (die gegen Schmerzen und Depressionen wirken).
- Es verbessert das Energieniveau.
- Es stärkt und tonisiert die Muskeln.

Körperliche Bewegung hält uns schlank, fördert den Stoffwechsel, hält unsere Arterien sauber, sodass das Blut ungehindert fließen kann, befreit den Körper von Schlacken, vertreibt physische Stressfolgen, regt die Ausschüttung von »Wohlfühl«-Hormonen an und verleiht uns Energie und Kraft. Alles in allem stärken und verjüngen Fitnessübungen den Körper. Und eine besondere Art von Übungen – das Krafttraining – hat die stärksten medizinischen Effekte. Es hat sich gezeigt, dass Krafttraining gegen Diabetes und Dickdarmkrebs hilft und sogar den Alterungsprozess verlangsamen oder eine Zeit lang aufhalten kann.

Jede Art von Fitnesstraining ist ein guter Anfang. Dabei geht es um Übungen, die dafür sorgen, dass Ihr Herzschlag über eine Zeit von 20 bis 30 Minuten 70 bis 80 Prozent seines Maximums erreicht. Gut geeignet sind dafür Jogging, Rad fahren, Gymnastik, Schwimmen, Rudern und sogar schnelles Gehen. Entscheidend ist, dass Ihre Pulsfrequenz dabei 70 bis 80 Prozent des Maximums erreicht. (Ihr persönliches Maximum errechnen Sie, indem Sie Ihr Alter von 220 abziehen. Von dieser Zahl sollte Ihre Pulsfrequenz 70 bis 80 Prozent erreichen. Wenn Sie beispielsweise 40 Jahre alt sind, subtrahieren Sie 40 von 220 und erhalten 180. Ihre Pulsfrequenz sollte demnach bei 70 bis 80 Prozent von 180 liegen, also zwischen 126 und 144.)

> *Körperliche Bewegung ist von grundlegender Bedeutung für gesunde und starke Organe.*

Sportarten wie Tennis, Baseball, Badminton, asiatische Kampfkünste und Tanzen tonisieren bestimmte Muskeln, verbessern die Reflexe, das Gleichgewicht und die Gelenkigkeit, und sie machen Spaß. Aber sie haben nicht denselben gesundheitlichen Wert wie ein gezieltes Fitnesstraining, weil sie nicht mit einer gleichmäßigen Anstrengung verbunden sind. Wir bewegen uns dabei nicht ununterbrochen, sodass unsere Pulsfrequenz nicht dauerhaft für 20 bis 30 Minuten erhöht ist. Deshalb gehört zu einem gesunden Bewegungsprogramm mindestens eine Ausdauerübung, die mindestens dreimal pro Woche 20 bis 30 Minuten lang durchgeführt werden muss. Suchen Sie sich aus, was Ihnen am besten gefällt.

Krafttraining für bessere Gesundheit und längeres Leben

Fitnessübungen sind ein guter Anfang. Sie stärken das Herz, verbessern die Durchblutung, regen den Stoffwechsel an und fördern auf vielfältige Weise die Gesundheit. Aber sie können uns nicht jung erhalten. Dafür müssen wir uns dem Krafttraining zuwenden.

Wie beim Bodybuilding muss man beim Krafttraining Gewichte heben, um Muskelmasse zu bilden. Aber statt nach den größten und eindrucksvollsten Muskeln zu streben (wie es Bodybuilder tun), streben wir beim Krafttraining nach einer Verbesserung des allgemeinen Gesundheitszustands.

Experten wie William Evans, der Leiter einer geriatrischen Forschungsabteilung an der Tuft-Universität, glauben, dass Krafttraining der wichtigste Schritt zur Verlangsamung des Alterungsprozesses ist. »Veränderungen der Muskelmasse sind die Triebfeder für viele andere Veränderungen, die wir mit dem Alterungsprozess verbinden«, sagt er. »Wenn es wirklich möglich ist, die Muskelmasse mit zunehmendem Alter zu bewahren oder sogar zu erhöhen, könnte es sein, dass viele der so genannten Biomarker des Alterns in Wirklichkeit Biomarker der Inaktivität sind.« Mit anderen Worten: Was wir normalerweise für unvermeidliche Zeichen des Alterns halten, könnte in Wirklichkeit durch einen Mangel an Aktivität verursacht sein. Wenn wir aktiv bleiben, wird unser Stoffwechsel sich nicht verlangsamen, und unsere Knochen werden nicht dünner. Wir müssen dann nicht entsetzt zusehen, wie unsere jugendlichen, festen und starken Muskeln immer weicher werden und unter Bergen von Fett verschwinden.

Wenn eine Verringerung der Muskelmasse die unglückseligen Veränderungen des Alterns hervorruft, dann können wir dieser Entwicklung Einhalt gebieten oder sie umkehren, indem wir dafür sorgen, dass unsere Muskeln kräftig bleiben. Zahlreiche Untersuchungen belegen:

- Krafttraining kann den Stoffwechsel aktivieren, sodass der Körper auf »Hochtouren« läuft wie bei einem jungen Menschen.
- Krafttraining verhindert, dass die Knochen porös und brüchig werden, was zu Osteoporose führt.
- Krafttraining hält den Anteil an Körperfett gering, sodass wir weiterhin schlank und jugendlich aussehen und uns auch so fühlen.
- Krafttraining verringert das Diabetesrisiko, indem es den Blutzucker kontrolliert.
- Krafttraining verringert die Gefahr, Dickdarmkrebs zu bekommen, indem es dazu beiträgt, den Dickdarm aktiv zu halten.

Außerdem hat Krafttraining einen bisher noch nicht genau untersuchten psychologischen Nutzen. Wenn wir auch bei zunehmendem Alter einen jugendlichen, kräftigen und schlanken Körper behalten, fördert das eine positive Einstellung uns selbst und dem Leben gegenüber. Diese positive Einstellung wirkt sich automatisch auf unsere Arbeit und unseren Alltag aus und stärkt unser Selbstwertgefühl und unsere Lebensfreude. Und wenn wir die Erfahrung machen, dass wir bei konsequentem Training stärker werden, erkennen wir, dass wir selbst gesetzte Ziele auch erreichen können.

Sowohl auf der physischen als auch auf der emotionalen

Ebene sind das Krafttraining und andere körperliche Übungen durchaus die Zeit und die Mühe wert, die wir dafür investieren.

Ihr persönliches Übungsprogramm

Die Grundprinzipien für Ihr Übungsprogramm sind einfach. Ihr Training sollte sich zusammensetzen aus:

- Ausdauertraining
- Krafttraining
- Stretching

Ausdauertraining: An drei bis vier Tagen pro Woche sollten Sie 20 bis 30 Minuten Ausdauertraining betreiben. Sie können die Übung, beispielsweise Jogging, auf »traditionelle« Weise im Park, im Wald oder auf dem Sportplatz absolvieren, Sie können sich aber auch einen Heimtrainer anschaffen oder ins Fitnessstudio gehen. Es spielt keine Rolle, ob Sie sich drinnen oder draußen bewegen, auf die »altmodische« Weise oder umgeben von hochmodernen Geräten, gemeinsam mit anderen oder allein – es kommt letztlich nur darauf an, dass Ihre Pulsfrequenz 20 bis 30 Minuten lang 70 bis 80 Prozent des Maximums beträgt. Wählen Sie eine Ausdauerübung, die Sie gut durchführen können und die Ihnen Spaß macht.

> *Starke, aktive Muskeln sind gleichbedeutend mit starken, aktiven Organen.*

Krafttraining: Zwei- oder dreimal pro Woche sollten Sie

Gewichte heben. Dabei sollten Sie jedes Mal acht bis zehn verschiedene Übungen durchführen, bei denen jeweils unterschiedliche Muskeln gefordert werden. Jede dieser Übungen sollten Sie mindestens 8- bis 12-mal wiederholen. Es gibt viele hervorragende Übungen für unterschiedliche Muskelgruppen – am besten lassen Sie sich vom Trainer in Ihrem Fitnesszentrum bei der Zusammenstellung Ihres Übungsprogramms beraten.

Bei der Arbeit mit dem Trainer sollten Sie betonen, dass Sie das Krafttraining langsam angehen, also mit leichteren Gewichten beginnen wollen, um sich dann allmählich zu steigern. Denken Sie daran, dass Sie *Ihre* Muskeln trainieren wollen und nicht die von Arnold Schwarzenegger. Das Ziel besteht darin, Ihre Muskeln sanft und allmählich zu fordern und zu stärken, nicht darin, riesige Gewichte zu stemmen. Ob es 5 oder 20 Pfund sind, die Sie sicher und problemlos heben können, akzeptieren Sie auf jeden Fall Ihre jeweiligen Grenzen. (Es gibt auch viele gute Bücher, die Ihnen helfen, ein Programm zum Krafttraining zusammenzustellen – fragen Sie einfach in Ihrer Buchhandlung nach.)

Einige Leute behaupten, freie Gewichte wie beispielsweise Hanteln seien am besten, während andere auf Nautilus und ähnliche Gewichtsmaschinen schwören. Beide Möglichkeiten sind geeignet. Gewichtsmaschinen helfen dabei, die Gewichte unter Kontrolle zu halten, während Ihnen freie Gewichte mehr Flexibilität geben. Benutzen Sie, was Ihnen angenehmer ist. Und wenn es in Ihrer Nähe kein Fitnesszentrum gibt und Sie es sich nicht leisten können, sich eigene Gewichte zu kaufen, dann üben Sie mit Konservendosen oder Wasserflaschen, machen Sie Liegestütze auf dem Boden und Klimmzüge an einem dicken Ast. Mit ein wenig Einfallsreichtum können Sie sich auch zu Hause für wenig Geld ein eigenes »Fitnesszentrum« einrichten.

Stretching: Stretching hält Sie gelenkig und verringert das Verletzungsrisiko beim Training. Es gibt viele geeignete Yogaübungen, die Sie in entsprechenden Yogakursen lernen können. Yoga- und/oder Stretchingkurse werden auch von Fitnesszentren, Volkshochschulen oder ähnlichen Einrichtungen angeboten. Außerdem gibt es zahlreiche Videos und Bücher, die Ihnen solche Übungen zeigen.

Ich selbst gehe gerne ins Fitnesszentrum. Ich beginne mit 5 bis 30 Minuten Ausdauertraining zum Aufwärmen: Jogging, Rollschuh laufen, Rad fahren auf dem Heimtrainer oder Treppen steigen auf dem StairMaster. Dann benutze ich die Gewichtsmaschinen oder freie Gewichte zum Krafttraining, und am Ende mache ich Yogaübungen auf dem Boden. Das gesamte Programm dauert weniger als eine Stunde – ein minimaler Aufwand für einen enormen Gewinn. Ich fühle mich großartig, und meine körperliche und seelische Gesundheit profitiert ständig davon.

Bevor Sie mit Ihrem Übungsprogramm beginnen, sollten Sie mit Ihrem Arzt besprechen, ob Sie ein entsprechendes Training problemlos durchführen können und welche Einschränkungen Sie möglicherweise beachten müssen.

Massage der Prostata und des umgebenden Gewebes

Nachdem Sie nun selbst etwas für Ihren Körper getan haben, ist es Zeit, dass andere etwas für Sie tun: Ihren Körper, Ihre Prostata und das umgebende Gewebe massieren, um die Durchblutung zu verbessern, die Drüse weicher zu machen, sie schrumpfen zu lassen und die Muskeln in der Umgebung zu entspannen.

Das Blut, das Sauerstoff zu jeder Zelle Ihres Körpers transportiert, ist lebenswichtig für die körperliche Gesundheit und die Versorgung mit Nährstoffen, aber auch für die emotionale und spirituelle Gesundheit. Nur mit einer reichlichen Sauerstoffversorgung kann jede Zelle atmen und voller Energie pulsieren, Toxine und Schlacken ausleiten und sich dabei ständig selbst erneuern. Das gilt besonders für die Prostata. Weil ihre Versorgung mit Blut und Sauerstoff von winzigen Gefäßen abhängt, ist sie besonders auf eine stetige Versorgung mit beidem angewiesen. Wenn die Durchblutung auch nur kurze Zeit gestört oder unterbrochen ist, fällt die Prostata Infektionen zum Opfer, vergrößert sich oder entwickelt Krebs.

In der medizinischen Literatur wird häufig berichtet, dass die Prostata durch manuelle Massage zeitweise oder dauerhaft weicher und kleiner wird. Insbesondere wird hervorgehoben, dass der Harnstrahl wieder kräftiger wird, die mit Prostatainfektionen verbundene Verzögerung beim Wasserlassen reduziert wird, dass sich Größe und Form der Prostata normalisieren und dass ein Tumor kleiner wird oder sich zurückbildet. Aber die Schulmedizin ignoriert weiterhin die Vorzüge der Prostatamassage. Ich habe in der einschlägigen Literatur nichts über die Prostatamassage als Behandlungsform gefunden, obwohl dieses Verfahren seit mindestens 8000 Jahren zu den tantrischen Praktiken gehört.

Das hindert Therapeuten wie beispielsweise Dr. Roy Dittman aus Santa Monica, Kalifornien, nicht daran, die Prostatamassage anzuwenden und zu lehren. Dr. Dittman weist besonders darauf hin, dass bei den meisten Männern die Prostata (ebenso wie die Blase) durch verspannte Muskeln und Gewebe bis zu einem gewissen Grad »abgewürgt« wird. Die Flexibilität und das Pulsieren der Blutgefäße, was beides für eine gesunde Prostata erforderlich ist, kann durch die Anspannung der umgebenden Muskeln und Gewebe eingeschränkt sein. Wenn die Muskeln verspannt sind, kann sich die Prostata nicht mit jedem Atemzug ausdehnen und zusammenziehen, und sie wird nicht ausreichend mit Blut und Sauerstoff versorgt, um gesund zu bleiben.

Diese Verspannungen lassen sich durch äußere und innere Massage leicht beseitigen. Sie können Ihre Prostata und das umgebende Gewebe selbst massieren, wenn Sie sich mit ausgestreckten Beinen auf den Rücken legen. Winkeln Sie nun die Knie- und Hüftgelenke an und ziehen Sie die Knie zur Brust hoch. Spreizen Sie dann die Knie und legen Sie Ihre Fußsohlen fest aneinander. Halten Sie die Fußsohlen aneinander gepresst, während Sie Ihre Beine wieder auf den Boden legen. Wiederholen Sie diesen Bewegungsablauf 6- bis 12-mal täglich und massieren Sie dabei die Prostata (der erste Knoten direkt oberhalb des Anus) und den Damm.

> *Die Massage hilft uns, physische und emotionale Blockaden zu lösen.*

Die externe Prostatamassage ist ein guter Anfang, aber sie wirkt besser, wenn sie durch eine interne Massage ergänzt wird. Die innere Prostatamassage ist eine Erweiterung der manuellen rektalen Untersuchung. Man zieht dazu einen Latexhandschuh über und befeuchtet den Zeigefinger mit einem Gleitmittel. Nun führt man den Finger in das Rektum ein; wenn die Prostata dabei nach oben gegen die Wand des Rektums gedrückt wird, kann man sie fühlen und manipulieren. Der Therapeut kann eine vergrößerte Prostata sanft massieren, damit sie weicher und kleiner wird. Auch Ihre Partnerin kann diese Massage durchführen. (Das gehört seit Jahrtausenden zur tantrischen Praxis.) Sogar bei nur gelegentlicher Massage wird das Gewebe deutlich weicher, während der Vorgang als solcher, der anfangs etwas unangenehm sein kann, zunehmend angenehmer wird. Die interne Prostatamassage wird oft von Ärzten vorgenommen, wenn die Patienten über Probleme beim Wasserlassen klagen oder das Gefühl haben, sie könnten ihre Blase nie vollständig leeren.

Zu Anfang ist es vielleicht am besten, wenn die Massage professionell ausgeführt wird. Wenn Ihre Partnerin jedoch dazu bereit ist, kann sie rasch lernen, wie man dabei vorgeht: Man zieht einen Latexhandschuh über, befeuchtet den Zeigefinger mit einem Gleitmittel, führt ihn in den After ein und massiert dann sanft um die kastanienförmige Prostata herum. Dabei wird der Fingerdruck immer weiter gesteigert. Man dehnt die Massage beidseits auf die umgebenden Muskeln aus, wobei man je nach Bedarf die Hände und die Stellung wechselt. Diese Muskeln, die anfangs Schmerzen verursachen und hart

Die Prostatamassage ist außerordentlich wirksam.

sein können, entspannen sich im Verlauf der Massage deutlich und werden weicher. Die Massage der Prostata und der umgebenden Muskeln kann anfangs unangenehm und schmerzhaft sein. Gehen Sie jedes Mal bis an die Grenze des Erträglichen. Wenn Sie dabei schreien, ist das in Ordnung, denn auf diese Weise werden unterdrückte Emotionen freigesetzt. Sie werden erstaunt sein, wie großartig Sie sich fühlen, wenn Sie sich in diesem Bereich entlasten. Die Prostatamassage ist angenehmer, wenn Sie sexuell erregt sind und eine leichte Erektion haben, und sie führt zu einer fantastischen Ejakulation, wenn Sie während des Geschlechtsverkehrs durchgeführt wird.

Eine einzige Massage kann zu enormen Fortschritten führen, die Prostata und das umgebende Gewebe von Spannungen zu befreien, die Durchblutung und die Energieversorgung verbessern und die Energien freisetzen, die in diesem empfindlichen Bereich eingeschlossen waren. Diese neu gewonnene körperliche Offenheit lässt mehr Blut und Sauerstoff in das Gebiet strömen und bewirkt so eine Flexibilisierung und Heilung der Prostata. Dadurch wird auch Ihr Sexualleben verbessert.

Vorsicht: Wenn Sie eine Prostatainfektion oder Krebs haben, kann die Prostatamassage theoretisch dazu führen, dass sich »Erreger« ausbreiten – und die Massage kann ziemlich schmerzhaft sein, wenn die Prostata entzündet ist. Unsere Erfahrungen waren jedoch auch in diesen Fällen sehr positiv, und dasselbe gilt für die in der einschlägigen Literatur veröffentlichten Berichte.

Obwohl Männer, die eine akute Prostataentzündung haben, darüber berichten, dass ihre Schmerzen nach einer Massage geringer werden, sprechen sich die Mediziner generell gegen eine Prostatamassage bei akuter Prostatitis oder Krebs aus. Ich plädiere dagegen für die Massage, weil ich der Meinung bin, dass der Nutzen erheblich größer ist als das Risiko, aber Sie müssen selbst Ihre Entscheidung treffen. (Eine Physiotherapie der Wirbelsäule im unteren Lendenbereich regt die Prostata ebenfalls indirekt an, sodass auch diese Behandlung mit einem ähnlichen Nutzen und Risiko für die Prostata verbunden ist.)

Regelmäßige sexuelle Aktivitäten sind gut für die Prostata. Der Zustrom von Blut und Energie sowie die rhythmischen Bewegungen der Prostata während der Ejakulation tragen dazu bei, die Muskelkraft und Beweglichkeit der Drüse zu erhalten und fördern auch ihre Reinigung. Regelmäßige, aber nicht zu häufige Ejakulationen helfen, emotionale Blockaden aufzulösen, die zur Verhärtung und Verspannung der Prostata und des umgebenden Gewebes führen. Generell verbessern Massage, Visualisierung, Geschlechtsverkehr und Stretching die Durchblutung des gesamten Bereichs und wirken sich dadurch vorteilhaft aus.

Abgesehen von der besseren Versorgung mit Blut und Energie, führen Massage und andere Arten der Körperarbeit auch zur Entspannung der umgebenden Muskulatur. Sobald diese Muskeln gelockert sind, erreicht eine vergrößerte Prostata meist innerhalb weniger Minuten wieder ihre normale Größe und Form. Männer über 40 haben oft verspannte Muskeln, besonders im Bereich der Leisten und der Beine.

Eine vergrößerte Prostata kann rasch wieder ihre normale Größe und Form erreichen, wenn die verspannten Muskeln in der Umgebung durch Massage gelockert werden.

Bei der Arbeit mit meinem Physiotherapeuten, der nach den Methoden der strukturellen Integration praktiziert, habe ich erfahren, dass diese Muskeln tatsächlich durch interne und externe Massage »gelockert« werden können. Wenn die Muskeln entspannt sind, erreicht eine vergrößerte, unregelmäßig geformte Prostata innerhalb einer oder weniger Behandlungen rasch wieder ihre normale Größe, Gewebebeschaffenheit und Form. Diese Art von Physiotherapie kann zunächst unangenehm und schmerzhaft sein, aber die Resultate sind verblüffend: Viele Männer, deren vergrößerte Prostata nicht einmal auf starke Medikamente reagiert hat, konnten durch die Massage schnell und dauerhaft geheilt werden. Nur ein paar Minuten Massage, die wesentlich weniger kosten als Medikamente oder eine Operation, können wahre Wunder wirken.

Manuelle Lymphdrainage

Ihr Ausdauertraining wird dazu beitragen, dass Sie ein starkes Herz, eine gute Durchblutung und einen aktiven Stoffwechsel behalten. Ihr Krafttraining wird Ihren Geist und Ihren Körper verjüngen. Massagen und andere Formen der Physiotherapie werden verspannte Muskeln lockern und dafür sorgen, dass Blut und Energie ungehindert zur Prostata fließen können. Der letzte Schritt besteht nun darin, Ihr Lymphsystem durch Massagen und geeignete Bewegungsübungen von Schlacken zu befreien.

Wie der Blutkreislauf besteht auch das Lymphsystem aus »Röhren«, die sich durch den gesamten Körper ziehen. Doch statt frisches Blut zu den Zellen zu transportieren, befördert das Lymphsystem Flüssigkeiten und Abfallstoffe von den Zellen weg. Wie jedes gute »Abwassersystem« filtert das Lymphsystem gefährliche Substanzen heraus. Diese Filter, die so genannten *Lymphknoten*, bestehen aus Makrophagen, T-Zellen,

B-Zellen und anderen starken Abwehrzellen und befinden sich an Stellen, wo viele »Röhren« zusammentreffen. Es gibt über den ganzen Körper verteilt mehr als 600 Lymphknoten, in denen die spezialisierten Abwehrzellen auf Bakterien, Viren, Pilze, bestimmte Pestizide und Stoffwechselschlacken sowie andere potenziell schädliche Substanzen warten, die sie eifrig aufspüren und zerstören.

Aber wie ein Filter in einem Schwimmbecken kann das Lymphsystem nur eine bestimmte Menge von Abfallstoffen bewältigen, bevor es verstopft. Wenn das geschieht, sammeln sich Keime und Schlacken in den Lymphknoten und den Lymphbahnen und gelangen schließlich wieder in den Körper zurück, ähnlich wie das Wasser aus einer verstopften Toilette überquillt. (Sie können leicht feststellen, wenn eine Lymphdrüse mit Flüssigkeiten und Schlacken verstopft ist; sie ist dann geschwollen und berührungsempfindlich.)

Wenn das Lymphsystem verstopft ist, können die Abwehrzellen des Immunsystems nicht an die Abfälle und Toxine herankommen; Keime und Gifte werden wieder über den Körper verteilt. Gleichzeitig fehlen dem Körper die wertvollen Stoffe, die das Lymphsystem ebenfalls enthält. Zu 50 Prozent besteht die Lymphflüssigkeit aus nährstoffreichen Plasmaproteinen. Wenn die Proteine nicht mehr durch die Lymphbahnen zu den Zellen gelangen können, leiden die Zellen. Ausgehungert nach Nährstoffen und gezwungen, in seinen eigenen Abfällen zu schmoren, wird der Körper nun sehr anfällig für Krankheiten.

Die Prostata, die von zwei größeren Lymphknoten versorgt wird, welche rechts und links in den Leisten sitzen, ist besonders verwundbar. Wenn die Schlacken nicht aus diesen Lymphknoten herausgespült werden können, wird die Pros-

tata anfällig für Krebs und andere Probleme, weil die Abfallstoffe in den winzigen Blutgefäßen bleiben, statt über das
Lymphsystem beseitigt zu werden.

Nahe gelegene, verspannte Muskeln können auf verstopfte
Lymphdrüsen drücken und so das Problem noch verschärfen.
Wenn die Muskeln verspannt sind, kann das Lymphsystem
nicht so gut funktionieren und wird dann umso eher verstopft
sein. Zur Lösung des Problems gibt es zwei Möglichkeiten:

- Fasten/reinigen/entgiften, um die Menge der Abfallstoffe
  und Gifte im Körper zu verringern, und
- manuelle Lymphdrainage und körperliche Bewegung, um
  die Lymphdrüsen anzuregen und zu reinigen.

Die meisten Männer benötigen eine manuelle Lymphdrainage.
Sie kann entweder professionell ausgeführt werden, oder man
selbst bzw. ein Familienmitglied oder die Partnerin können
lernen, wie man dabei vorgeht. Beginnen Sie die Massage in
der Leistengegend und massieren Sie so lange, bis die verspannten Zonen frei werden. Kokosöl (erhältlich in Drogerien
oder Naturkostläden) eignet sich besonders gut als Massageöl
im Genitalbereich, es wirkt positiv auf die Prostata und fühlt
sich wunderbar an.

Die Bedeutung unserer Kleidung

Für eine lockere »freie« Leistengegend können wir auch durch
die Wahl unserer Kleidung sorgen. Enge Kleidung behindert
die Versorgung der Leistengegend mit Blut und Energie und

fördert Verspannungen der Muskulatur, indem sie die Körperbewegungen behindert und die Hoden fest an einer Stelle hält. Aber die Hoden brauchen Platz, um sich bewegen zu können, damit sie ausreichend durchblutet werden und ihre Temperatur im Hinblick auf die Produktion von Sperma und Hormonen optimal regulieren können. (Fruchtbarkeitsspezialisten empfehlen schon lange lockere Boxershorts und weite Hosen für eine optimale Fruchtbarkeit.) Durch Selbstbeobachtung werden Sie schnell feststellen, dass Ihre Hoden sich ständig ausdehnen und wieder zusammenziehen.

Wenn die Hoden genügend Bewegungsfreiheit haben, werden sie besser mit Blut und Energie versorgt, und das fördert auch die Gesundheit der Prostata. Deshalb sollten Sie enge Jeans und Unterhosen meiden und statt dessen lockere Boxershorts und locker sitzende Jeans und Hosen tragen. Verzichten sie auch auf enge Gürtel, weil diese ebenfalls den Strom von Blut und Energie behindern. Entscheiden Sie sich lieber für einen locker sitzenden Bund, und tragen Sie bei Bedarf Hosenträger. Enge Jeans mögen »schick« sein, und Hosenträger sind vielleicht nicht gerade in Mode, aber Sie sollten Ihrer Gesundheit den Vorrang geben.

Manche Ärzte warnen, dass große Gürtelschnallen aus Nickel und Nickelmünzen in den Hosentaschen ebenfalls problematisch sein können, weil sie tendenziell den Blutstrom verringern. Und sie raten dazu, Gürtelschnallen grundsätzlich etwas seitlich zu tragen, damit sie nicht die lebenswichtigen Energiemeridiane in der Körpermitte blockieren.

Kapitel 11

Die heilende Kraft
der Energie

Wir alle sind vertraut mit den Arterien und Venen, die das Blut und andere Substanzen durch den Körper befördern, kilometerlange Gefäßbahnen, die jeden Teil des Körpers ernähren und mit allen anderen Teilen verbinden. Wir kennen auch das Lymphsystem und das Nervensystem; Ersteres ist ein wichtiger Teil des Immunsystems, Letzteres verleiht dem Körper Energie und integriert seine Funktionen über die Nerven (die uns als Feedbacksystem dienen).

Es gibt aber noch ein weiteres, von der westlichen Medizin bisher kaum anerkanntes System, das unseren Körper durchzieht, ihn mit lebenswichtiger Nahrung versorgt und ihn mit dem universellen Energiestrom verbindet. Das sind die Chakras, Öffnungen, durch die Energie in den Körper hinein-, durch ihn hindurch- und wieder herausströmt. Es gibt sieben große Hauptchakras und zahlreiche kleinere Energiezentren und Akupunkturpunkte, die alle als »Energieknotenpunkte« dienen.

Die Chakras nehmen Energie aus dem Universum auf, »verdauen« sie und »füttern« damit die entsprechenden Körperregionen. Jedes Chakra ist mit einem größeren Nervenknoten und einer endokrinen Drüse verbunden. (Die Chakras senden auch Energie ins Universum zurück.) Wenn ein bestimmtes

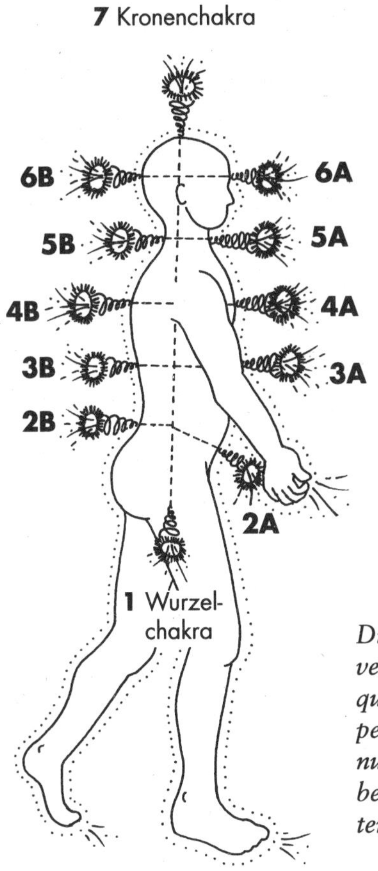

7 Kronenchakra

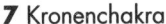

6B **6A**   **6** Kopfchakra

5B **5A**   **5** Halschakra

4B **4A**   **4** Herzchakra

3B **3A**   **3** Solarplexus

2B

2A   **2** Kreuzbeinchakra

1 Wurzel-
chakra

*Die Chakras 2–6
verlaufen jeweils
quer durch den Kör-
per. Die vordere Öff-
nung wird als »A«
bezeichnet, die hin-
tere als »B«.*

Mit Worten lässt sich die Lage und Bedeutung der Chakras nur unzureichend beschreiben. Sie können uns bestenfalls eine grobe Vorstellung vermitteln. Ein wirkliches Gespür für die Lage, die »Di-
mension« und den Zustand der Chakras bekommen wir nur, wenn
wir sie real am lebenden Körper mit unseren Händen berühren.

*Abb. 3   Die sieben Hauptchakras
(Vorder- und Rückansicht)*

Chakra aus irgendwelchen Gründen blockiert ist, wird der davon abhängige Körperteil nicht ausreichend mit Energie versorgt und ist dadurch anfälliger für Krankheiten und Stress. Wenn beispielsweise das Kreuzbeinchakra, das vom Unterbauch zum unteren Rücken verläuft, blockiert ist, kann das dazu führen, dass die Prostata nicht genügend Lebensenergie erhält, und dadurch werden die Voraussetzungen geschaffen, dass sich Krebs festsetzen und ausbreiten kann.

Die Chakras versorgen nicht nur den materiellen Körper mit Energie, sondern nähren auch die Psyche. Die Hauptchakras energetisieren unseren Willen, unser Fühlen und unser Denken, und alle diese Funktionen müssen stark sein, wenn wir psychologisch gesund sein wollen. Außerdem sorgen die Chakras dafür, dass sich die verschiedenen Aspekte des Selbstbe-

Chakra	mit Energie versorgte Körperteile
1 Wurzelchakra	Nebennieren, Nieren, Wirbelsäule
2 Kreuzbeinchakra	Geschlechtsdrüsen, Fortpflanzungssystem
3 Solarplexus	Bauchspeicheldrüse, Nervensystem, Gallenblase, Magen, Leber
4 Herzchakra	Thymusdrüse, Herz, Blut, Kreislaufsystem
5 Halschakra	Schilddrüse, Kehlkopf, Lungen, Atmungs- und Sprechapparat, Speiseröhre
6 Kopfchakra	Hypophyse, Hirnstamm, Nervensystem, Ohren, Nase und linkes Auge
7 Kronenchakra	Epiphyse, Großhirn, rechtes Auge

Tab. 7   Die Beziehung der Chakras zu den Körperteilen

wusstseins in den entsprechenden Stadien unseres Lebens entwickeln können, und sie stellen die energetische Verbindung zu unseren feinstofflichen Körpern her.

Die Chakras und der universelle Energiestrom

Diese Energie, welche die Chakras in den Körper hinein- und durch ihn hindurchleiten, bezeichnet man im Allgemeinen als universelle Lebensenergie oder Lebenskraft. Sie kommt sowohl von außen als auch aus unserem Inneren, und beide Energiearten durchdringen und umgeben uns. Diese Energie ist alles im Universum, und sie ist gleichzeitig Ihr individuelles Sein. Sie durchdringt alle Räume und Dinge, belebte wie unbelebte, und strömt von einem Gegenstand zum nächsten, während sie alles mit allem verbindet.

Wir nehmen diese Energie aus dem Universum auf, um uns selbst zu erhalten, und wir geben sie zurück, um jeden und alles im Universum zu erhalten. Die Energie wird frei zwischen allem, was im Universum existiert, ausgetauscht und geteilt, sei es lebendig oder nicht, ohne dass sie dabei weniger würde. Anders als die Energie, mit der wir unsere elektrischen Geräte oder unsere Autos antreiben, kann die universelle Lebensenergie nicht verbraucht werden. Sie bricht das zweite Gesetz der Thermodynamik, nach welchem man nicht mehr Energie aus einer Sache oder einem Lebewesen herausholen kann, als man hineingesteckt hat. Mit anderen Worten: Physikalische Energie wird ständig »verbraucht«, und wir müssen uns nach neuen Quellen umsehen. Aber die universelle Lebensenergie erneuert sich selbst und bringt ständig mehr Energie hervor.

Normalerweise heißt es, diese Energie sehe aus wie Licht oder eine Aura, welche den Körper umgibt. Obwohl sie in bestimmten Schichten oder »Körpern« aufgebaut ist, variiert ihre Erscheinung und Struktur von Person zu Person, und bei den einzelnen Personen sogar von Tag zu Tag und von einem Augenblick zum nächsten. Und jede Schicht innerhalb der energetischen Hülle, die Ihren Körper umgibt und aus ihm hervorgeht, setzt sich aus Wirbeln, Punkten, Linien und Netzen zusammen. Ein Teil des Lichtes pulsiert, während ein anderer Teil stetig leuchtet, ein Teil bewegt sich, ein anderer Teil nicht. Und weil es die Aura ist, die den Körper schafft, und nicht etwa umgekehrt, hat diese Aura eine grundlegende Bedeutung für die Gesundheit des Körpers.

Die Chakras (sämtliche Hauptchakras, die kleinen und kleinsten Chakras wie auch die Akupunkturpunkte) sind Energieknoten, durch welche die universelle Lebensenergie in die Aura hinein- und wieder herausströmt. Die Chakras wirken wie »Antennen« oder »Ventile«, die den Fluss der Energie kontrollieren. Wenn unsere Ventile oder Chakras geöffnet sind, nehmen wir jede Menge gesundheitsspendender Energie auf. Wir sind uns des Universums und unserer Verbindung mit ihm bewusst; wir spüren, dass wir ein Teil des Universums sind. Aber wenn diese Zylinder geschlossen sind, wenn der Energiestrom behindert ist, dann werden wir krank. Genauso wie das menschliche Herz leidet, wenn das Blut nicht ungehindert durch die Herzkranzgefäße strömen kann, leidet auch der Körper und der ganze Mensch, wenn die Energie nicht durch die Chakras fließen kann.

Der Energiefluss durch die Chakras

Wenn die Energie ungehindert durch Ihre Chakras fließt, werden Sie davon auf folgende Weise profitieren:

1 *Wurzelchakra:* Sie haben einen starken physischen Lebenswillen. Sie strahlen Kraft und Vitalität aus.

2A *Schambeinchakra:* Sie geben und empfangen körperliches und sexuelles Vergnügen mit Leichtigkeit und Freude.

2B *Kreuzbeinchakra:* Sie sind erfüllt von sexueller Energie.

3A *Solarplexus:* Sie fühlen, dass Sie zum Universum gehören und in ihm zu Hause sind. Ihr emotionales Leben ist erfüllend, aber nicht erdrückend.

3B *Zwerchfellchakra:* Sie haben ein starkes Verlangen, Ihren physischen Körper so gesund wie möglich zu erhalten, und Sie geben sich große Mühe, um dieses Ziel zu erreichen.

4A *Herzchakra:* Sie haben ein starkes Verlangen nach Liebe, und Sie können das Leben, die Menschen, die Tiere und das Universum ganz mühelos lieben.

4B *Willenszentrum:* Sie glauben, dass Sie alles erreichen können, was Sie sich vorgenommen haben. Ihre positive Einstellung ermutigt andere, Ihnen beim Erreichen Ihrer Ziele zu helfen.

5A *Halschakra:* Sie übernehmen Verantwortung für Ihr Leben. Sie verstehen, dass Sie selbst für Ihre Erfolge und Misserfolge verantwortlich sind, und geben nicht anderen die Schuld für Ihren Mangel. Sie sind fähig, nährende Energien aufzunehmen.

5B *Berufliches Zentrum:* Sie haben einen Beruf, der gut zu Ihnen passt, und sind mit Ihrer Arbeit sehr zufrieden.

6A *Stirnchakra:* Sie können klar visualisieren, gedankliche Konzepte verstehen und Ihre Probleme konsequent lösen.

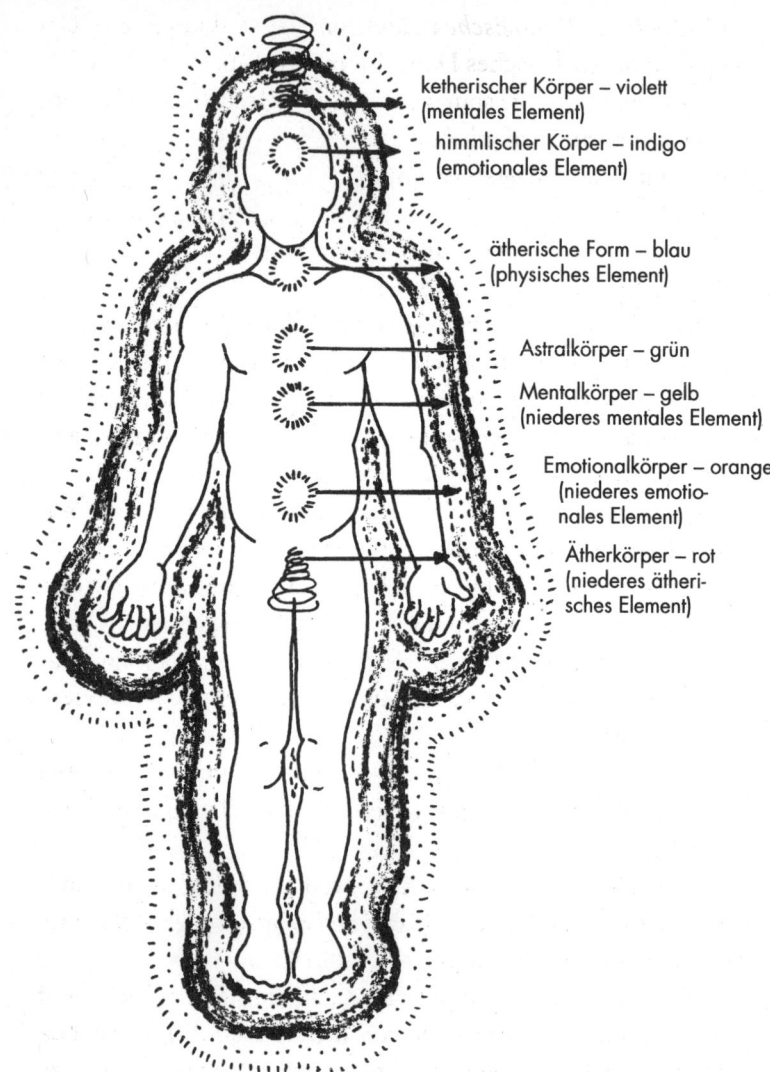

ketherischer Körper – violett
(mentales Element)

himmlischer Körper – indigo
(emotionales Element)

ätherische Form – blau
(physisches Element)

Astralkörper – grün

Mentalkörper – gelb
(niederes mentales Element)

Emotionalkörper – orange
(niederes emotio-
nales Element)

Ätherkörper – rot
(niederes ätheri-
sches Element)

Abb. 4   Die sieben feinstofflichen Körper der Aura

6B Zentrum des logischen Handelns: Sie sind fähig, Ihre Gedanken in erfolgreiches Handeln umzusetzen.

7 Kronenchakra: Sie spüren, dass Sie körperlich, geistig, emotional und spirituell gut integriert und mit dem Universum verbunden sind.

> *Eine blockierte Aura wird sich in Form körperlicher Krankheiten manifestieren.*

Jede Schicht innerhalb der Aura oder der ausstrahlenden Lebenskraft unseres Körpers ist mit einem Chakra verbunden:

Die *erste Schicht* (rot), verbunden mit dem ersten Chakra, hat einen Bezug zu körperlichen Empfindungen und Funktionen.

Die *zweite Schicht* (orange), verbunden mit dem zweiten Chakra, hat einen Bezug zu Gefühlen und Emotionen.

Die *dritte Schicht* (gelb), verbunden mit dem dritten Chakra, hat einen Bezug zum linearen Denken.

Die *vierte Schicht* (grün), verbunden mit dem vierten Chakra, hat einen Bezug zu Humanität und Liebe.

Die *fünfte Schicht* (blau), verbunden mit dem fünften Chakra, hat einen Bezug zu unserem Selbstausdruck und unserem höheren Bewusstsein.

Die *sechste Schicht* (indigo), verbunden mit dem sechsten Chakra, hat einen Bezug zur Liebe für das Leben und das Universum.

Die *siebte Schicht* (violett), verbunden mit dem siebten Chakra, hat einen Bezug zum höheren Bewusstsein und zur Integration von Körper, Geist und Seele.

Jede Schicht entspringt aus der vorhergehenden und schließt alle vorhergegangenen Schichten und den physischen Körper ein. Die zweite Schicht umfasst folglich alle Aspekte der ersten, die dritte Schicht umfasst alle Aspekte der zweiten und so weiter.

Was behindert den Energiefluss?

Idealerweise sind die Chakras weit geöffnet, sodass die Energie zwischen dem Universum und dem Körper fließen kann. Am Ende eines jeden Chakras, welches als Herz oder Wurzel des Chakras bezeichnet wird, befinden sich »Ventile«, die den Energieaustausch regulieren. Wenn die Ventile weit geöffnet sind, kann die Energie frei fließen. Ausgebildete Energieheiler können sehen, wie sich die Energie in die Chakraventile hineinbewegt; das sieht aus wie ein kleiner Tornado oder Wirbel, der sich direkt über der Öffnung des Chakras dreht. Wenn die universelle Energie in das Chakra hineinfließt, dreht sich der »Tornado« im Uhrzeigersinn, wenn sie aus dem Chakra herausströmt, dreht er sich gegenläufig.

Leider sind unsere Chakras nicht immer weit geöffnet; die universelle Energie fließt nicht immer frei in unsere fein- und grobstofflichen Körper. Bei vielen Leuten sind ein Chakra oder mehrere verschlossen, teilweise blockiert oder geschädigt, und der Energiestrom in beide Richtungen ist behindert. Die Ventile der Chakras können beispielsweise durch Krankheitsanfälligkeiten, unglückliche Ereignisse im Leben und sogar durch Operationen oder körperliche Verletzungen geschädigt werden.

Anfälligkeiten: Jede einzelne Zelle in unserem Körper enthält DNS, die biochemische Blaupause, die unser Geschlecht, die Farbe unserer Haare und Augen, den Körpertyp, die angeborene Intelligenz und andere körperliche und geistige Merkmale bestimmt. Außerdem haben wir eine »spirituelle DNS«, das biophysikalische Programm für unsere energetischen Lebensmuster, das sich in der siebten Auraschicht (dem ketherischen Körper) befindet. Viele Informationen in unserer DNS sind unveränderlich wie beispielsweise die Augenfarbe. Aber in unserer spirituellen DNS sind lediglich die Muster unseres Lebens definiert, nicht die konkreten Ereignisse und deren Ausgang. Unser Wille ist frei, und wir treffen selbst die Entscheidungen. (Im Grunde sind es unsere Taten und unsere Gedanken im Leben, die ständig unsere spirituelle DNS »redigieren« und konkretisieren.)

Unsere spirituelle DNS bestimmt unsere Lebensaufgabe. Bevor jemand durch die Empfängnis wieder einen materiellen Körper annimmt, trifft er oder sie mit seinem/ihrem spirituellen Führer zusammen, um die kommende Inkarnation zu planen und festzulegen, welche Ziele dabei erreicht werden sollen. Der zukünftige Mensch muss vielleicht lernen, wie man mit Geld umgeht, wie man Liebe gibt und annimmt, würdevoll mit Verlusten umgeht, Erfolg annimmt etc. Unsere Lebensziele werden in unsere spirituelle DNS geschrieben, und dasselbe gilt für unsere allgemeinen Denk- und Handlungsmuster und die Anfälligkeiten unserer Chakras für Störungen.

Stellen Sie sich beispielsweise vor, Ihre Lebensaufgabe bestehe darin, einen starken Lebenswillen zu entwickeln: körperlich, geistig und emotional lebendig und robust zu sein. Nun werden Sie vielleicht mit einem schwachen ersten Chakra geboren, jenem Chakra, das in Beziehung zu Ihrem Lebenswillen steht. Ihre Aufgabe in diesem Leben besteht darin, sich mit Ihrem Lebenswillen auseinander zu setzen, und während Sie das tun, wird Ihr erstes Chakra stärker, und Ihrem Willen fließt mehr Energie zu.

Unglückliche Ereignisse im Leben: Wir haben viele körperliche Abwehrmechanismen gegen unangenehme Erfahrungen: Wir weichen zurück, wir halten unsere Hände zur Verteidigung hoch, und wir laufen notfalls weg. Wir verteidigen uns auch gegen emotionale Bedrohungen, indem wir uns von Menschen fern halten, die unsere Gefühle verletzen, oder indem wir Situationen vermeiden, die sich in der Vergangenheit als belastend erwiesen haben, und uns manchmal sogar lieber in unserer Wohnung verbergen, als Schmerzen zu riskieren. Ähnliche Abwehrmechanismen gibt es auch auf der energetischen Ebene, wenn unsere Chakras sich schließen, um keine unangenehmen Energien hereinzulassen.

Stellen Sie sich beispielsweise vor, ein junger Mensch wird immer wieder zurückgewiesen, wenn er versucht, sich anderen Menschen gegenüber liebevoll zu verhalten. Unbewusst empfindet er dann das Bedürfnis, nicht mehr so liebevoll zu handeln. Daraufhin schließt sich sein Herzchakra und lässt keine Energie mehr in sein Herz fließen. Damit ist das unmittelbare Problem »gelöst«, denn nun wird er sich anderen nicht mehr liebevoll nähern und folglich auch nicht mehr zurückgewiesen werden. Aber ohne den ständigen Strom universeller Energie durch sein Herzchakra wird er anfällig für Herzkrankheiten, Krankheiten des Blutes und Kreislaufbeschwerden. Wenn andererseits jemand das Gefühl hat, eine feindliche Welt voller feindlicher Menschen sei entschlossen zu verhindern, dass er Erfolg im Leben hat, dann wird er Chakra 4B schließen, welches dafür zuständig ist, dass man sich voller Vertrauen und Liebe auf die Außenwelt einlässt. Wenn dieses Chakra geschlossen ist, hat man das Gefühl, man könne nur erfolgreich sein, wenn man die Interessen anderer Menschen und sogar der liebsten Angehörigen mit Füßen tritt.

Körperliche Verletzungen: Körperliche Verletzungen können einem Chakra Schaden zufügen, vor allem, wenn dieses Chakra ohnehin schon schwach war. Wenn ein Kind, das sich der Liebe seiner Mutter nicht sicher ist, vom Fahrrad fällt und sich am Steißbein verletzt, kann diese Kombination aus Unsicherheit und körperlicher Verletzung das Wurzelchakra (welches den körperlichen Lebenswillen repräsentiert und in der Nähe des Steißbeins liegt) weiter schädigen.

Wenn die Chakras blockiert sind

Sowohl der grobstoffliche Körper als auch die verschiedenen Schichten der Aura leiden, wenn ein Chakra blockiert ist. Die daraus resultierende Krankheit kann viele Formen annehmen, und der damit verbundene Stress kann größer oder kleiner sein. Aber Stress ist unvermeidlich, sei er nun physisch, mental oder emotional, und er wird sich auf den Körper auswirken, wenn er nicht aufgelöst wird.

Wenn ein Chakra blockiert und der Energiestrom unterbrochen ist, wird das Ergebnis wahrscheinlich folgendermaßen aussehen:

1 Wurzelchakra: Es fehlt Ihnen an körperlicher Vitalität. Sie werden körperliche Aktivitäten meiden, kränklich sein und keine starke physische Kraft haben.

2A Schambeinchakra: Sie werden Schwierigkeiten in Ihren Liebesbeziehungen zum anderen Geschlecht haben.

2B Kreuzbeinchakra: Sie werden kein großes Interesse an Sex haben und sexuelle Beziehungen schwierig oder unbefriedigend finden.

3A Solarplexus: Ihre Emotionen und Gefühle werden schwach sein. Es wird Ihnen schwer fallen, für irgendetwas Leidenschaft zu empfinden.

3B Zwerchfellzentrum: Es wird Ihnen schwer fallen, sich selbst zu heilen.

4A Herzchakra: Es wird Ihnen schwer fallen, andere zu lieben, und Sie werden sich ungeliebt fühlen.

4B Willenszentrum: Sie werden glauben, dass Sie nur überleben können, wenn Sie andere Menschen mit Füßen treten, weil Sie annehmen, dass die meisten Leute Ihnen übel wollen oder Ihnen im Weg stehen.

5A Halschakra: Sie werden nicht ausreichend fähig sein, Verantwortung für Ihr Leben zu übernehmen, sondern lieber anderen die Schuld geben, wenn Sie Probleme haben oder versagen. Sie werden unfähig sein, die guten Dinge, die Ihnen angeboten werden, zu erkennen und zu akzeptieren.

5B Berufliches Zentrum: Ihre Arbeit wird Sie nicht befriedigen und nicht Ihr Selbstwertgefühl stärken. Stattdessen werden Sie vielleicht einen übermäßigen und falschen Stolz auf Ihre Arbeit entwickeln, um den Mangel an Befriedigung zu überdecken.

6A Stirnchakra: Es fällt Ihnen schwer, nützliche, positive und kreative Ideen hervorzubringen.

6B Zentrum des logischen Handelns: Sie werden Schwierigkeiten haben, Ihre Ideen in erfolgreiches Handeln umzusetzen.

7 Kronenchakra: Es fehlt Ihnen an Spiritualität und einem Gefühl der Verbundenheit mit dem Universum und anderen Menschen.

Die Vorder- und Rückseiten (»A« und »B«) der Chakras 2 bis 6 wirken zusammen. Wenn eine Seite verstopft ist, wird der Energiefluss im gesamten Chakra behindert. Wenn man die eine Seite stärker öffnet als die andere, ist das weniger effektiv, als wenn man beide Seiten öffnet, und sei es auch in geringerem Maße.

Trübung der Aura

Der Strom universeller Energie durch die Chakras kann auf verschiedene Weisen verringert oder unterbrochen werden. Wenn das geschieht, wird der materielle Körper wahrscheinlich geschädigt, und die Aura leidet ebenfalls.

Das Energiesystem, das im Körper und um ihn herumfließt, lenkt und kontrolliert unsere Gesundheit.

Die Auraschichten sind nicht nur Licht, das in unserem materiellen Körper und aus ihm herausstrahlt. Sie sind vielmehr eigene Körper, von denen jeder alle Formen und Elemente des materiellen Körpers enthält. Die sieben Schichten oder *Körper* beginnen dort, wo sich Ihr materieller Körper befindet, wobei jede nachfolgende Schicht etwas weiter über den physischen Körper hinausreicht als die vorhergehende. Und es sind die Auraschichten, in denen unsere Emotionen konkrete, fassbare Formen annehmen.

Unsere Gedanken, Emotionen und Handlungen erhalten ihre Formen in den Auraschichten. (Ein Heiler, der die Aura sehen kann, erblickt buchstäblich dunkle Wolken von Ärger oder hellere Zonen von Glück und Liebe in den verschiedenen Schichten der Aura.) Dabei kommt es zu einer Art Rollentausch: Unser physischer Körper, der auf dieser Ebene der Existenz so fest und real wirkt, ist auf der aurischen Ebene nicht fassbar. Und unsere Gedanken und Gefühle, die wir auf der materiellen Ebene nicht sehen oder berühren können, nehmen in den Auraschichten »feste« Formen an.

Die gedanklichen Formen bleiben an Ort und Stelle und werden stärker oder schwächer, wenn wir uns mehr oder weniger mit ihnen beschäftigen. Wenn man oft zornig ist, dann füllt sich die Aura mit Zorn. Andere Leute können diese gedanklichen Formen spüren und reagieren darauf. Deshalb fühlen wir uns von zornigen Menschen abgestoßen und von freundlichen angezogen. Wir spüren die Emotionen in ihrer Aura.

Ursprünglich haben wir die gedanklichen Formen der Aura mit unseren Gedanken, Gefühlen und Handlungen geschaffen. Nun erschaffen sie uns immer wieder von neuem – und das ist großartig, weil wir unsere Gedanken ändern können und damit unser Leben ändern (das heißt: heilen). Sie umgeben uns ständig; es ist so, als ob wir bei jeder Bewegung daran stoßen würden. Wenn Sie an eine zornige Gedankenform stoßen, dann lassen Sie das vielleicht an Ihrer Partnerin, den Kindern oder einem Freund aus, ohne zu wissen, warum. Wenn Sie an eine Gedankenform mit der Aufschrift »Ich bin hilflos« stoßen, dann fühlen Sie sich vielleicht völlig unfähig, eine Aufgabe zu erfüllen. Und wenn Sie an eine Gedankenform voller Glück und Energie stoßen, dann stellen Sie vielleicht plötzlich fest, dass Sie ein Problem mit neuer Energie und Freude angehen.

Durch einen Ausgleich der Chakras können wir unsere Energiefelder reinigen, um eine optimale Gesundheit zu bewahren.

Bei einigen Leuten sind die Gedankenformen alle ähnlich (beispielsweise optimistisch), und sie sind untereinander und mit dem gesamten Bewusstsein der jeweiligen Person gut integriert. Solche Menschen sind mental und emotional ausgeglichen. Bei anderen Leuten, deren Aura durch verschlossene Chakras verzerrt ist, fehlt diese umfassende Integration. Diese Leute können rasche Stimmungswechsel erleben, die für sie selbst und andere befremdlich sind. Sie können sich sogar in einem Teufelskreis verfangen und hoffnungslos zwischen ein paar Gedanken hin und her springen, bis sie emotional – und oft auch körperlich – völlig erschöpft sind. Hin und her gerissen von »Ich fühle mich hoffnungslos« zu »Ich werde sie verlassen« zu »Nichts gelingt mir« zu »Es ist alles meine Schuld« zu »Ich bin ein Verlierer« zu »Wenn ich nicht sofort etwas unternehme, kriege ich das nie geregelt« zu »Ich bin wirklich wütend« zu »Es ist ihre Schuld« zu »Ich kann es nicht ändern« zu »Ich weiß nicht, was ich tun soll« und wieder zurück an den Anfang, findet ein solcher Mensch es vollkommen unmöglich, Entscheidungen zu treffen und an einem Plan festzuhalten. Wie sollte er auch, wenn er von einem emotionalen Extrem ins andere fällt und nie lange genug zur Ruhe kommt, um eine Situation vernünftig einzuschätzen, einen Handlungsplan zu entwickeln und ihm zu folgen.

Ausgleich der Chakras

Zum Glück ist es möglich, unsere Gedankenformen zu verändern, den Strom der Energie wieder in Ordnung zu bringen und unsere Aura zu reinigen. Es gibt viele Meditationen und Übungen, deren Ziel darin besteht, die Chakras auszugleichen, zu öffnen und zu erneuern. (Am besten erkundigen Sie sich in Meditationszentren; entsprechende Literatur und Audiokassetten finden Sie reichlich in den Esoterikabteilungen guter Buchhandlungen).

Sie können Ihre Aura in Bestform halten, indem Sie regelmäßig Chakrameditationen zum Energieausgleich praktizieren. Da die Aura ihrerseits den Körper erschafft, führt das auch zum Ausgleich Ihrer körperlichen Energien und fördert eine optimale Gesundheit. Erhalten Sie sich Ihr inneres Gleichgewicht, indem Sie täglich oder wöchentlich 15 bis 20 Minuten meditieren. Solche Meditationen sind ein angenehmer, anregender und einfacher Weg, Blockaden zu erspüren und zu beseitigen, die auf Dauer Ihre Gesundheit schädigen würden oder sie schon geschädigt haben. Sie können auch mit Energieheilern zusammenarbeiten. Erkundigen Sie sich bei den im Anhang angegebenen Verbänden nach kompetenten Therapeuten in Ihrer Nähe.

Kapitel 12

Befreiung von krankheitsverursachenden Emotionen

Emotionen? Gefühle? Vergessen Sie's. Die sind unmännlich. Nur Frauen und Schwulis werden »emotional« oder weinen. Mit Männern, die weinen, kann jedenfalls irgendetwas nicht stimmen. Von dem Moment an, wo kleine Jungen durch die Gegend stolpern und sich die Knie aufschlagen, bekommen sie zu hören: »Sei ein Mann« – Schmerzen und negative Gefühle dürfen nicht zur Kenntnis genommen werden. »Große Jungen weinen nicht«, sagt man ihnen. Und sie lernen, dass es »männlich« ist, Gefühle zu ignorieren oder zu verdrängen. Kommt Ihnen das bekannt vor?

Es hat sich zwar in dieser Beziehung schon einiges verbessert, aber immer noch glauben viele Leute, dass nur Frauen ihre Gefühle ausdrücken sollten, während Männer in schwierigen Situationen die Zähne zusammenbeißen müssen. Diese Leute meinen, wenn ein Mann negative Emotionen wie Furcht, Ärger, Verlegenheit oder Einsamkeit

Kleine Jungen lernen, »hart« zu sein – nicht zu weinen oder sich ihren Gefühlen hinzugeben –, und das kann im späteren Leben Krankheiten verursachen.

empfindet, dann sollte er es sich nicht anmerken lassen. Denn schließlich, so lautet die Argumentation, mag es zwar nicht immer der beste oder einfachste Weg sein, unsere Gefühle zu kontrollieren, aber es kann nicht schaden. Die Wirklichkeit sieht ganz anders aus.

Natürlich haben auch Männer Gefühle – und sie können genauso schmerzhaft sein wie die Gefühle der Frauen. Wenn diese Gefühle nicht wahrgenommen und ausgedrückt werden, entstehen daraus Blockaden im Körper, die den Strom von Blut und Energie behindern. Das ist nicht nur eine Theorie. Zahlreiche Untersuchungen belegen die enge Verbindung von Körper und Geist und weisen nach, dass Gesundheitsprobleme *immer* mit unglücklichen Gedanken zu tun haben. Wir können nicht vollständig gesund sein, solange wir unsere emotionalen Blockaden nicht beseitigt haben, und deshalb ist ihre Auflösung eine wichtige »Medizin«.

Da Männer dazu neigen, ihre negativen Gefühle in Bezug auf die Sexualität in ihre Prostata zu stopfen, wird diese anfällig für eine BPH (Vergrößerung), Infektionen (Prostatitis) und Krebs. Deshalb ist die Auflösung emotionaler Blockaden ein entscheidender Schritt auf dem Weg zur Heilung von Prostatakrebs – wie auch jeder anderen Krankheit.

Der körperliche Zustand ist abhängig von den Emotionen

Es gibt eine enge Verbindung zwischen dem menschlichen Körper und unseren Gedanken. Unser Körper registriert sofort, was wir denken, und genauso schnell erkennt unser Geist, was sich auf der körperlichen Ebene abspielt. Das kann auch gar nicht anders sein, denn Körper und Geist sind lediglich verschiedene Aspekte der Einheit, die Sie sind. Stellen Sie sich den Geist/Körper als ein Spinnennetz vor: Ein kleiner Lufthauch, der irgendeinen Teil des Netzes trifft, lässt das gesamte Gebilde zittern.

Ein neuer Zweig der medizinischen Wissenschaft, die so genannte Psychoneuroimmunologie(PNI) beschäftigt sich speziell mit den Verbindungen zwischen Körper und Geist. Nachfolgend gebe ich nur einige wenige Untersuchungsergebnisse der vielen PNI-Studien wieder, die belegen, dass es keine Trennung zwischen Körper und Geist gibt.

Frühe Hinweise auf die Verbindung zwischen Körper und Geist tauchten in den USA in den Sechzigerjahren auf, als unsere Raumfahrtwissenschaftler erfolgreich eine Rakete nach der anderen ins All schickten. Aber obwohl das Raumfahrtprogramm ein Ziel nach dem anderen erreichte, machte sich die US-Regierung große Sorgen. Aus irgendeinem unbekannten Grund starben die brillanten jungen Raumfahrtwissenschaftler in alarmierender Zahl dahin. Einige Leute glaubten, die Russen seien Schuld daran, aber Dr. Robert Elliot, den man mit der Untersuchung beauftragt hatte, erkannte den wirklichen Schuldigen: AUZ.

> *Der Körper wird von den Emotionen beherrscht.*

Dr. Elliot wies nach, dass die Wissenschaftler starben, weil sie voller Angst, Unsicherheit und Zweifel waren – abgekürzt als AUZ. Denn nach jedem erfolgreichen Raketenstart entließ die Regierung zahlreiche Wissenschaftler und Techniker. (Die Raketen waren auf dem Weg ins All, und viele der Wissenschaftler, die sie dorthin befördert hatten, wurden nicht mehr benötigt.) Obwohl es sich um sehr begabte Leute handelte, waren ihre beruflichen Qualifikationen relativ einseitig – sie wussten alles über Raketen, aber diese Kenntnisse qualifizierten sie nicht unbedingt für eine Tätigkeit auf dem zivilen Arbeitsmarkt. Deshalb fanden sie nach der Entlassung keine Jobs, die ähnlich gut bezahlt und ähnlich hoch angesehen waren. Viele von ihnen standen schließlich im Supermarkt an der Kasse und packten die Einkäufe der Kunden in Tüten, während sie darauf hofften, von der Regierung wieder eingestellt zu werden, wenn – oder falls – ein neues Raumfahrtprogramm aufgelegt würde. Unter dem enormen Leistungsdruck und der ständigen Angst, dass sie bald die Hypotheken für ihre Häuser nicht mehr bezahlen könnten, entwickelte eine alarmierende Zahl von jungen Wissenschaftlern eine Nekrose (Absterben) des Herzmuskels. *Ihre Angst, ihre Unsicherheit und ihre Zweifel brachten ihnen buchstäblich den Tod.*

Diese unglücklichen Wissenschaftler dienten, ohne es selbst zu ahnen, als menschliche Pendants zu den Laborratten, die gezielt derartigen Belastungen ausgesetzt wurden. Bei einem Experiment wurde eine Gruppe von Ratten in einen Käfig gesperrt und gezwungen, von einer Tonbandaufnahme anzuhören, wie eine Katze Ratten jagte. Die armen Ratten begriffen natürlich nicht, dass es sich nur um ein Tonband handelte. Sie dachten, in der nächsten Minute würde eine Katze in ihren Käfig eindringen und sie jagen. Sie hatten keine Fluchtmöglichkeit und konnten sich nirgendwo verstecken. Sie waren voller Angst, Unsicherheit und Zweifel, und daran starben sie genauso wie die Raumfahrtwissenschaftler.

Eine weitere Untersuchung, die sich der Verbindung zwischen Körper und Geist widmete, kam 1995 zu verblüffenden Ergebnissen. Durchgeführt von Wissenschaftlern am Center for Health Sciences der Universität von Tennessee, untersuchte diese Studie 32 Patienten, die an chronischen, unerträglichen Schmerzen litten, welche durch die damals üblichen

Standardbehandlungen nicht gelindert werden konnten. Die Forscher begannen damit, den Endorphinspiegel in der Lumbalflüssigkeit der Patienten zu messen. (Endorphine sind natürliche morphinähnliche Substanzen im menschlichen Körper, die bestimmte Schmerzsignale blockieren und die Stimmung verbessern. Sie spielen eine entscheidende Rolle für unsere Fähigkeit, unnötige Schmerzen abzublocken.) Nachdem sie den Endorphinspiegel gemessen hatten, gaben die Wissenschaftler den Patienten ein Placebo, eine medizinisch wertlose »Zuckerpille«. Den Patienten wurde jedoch gesagt, sie bekämen ein starkes Medikament und würden sich bald besser fühlen.

Von den 32 Patienten gaben 14 an, es gehe ihnen tatsächlich besser. Das ist nicht überraschend, weil der Placeboeffekt in 30 bis 40 Prozent aller Fälle eintritt, was beweist, dass der Geist tatsächlich einen Einfluss auf den Körper hat. Erstaunlich war jedoch ein anderes Ergebnis: Als die 14 Versuchspersonen, die auf das Placebo reagiert hatten, erneut untersucht wurden, zeigte sich, dass ihr Endorphinspiegel *gestiegen* war. Es ging ihnen besser, weil sie mehr schmerzstillende Endorphine im Körper hatten. Aber wodurch war der Endorphinspiegel gestiegen? Nicht durch das Placebo – das war eine wertlose Zuckerpille. Die »Wundermedizin« war die positive Erwartung der Patienten, ihr starker Glaube daran, dass es ihnen besser gehen würde. Es waren *ihre Gedanken* gewesen, die den Endorphinspiegel erhöht hatten, und *ihre Gedanken* hatten auch die Schmerzen gelindert. Hier war ein starker wissenschaftlicher Beweis, der zeigte, dass (1) positives Denken, wie es durch den Placeboeffekt repräsentiert wird, dazu führen kann, dass wir uns besser fühlen, und (2) positives Denken zu biochemischen Veränderungen in unserem Körper führt, die dann ihrerseits bewirken, dass es uns besser geht.

Die Tennesse-Studie war nicht die einzige, die gezeigt hat, dass Gedanken zu biochemischen Veränderungen im Körper führen können. Eine spätere Untersuchung an der Universität von Kalifornien in Los Angeles zeigte denselben Zusammenhang auf andere Weise. Bei dieser Untersuchung wurden Schauspieler angewiesen, glückliche oder traurige Szenen darzustellen. Diese Schauspieler versuchten, sich in die Personen hineinzuversetzen, die sie jeweils darstellten – ihre Gefühle nachzuempfinden und genauso glücklich, traurig, wütend, verwirrt etc. zu sein wie die Menschen, deren Rolle sie spielten.

Vor, während und nach den jeweiligen Szenen wurden den Schauspielern Proben für die Untersuchung von Laborwerten entnommen, darunter auch Speichelproben, an denen man die Regenerationsrate der T-Zellen messen konnte, die anzeigt, wie schnell das Immunsystem auf eine Herausforderung reagiert.

Wenn die Schauspieler glückliche Szenen darstellten, wurde ihr Immunsystem stärker (angezeigt durch die höhere T-Zellen-Regenerationsrate). Stellten sie jedoch traurige Szenen dar, dann wurde ihr Immunsystem schwächer. Hier war ein starker, direkter Beweis für die Verbindung zwischen Geist und Körper, für den mächtigen Einfluss, den Gedanken auf das Immunsystem haben. Und nicht genug damit, dass unsere Gedanken die biochemischen Abläufe im Körper beeinflussen, wir können sogar selbst wählen, auf welche Gedanken wir uns konzentrieren wollen. Die Schauspieler gaben lediglich vor, glücklich oder traurig zu sein, aber das wirkte sich nicht auf das Ergebnis aus.

Der Geist weiß nicht, ob die Gedanken »echt« sind oder nicht. Er regt nur das Immunsystem an, wenn er glückliche Gedanken wahrnimmt, und tritt auf die Gesundheitsbremse, wenn er traurige Gedanken erkennt. Das bedeutet, wenn wir uns selbst sagen, dass wir glücklich sind, werden wir gesünder sein.

Aber natürlich gilt auch das Gegenteil: Wenn wir uns traurig verhalten, dann schwächen wir unser Immunsystem. Wenn wir also traurig, verzweifelt oder ängstlich sind, dann kann das erhebliche negative Auswirkungen auf unseren Körper haben.

Wie schädlich sich negative Gedanken auswirken können, zeigte sich im Rahmen einer Untersuchung an 20 Frauen, deren Eierstockkrebs mit Chemotherapie behandelt wurde. Die starken Medikamente verursachten Übelkeit, schwächten das Immunsystem und hatten andere unangenehme Nebenwirkungen. Allein der Weg ins Krankenhaus zu einer weiteren Behandlung ließ bei den Frauen Übelkeit aufkommen – es reichte, *einfach durch die Tür zu gehen*, noch bevor sie irgendwelche Medikamente bekommen hatten. Das war nicht überraschend. Immerhin gilt der Magen seit langem als »Gefühlsbarometer«. Oft haben wir in unangenehmen Situationen oder wenn wir eine unangenehme Situation erwarten, das Gefühl, dass unser Magen einen Knoten bildet oder dass uns übel wird.

Insofern hatte man damit gerechnet, dass der Magen bei den Frauen reagieren würde, wenn sie zur nächsten Chemotherapie ins Krankenhaus kommen mussten. Womit man aber nicht gerechnet hatte: Ihr Immunsystem wurde schon geschwächt, *bevor sie die Medikamente bekamen*. Die Gedanken in ihrem Kopf (ihre Erwartungen, was nun auf sie zukommen würde) schwächten ihr Immunsystem, *noch bevor sie irgendeine Chemotherapie erhielten.*

Wie stark ist die Verbindung zwischen Körper und Geist nun wirklich? Wie krank oder gesund können wir uns selbst mit unseren Gedanken machen? Einer der stärksten Beweise für die Verbindung zwischen Körper und Geist kam von einem Wissenschaftler, der eben dieser Verbindung skeptisch gegenüberstand. Dr. David Speigel von der Stanford-Universität hatte angenommen, psychologische Betreuung und andere Formen der sozialen Unterstützung könnten die Lebensqualität von Frauen mit fortgeschrittenem Brustkrebs verbessern, nicht jedoch ihr Leben verlängern. Seine zehn Jahre dauernde Langzeitstudie, deren Ergebnisse er 1989 in der angesehenen medizinischen Fachzeitschrift *Lancet* veröffentlichte, kam jedoch zu anderen Ergebnissen: Dr. Speigel berichtete, dass die Frauen, die an Selbsthilfegruppen teilnahmen, doppelt so lange lebten wie ihre Leidensgenossinnen, die keine Gruppenunterstützung hatten. (Ansonsten erhielten alle die gleiche Behandlung). Das war ein starker Beweis dafür, dass die psychologische Unterstützung und die positiven Gedanken innerhalb der Selbsthilfegruppe tatsächlich das Leben verlängern konnten.

Untersuchungsergebnisse von Dr. Philip passen genau dazu und verdeutlichen auf faszinierende Weise den Zusammenhang zwischen freudiger Erwartung und Gesundheit. Bei der Studie, die 1990 im *Journal of the American Medical Association* erschien, ging es um jüdische Männer und das Passahfest, das die Befreiung der frühen Israeliten aus der ägyptischen Sklaverei feiert. Dies ist für ältere jüdische Männer eine wichtige Zeit, denn sie leiten die Rituale bei den Familienfeiern. Die Studie ergab, dass die Sterblichkeit unter jüdischen Männern kurz vor dem Passahfest signifikant zurückgeht, um gleich anschließend sprunghaft anzusteigen, bis sie sich wieder auf normale Raten einpendelt. Die Wissenschaftler schlussfolgerten, dass die Vorfreude der Männer und ihr Wunsch, die Rituale zu leiten, ihr Immunsystem und andere Abwehrmechanismen genug auf Touren brachte, um sie am Leben zu halten – zumindest bis die Feiern vorbei waren. Dieses Phänomen kann man auch häufig im Zusammenhang mit Hochzeitstagen, Geburtstagen, den Hochzeiten von Kindern und anderen freudig erwarteten Ereignissen beobachten.

Gedankenmuster und spezielle Krankheiten

Es besteht kein Zweifel, dass Körper und Geist eine Einheit bilden und dass alles, was einen Aspekt unseres Daseins betrifft, sich auch auf alle anderen auswirkt. Viele Untersuchungen haben gezeigt, dass bestimmte Muster von Gedanken, Empfindungen oder Emotionen im Zusammenhang mit Gesundheit und Krankheit stehen. Einige Beispiele:

- Mehrere wissenschaftliche Untersuchungen von Frauen mit Brustkrebs und Gebärmutterhalskrebs haben schon in den Achtzigerjahren gezeigt, dass Fröhlichkeit und Optimismus zu besseren Behandlungsergebnissen und einem längeren Leben führen, als wenn die Frauen voller negativer Emotionen sind.
- Die Chicago-Western-Electric-Studie aus dem Jahr 1981, die über 2000 Arbeiter 17 Jahre lang beobachtete, fand einen Zusammenhang zwischen Depression und Krebs. Ar-

beiter, die entsprechend der MMPI-Depressionsskala signifikante Depressionen aufwiesen, erkrankten doppelt so
häufig an Krebs wie jene, die nicht depressiv waren.

- Es ist allgemein bekannt, dass nach dem Tod eines Partners
das Immunsystem des/der Überlebenden in der Regel geschwächt ist. Dieser Zustand kann bis zu sechs Monate an-
dauern. Während dieser Zeit sind die trauernden Hinter-
bliebenen anfälliger für Krankheiten.

- Eine interessante Untersuchung, die 1975 im *Journal of
Psychosomatic Research* veröffentlicht wurde, stellt einen
Zusammenhang zwischen Zorn und Brustkrebs her. Besonders wichtig, so fanden die Forscher heraus, war die Fähigkeit, Zorn und Ärger auszudrücken. Frauen mit gutartigen
Brusttumoren konnten ihren Ärger besser ausdrücken als
Frauen mit bösartigen Brusttumoren. Es scheint so, als sei
die Unfähigkeit, Emotionen und speziell Ärger auszudrücken, ein »Keim«, der Krebspatienten schädigt, indem er
zulässt, dass der Krebs wächst oder dessen Wachstum sogar fördert. Unbewusster Ärger oder verdrängte Wut können ebenfalls problematisch sein.
Man vermutet, dass einige Männer den Zorn über die Beschnei-
dung,* die an ihnen als Babys vor-
genommen wurde, in ihrer Prostata aufgestaut haben und
sich nicht einmal daran erinnern.

> *Der Lebenswille kann
> eine sehr mächtige
> Medizin sein.*

- Der Lebenswille kann eine mächtige Medizin sein. Eine Untersuchung, die 1991 im *British Journal of Cancer* veröffentlicht wurde, kam zu dem Ergebnis, dass Krebspatienten

---

* In den USA ist es üblich, dass Jungen wenige Tage nach der Geburt aus
hygienischen Gründen beschnitten werden. (A. d. Ü.)

mit »Kampfgeist« länger lebten als jene, die ihre Situation als hoffnungslos empfanden.

- »Bockigkeit« wirkt ebenfalls wie eine Medizin. Patienten, die von ihren Ärzten und dem Pflegepersonal als unkooperativ und schwierig empfunden wurden, lebten meist länger als die kooperativen und »guten« Patienten. Die »ewig nörgelnden« Patienten stellten oft die höchsten Ansprüche an ihre Ärzte und Krankenschwestern, bestanden darauf, die Kontrolle über ihr eigenes Leben zu behalten und über die Pflegemaßnahmen zu entscheiden. Mit anderen Worten: Sie übernahmen die Verantwortung für ihre eigene Genesung und gaben nicht auf.

- Selbst wenn man trotz aller Beweise des Gegenteils *so tut, als ob* es einem gut ginge, ist das immer noch gesünder, als das Handtuch zu werfen. Eine 1989 im *Journal of Psychosomatic Research* veröffentlichte Studie kam zu dem Ergebnis, dass Leugnen für Frauen mit operablem Brustkrebs wie eine Medizin wirkte und man aufgrund dieser Haltung gute Ergebnisse voraussagen konnte. (Ich befürworte allerdings eine solche Haltung nicht, sondern bin im Gegenteil der Ansicht, man sollte Prostatakrebs und andere Krankheiten aktiv bekämpfen. Aber diese wissenschaftlichen Untersuchungen, die zeigen, dass Verleugnen medizinische Effekte hat – bis zu dem Punkt, dass daraus eine positive Haltung entsteht –, belegen die Macht des Geistes über den Körper.)

Die Beweise sind eindeutig: Positive, hoffnungsvolle, erwartungsfrohe, optimistische Gedanken sind, selbst wenn es keine objektive Grundlage für solche Gedanken gibt, eine mächtige Medizin. Und die Fähigkeit (und Möglichkeit), solche Gedanken auszudrücken, macht diese »Medizin« sogar noch stärker.

Andererseits wirken Gedanken an Zorn, Niederlage, Hoffnungslosigkeit und Hilflosigkeit wie »Krankheitskeime«, die immer stärker werden, wenn man sie nicht ausdrückt und auflöst.

Ich möchte jedoch ausdrücklich darauf hinweisen, dass die Tatsache, dass negative Gedanken Krankheit verursachen können, nicht bedeutet, dass kranke Menschen schlechte Menschen sind, die an ihrer Krankheit selber schuld sind oder es verdienen zu leiden. Das ist einfach nicht wahr. *Wenn jemand leidet, trifft ihn nicht selbst die Schuld.* Wir sollten leidenden Menschen auf jede mögliche Weise helfen. Gleichwohl müssen wir verstehen, dass alles, was wir fühlen, denken, sagen und tun, einen nachhaltigen Einfluss auf unsere mentale, körperliche und emotionale Gesundheit hat. Wir haben die Macht, über unsere Gedanken und Gefühle die Zeiger in Richtung auf Krankheit oder Gesundheit zu lenken, und wir sollten diese Macht klug nutzen.

Die Beseitigung emotionaler Blockaden

So wie der Körper von Toxinen, Parasiten und anderen materiellen Problemen befreit werden muss, die den Fluss von Energie und Blut behindern und nicht zulassen, dass das Lymphsystem die Abfallprodukte beseitigt, sowie auf andere Weise unsere Gesundheit untergraben, so müssen wir uns auch von Wut, Depression, Furcht, Ärger und anderen emotionalen und spirituellen Toxinen befreien. Wir müssen unsere negativen

> *Ein froher Geist entspricht einem gesunden Körper.*

Gefühle loswerden, denn sie wirken wie Staudämme in unserem Körper und blockieren den Fluss von Energie und Blut in unsere Prostata und das sie umgebende Gewebe, schwächen unser Immunsystem und machen uns anfällig für Krebs und viele andere Krankheiten. Unglückliche Gefühle und Gedanken in Bezug auf Sex sind für Männer besonders gefährlich, denn sie werden meist in der Prostata gespeichert und lassen die Drüse krank werden.

Glücklicherweise gibt es viele Möglichkeiten, sich von emotionalen Blockaden zu befreien. Dazu gehören Psychotherapie, Körperarbeit, Chakrareinigung, Homöopathie, Massage, körperliche Bewegung und Meditation sowie die Techniken, die Wayne Dyer, Deepak Chopra und andere Experten auf diesem Feld entwickelt haben. Es gibt spirituelle Zentren wie die Unity Church und die Church of Religious Science. Lazaris und andere geistige Führer haben Wunder gewirkt. Wir haben uns bereits mit Chakrareinigung, Körperarbeit, Fitnesstraining und Massagen beschäftigt, und die meisten von uns sind mit der Psychotherapie vertraut. Lassen Sie uns nun noch einen kurzen Blick auf einige andere Ansätze der emotionalen Reinigung werfen.

Bachblütentherapie: Der Arzt und Bakteriologe Edward Bach hat ein Heilsystem entwickelt, das auf der Vorstellung basiert, dass die Menschen wieder gesund werden, wenn man sie auf eine Weise behandelt, die ihren spezifischen Persönlichkeitsmerkmalen entspricht. Bach ging davon aus, Konflikte zwischen unserem höheren Selbst und unserer Persönlichkeit seien die Quelle von Krankheiten, wobei unterdrückte negative Emotionen zu körperlichen Krankheiten führen würden. Wenn ein Mann sich beispielsweise darüber ärgert, dass er an seinem Arbeitsplatz schlecht behandelt wird, und diesen Ärger unterdrückt – statt ihn offen auszudrücken, wie es nötig wäre, um mit seinem höheren Selbst in Einklang zu sein –, dann wird er schließlich krank. Die Behandlung seiner Symptome mag eine Weile helfen, aber wenn sein Ärger nicht beseitigt wird, dann bleibt die Krankheit bestehen – und wird unweigerlich schlimmer.

Bach glaubte, die Lösung dieser Probleme sei in den Schwingungen von Blütenessenzen zu finden, von denen er annahm, sie würden die Auflösung emotionaler Blockaden fördern und den Patienten zu einem neuen Gleichgewicht verhelfen. Die Bachblüten-Heilmittel sind Tropfen, die aus bestimmten Blüten gewonnen werden, und die man mit Wasser vermischt mehrmals täglich einnimmt. Das Blütenmittel *Elm* (Ulme) hilft beispielsweise Menschen, die sich durch ihre Alltagspflichten überfordert fühlen, *Chicory* (Wegwarte) hilft jenen, die sich übermäßig um Familie und Freunde sorgen, *Beech* (Rotbuche) ist das Heilmittel für Menschen, die intolerant sind und stets die Fehler bei anderen suchen, und *Larch* (Lärche) hilft Patienten, die sicher sind, dass sie versagen werden. Es gibt zahlreiche Bücher, in denen Sie sich über Bachblüten informieren können, darunter auch die Originalschriften von Dr. Edward Bach. Die Blütenmittel erhalten Sie in der Apotheke.

Lazaris und andere spirituelle Führer: Viele spirituelle Führer bieten Ihnen wertvolle Erkenntnisse und helfen bei der Heilung. Ein solcher Führer ist Lazaris. Statt den Menschen zu sagen, was sie tun sollen, glaubt Lazaris, dass tief im Inneren jeder selbst weiß, was am besten für ihn ist. Das Problem besteht darin, dass die Leute Hürden errichtet haben und sich dann nicht mehr daran erinnern. Nun stolpern sie ständig über diese Hürden, obwohl sie, da sie die Hindernisse doch selbst errichtet haben, am besten wissen sollten, wie man sie überwindet. Lazaris macht Vorschläge und zeigt Wege auf, wie man mit der Wirklichkeit umgehen kann, die man selbst geschaffen hat. Er erklärt, wie man das eigene Leben eingerichtet hat, und zeigt einem 15 bis 20 Wege, wie man es ändern kann. In gewissem Sinne ist Lazaris wie ein Spiegel, in dem man sich selbst klarer sieht, ins eigene Innere blicken kann und dabei entdeckt, welche Hürden man aufgebaut hat und wie man sie umgeht oder beseitigt. (Informationen über Bücher und Kassetten von Lazaris finden Sie im Anhang.)

Seit ich ihn 1987 kennen gelernt habe, war Lazaris mein wichtigster Lehrer. Fast umgehend begann sich mein Leben auf nachhaltige, positive Weise zu ändern. Magie trat in mein Leben. Meine beruflichen und persönlichen Beziehungen verbesserten sich auf erstaunliche Weise. Ich hatte mehr Freude an der Arbeit, und meine Profite wuchsen. Meine spirituellen Fortschritte beschleunigten sich gewaltig. Ich begann die enorme Anspannung aufzulösen, die ich in meinem Körper gespeichert hatte, und mein Selbstwertgefühl ist heute besser denn je. Das ist natürlich ein allmählicher Prozess, der bis heute anhält und immer subtiler wird.

Meditation: Als alte Heiltechnik wird die Meditation schon lange eingesetzt, um zahlreiche Beschwerden zu lindern, von verschiedenen Formen der Angst bis hin zu Krebs. Es gibt eine ganze Reihe von Meditationstechniken, beispielsweise geführte Meditationen von Tonkassetten, das permanente stille Wiederholen eines Wortes (Mantra) oder das Zählen von Atemzügen. Unabhängig von der Technik besteht das Ziel immer darin, den Geist von alltäglichen Gedanken und Sorgen zu befreien, um Geist und Körper zu entspannen. Biofeedback und andere Untersuchungen haben gezeigt, dass Meditation auf positive Weise die Gehirnwellen verändert, Atmung und Herzfrequenz verlangsamt, bei vielen Leuten den Blutdruck senkt, den Sauerstoffverbrauch mindert und Körper und Geist auf vielfältige Weise beruhigt. Untersuchungen belegen auch, dass Menschen, die meditieren, besser schlafen, bessere Beziehungen haben, eine bessere Einstellung zur Arbeit und zum Leben entwickeln, in ihrem Leben mehr Sinn sehen, gelassener und generell gesünder sind.

Meditation ist besonders hilfreich beim Umgang mit Stress und hier vor allem im Hinblick auf die »Kampf- oder Flucht«-Reaktion. Dieser Automatismus, der dafür geschaffen ist, uns angesichts von Gefahren sofort kampf- oder fluchtbereit zu machen, überschwemmt unseren Körper mit Adrenalin, Cortison und anderen hochwirksamen biochemischen Stoffen. Das ist gut, weil es lebensrettend sein kann. Aber all diese Substanzen haben Nebenwirkungen. Wenn sie längere Zeit in großen Mengen in unserem Körper kreisen, können sie das Immunsystem schwächen und den Körper auf viele andere Weisen schädigen. Das wäre weiter kein Problem, wenn nicht viele Menschen den Kampf- oder Fluchtmechanismus allzu oft und in unpassenden Situationen aktivieren würden. Wir aktivieren ihn, wenn wir uns über andere Leute ärgern, wenn jemand uns beleidigt oder kränkt, wenn ein anderes Auto uns beim Überholen schneidet, wenn die Stromrechnung steigt. Das alles sind keine lebensbedrohlichen Probleme, aber wir bringen unser eigenes Leben in Gefahr, indem wir zulassen, dass enorme Mengen von Stresshormonen ausgeschüttet werden. Ohne die Notwendigkeit zu kämpfen oder zu fliehen, schmoren diese Substanzen in unserem Körper und zerstören allmählich unsere Gesundheit. Die Meditation schützt uns und stellt diese Gesundheit wieder her, indem sie den Stress abbaut und dafür sorgt, dass sich unser Körper von den Stresshormonen befreien kann.

In den Siebzigerjahren hat Dr. Herbert Benson von der Harvard-Universität die Meditation wissenschaftlich untersucht und gezeigt, dass sie ein wirksames Gegenmittel gegen die Effekte der Kampf- oder Fluchtreaktion darstellt. Er hat auch eine »säkulare« Form der Meditation entwickelt, die nicht an eine religiöse Philosophie gebunden ist und die er »Entspannungsreaktion« genannt hat. Die Technik ist einfach:

- Setzen Sie sich ruhig und bequem hin und schließen Sie die Augen.
- Entspannen Sie Ihre Muskeln; beginnen Sie damit bei den Füßen, und arbeiten Sie sich über den gesamten Körper bis zum Kopf vor. Sagen Sie sich still, dass Ihre Füße vollkommen entspannt sind, dass Ihre Fußgelenke vollkommen entspannt sind, dass Ihre Waden vollkommen entspannt sind und so weiter.

  Meditation mildert Stress, trägt dazu bei, dass schädliche Stresshormone abgebaut werden, und lässt uns erkennen, wie wir unser Leben effektiver führen können.

- Achten Sie auf Ihren Atem, während Sie durch die Nase ein- und ausatmen. Sagen Sie bei jedem Ausatmen still das Wort *eins*.
- Atmen Sie 10 bis 20 Minuten leicht und natürlich und sagen Sie bei jedem Ausatmen »eins«. Sitzen Sie anschließend noch ein paar Minuten ruhig mit geschlossenen Augen und dann noch ein paar Minuten mit geöffneten Augen. (Stehen Sie nicht gleich nach der Meditation auf.)

Machen Sie sich keine Sorgen, wenn es Ihnen anfangs schwer fällt, Ihren Geist während der Meditation zu klären, oder wenn Sie nicht so entspannt sind, wie Sie es gerne wären. Je länger Sie daran arbeiten, indem Sie ein- oder zweimal täglich meditieren, desto besser werden Sie sich entspannen können.

Professionelle Hilfe: Sie können sich an Therapeuten wenden, die Ihnen helfen, Ihre emotionalen Blockaden zu lösen. Adressen von Therapeuten in Ihrer Nähe können Sie bei den im Anhang genannten Verbänden erfragen.

Unity Church, Church of Religous Science usw.: Diese und ähnliche Religionsgemeinschaften verbinden viele traditionelle religiöse Werte mit positivem Denken. Bitten Sie Gott um Führung und Trost, heißt es dort; aber erkennen Sie auch, welche enormen Werte in Ihrem eigenen Inneren wirken und immer wirken werden. Zweifeln Sie nie daran, dass Gott Ihnen helfen wird. Er verlieh Ihnen die Fähigkeit, erfolgreich zu sein, und das bedeutet, dass Sie stets Erfolg haben können, wenn Sie sich darum bemühen. Unity, Religious Science und andere Religionsgemeinschaften bieten Ihnen viele Möglichkeiten, Ihre Ängste zu überwinden und nach Erfolg zu streben.

Visualisierung: Visualisierung basiert auf einer einfachen, aber sehr wirksamen Überlegung: Was wir mit unseren geistigen Augen »sehen«, hat einen genauso starken Einfluss auf unsere Gesundheit wie unsere Gedanken und Worte. Solche geistigen Bilder können sogar stärker als Worte sein, weil sie oft eindrucksvoller sind als alles, was wir mit Worten beschreiben könnten.

Dr. O. Carl Simonton und seine Frau Stephanie Matthews-

Simonton begannen, Visualisierungen in ihr Programm zur Behandlung von Krebspatienten aufzunehmen, nachdem sie festgestellt hatten, dass einige Krebspatienten offenbar nur deshalb überlebten, weil sie einen starken Lebenswillen hatten. Als Teil ihres Konzeptes zur psychologischen Begleitung von Krebspatienten, die mit Standardtherapien wie Bestrahlung und Chemotherapie behandelt wurden, bieten die Simontons folgende Richtlinien für eine effektive Visualisierung an (vgl. Literaturangaben im Anhang):

- Visualisieren Sie die Krebszellen als schwach und ungeordnet – vielleicht als einen Haufen Sand, den man leicht mit den Füßen einebnen kann, oder als einen Stapel von Bierdosen, der umfällt, wenn man einen Ball dagegen wirft.
- Stellen Sie sich Ihre Behandlung als sehr wirksam vor. Sie können sie beispielsweise als einen Fuß visualisieren, der gegen den Sandhaufen tritt, oder als einen Ball, der gegen den Dosenstapel geworfen wird.
- Stellen Sie sich mit Ihrem geistigen Auge vor, dass die gesunden Zellen sich mühelos selbst reparieren können, wenn sie durch die Behandlung leicht geschädigt werden.
- Stellen Sie sich eine mächtige Armee weißer Blutkörperchen vor, die bereit steht, um Ihren Krebs anzugreifen und zu zerstören. Sie können sich beispielsweise eine echte Armee mit Soldaten, Panzern und Kampfflugzeugen vorstellen. Oder Sie visualisieren eine Gruppe von Pac Men, welche die Krebszellen verschlingen oder tausende von Bällen, die gegen Stapel von Bierdosen geschleudert werden.
- Stellen Sie sich Ihre Armee als extrem kampfbereit und »aggressiv« vor. Sie kann es gar nicht erwarten, den Krebs in Stücke zu reißen.

- Beobachten Sie nun mit Ihrem geistigen Auge, wie die toten und besiegten Krebszellen aus Ihrem Körper hinausbefördert werden.
- Visualisieren Sie sich selbst, wie Sie gesund sind und all das tun, was Ihnen Spaß macht.
- Beenden Sie Ihre Visualisierung damit, dass Sie sich vorstellen, wie Sie Ihre Ziele erreichen und ein sinnvolles und glückliches Leben führen.

Der heute wohl am besten bekannte Befürworter der Visualisierung ist Dr. Bernie Siegel, Autor der Bücher *Mit der Seele heilen* und *Prognose Hoffnung* (vgl. Literaturverzeichnis). Viele andere Autoren haben über andere Möglichkeiten zur Auflösung emotionaler Blockaden geschrieben, beispielsweise Dr. Deepak Chopra, Wayne Dyer und Louise Hay. Ihre Bücher finden Sie in den meisten Buchhandlungen.

> *Positive, frohe und optimistische Gedanken sind sogar dann eine mächtige Medizin, wenn es keine objektive Grundlage dafür gibt.*

Homöopathie, Lazaris, Meditation, Visualisierung, Psychotherapie, religiöse Vereinigungen und die oben erwähnten populären Autoren können Ihnen hilfreiche Techniken vermitteln, wie Sie mit Ihren Gefühlen in Kontakt kommen und emotionale Blockaden auflösen. (Im Anhang finden Sie Hinweise, über welche Organisationen Sie die Adressen entsprechender Therapeuten in Ihrer Nähe erfahren.) Doch so gut diese Techniken sein mögen, für die meisten Leute sind sie lediglich ein Anfang. Die meisten von uns brauchen eine oder mehrere Sitzungen mit einem professionellen Therapeuten, um Zugang zu ihren tieferen Gefühlen zu bekommen. Diese tieferen, »unerreichbaren« Gefühle in unserem Unterbewusstsein sind es gewöhnlich, die Krankheiten verursachen. Es ist lebenswichtig, sie ins Bewusstsein zu holen und aufzulösen.

Zwei führende moderne Methoden der tiefen emotionalen Umprogrammierung: NLP und EMDR

Die neurolinguistische Programmierung oder NLP gibt es seit Mitte der Siebzigerjahre, und sie wird seitdem als psychologische Methode weltweit genutzt. Es gibt überall kompetente Therapeuten, die Ihnen helfen können, alte Emotionen und emotionale Muster, die oft für Krankheiten und negative Lebenseinstellungen verantwortlich sind, neu zu programmieren. An dieser Stelle möchte ich Ihnen nur eine kurze Einführung in das NLP und einige Hinweise auf weitere Informationsquellen geben.

»Neuro« bezieht sich auf die neurologischen Vorgänge des Sehens, Hörens, Fühlens, Riechens und Schmeckens, welche die grundlegenden Bausteine unserer Erfahrung bieten. »Linguistisch« bezieht sich auf die Art und Weise, wie wir Sprache benutzen, um unsere Erfahrungen auszudrücken und mit anderen zu kommunizieren. »Programmierung« bezieht sich nicht auf die Programmierung von Computern, sondern vielmehr auf die Strategien, die wir einsetzen, um diese inneren Prozesse zu organisieren und zu Ergebnissen zu kommen.

NLP basiert auf der Vorstellung, dass die Welt, in der jeder von uns lebt, nicht die reale Welt ist, sondern ein Modell der Welt, das wir unbewusst schaffen und in dem wir dann so leben, als sei es die reale Welt. Die meisten menschlichen Probleme stammen aus den Modellen, die wir im Kopf haben, und nicht aus der Welt, wie sie wirklich ist. Wenn Sie ein praktisches Verständnis dafür entwickeln, wie diese inneren Modelle wirken, können Sie lernen, unvorteilhafte Gewohnheiten, Gedanken, Gefühle und Überzeugungen in vorteilhaftere zu verändern.

Die neurolinguistische Programmierung bietet Ihnen spezielle praktische Möglichkeiten, um die erwünschten Veränderungen in Ihrer Gesundheit und Ihrem Verhalten herbeizuführen. Der Ansatz besteht darin, dass Sie sich selbst fragen, wie Sie Ihr Leben gerne verändern möchten und was Sie persönlich und beruflich erreichen könnten, wenn Sie wüssten, wie diese Veränderungen zu bewerkstelligen sind.

Zu den führenden NLP-Instituten gehört das New York Training Institute for NLP; es kann Ihnen weltweit Adressen von kompetenten Therapeuten vermitteln. In Deutschland können Sie sich auch an die Deutsche Gesellschaft für Neurolinguistische Psychotherapie wenden (Adressen siehe Anhang).

Emotionen sind unsere Freunde und Verbündeten. Sie sollten nicht als Entschuldigung dafür herhalten, dass wir nicht denken oder nicht handeln: Vielmehr sollten wir sie respektieren und aus ihnen lernen. Wenn Sie sich erlauben, etwas zu fühlen, sind Sie lebendig und bewegen sich vorwärts, sodass Sie schon bald etwas anderes fühlen und sich weiter bewegen.

Manchmal haben die Leute Angst, von ihren Emotionen überschwemmt zu werden, wenn sie ihnen nachgeben. Aber genau das Gegenteil ist der Fall: Wenn Sie den Emotionen nachgeben, bewegen Sie sich durch den Tunnel zum Licht des Lernens und der Veränderung, das am Ende auf Sie wartet. Emotionen bringen uns nicht in Schwierigkeiten – aber die

Emotionen, die wir in Bezug auf unsere Emotionen haben, halten uns gefangen in einem Teufelskreis von Negativität und Stagnation. Emotionen sind unsere Lehrer und geben uns Gelegenheit, zu lernen und uns zu verändern. Achten Sie auf die Botschaft, statt den Boten zu töten.

EMDR (Eye movement desensitization and reprocessing) ist eine weitere komplexe Methode der Psychotherapie, die viele erfolgreiche Elemente einer ganzen Reihe therapeutischer Ansätze integriert und dies auf eine Weise, welche das informationsbildende System des Gehirns anregt, mit Augenbewegungen und anderen Arten rhythmischer Stimulation verbindet. Bei der EMDR-Therapie ist es nicht nötig, in jahrzehntealtes psychologisches Material einzutauchen. Stattdessen kann man, indem man das informationsbildende System des Gehirns aktiviert, sehr schnell die therapeutischen Ziele erreichen, wobei es zu beachtlichen dauerhaften Veränderungen kommt.

Die größte Bedeutung von EMDR liegt darin, dass diese Methode dem Gehirn erlaubt, seine psychologischen Probleme im selben Tempo zu lösen wie auch die körperlichen Beschwerden zu heilen. Weil EMDR Körper und Geist parallel heilen lässt, spielt die Zeit in der Therapie keine Rolle mehr.

Angesichts der weitreichenden Anwendungsmöglichkeiten könnte EMDR die »Therapie der Zukunft« sein. Vierzehn kontrollierte Studien belegen die Wirksamkeit von EMDR und machen es zu einer der bestuntersuchten Methoden, die je zur Traumabehandlung eingesetzt wurden. Fünf der neuesten Studien mit Traumaopfern (beispielsweise durch Vergewaltigung, Kriegshandlungen, Verlust eines geliebten Menschen, Unfälle und Naturkatastrophen) sind zu dem Ergebnis gekommen, dass 84 bis 90 Prozent der Betroffenen nach nur drei EMDR-Behandlungen keine posttraumatischen Beschwerden mehr hatten.

Eine neuere Untersuchung, die von Kaiser Permanente finanziert wurde, kommt zu dem Ergebnis, dass EMDR in der Hälfte der Zeit doppelt so effektiv ist wie Standardbehandlungen. Klienten und Therapeuten sollten jedoch nicht vergessen, dass EMDR kein »Wettrennen« ist. Zwar kommt es bei vielen Leuten in sehr kurzer Zeit zu erstaunlichen Verbesserungen, aber es gibt auch Patienten, bei denen sich die Fortschritte erst nach längerer Zeit einstellen, und dieses langsamere Tempo ist keineswegs unnormal. Wie bei jeder Therapie hängt die Zeit, die für bestimmte Fortschritte benötigt wird, von den einzelnen Menschen und der klinischen Situation ab. Zahlreiche Aussagen führender Mediziner und Therapeuten bezeugen die Erfolge von EMDR.

Dr. Francine Shapiro ist die Begründerin von EMDR und Direktorin des EMDR-Instituts in Palo Alto, Kalifornien. 1994 wurde sie mit einem Wissenschaftspreis der California Psychological Association ausgezeichnet. Dr. Shapiro erläutert: »Unabhängig von ihrer grundlegenden psychologischen Orientierung sind sich die klinischen Psychologen einig, dass die meisten psychischen Störungen Folgen früher Lebenserfahrungen sind. Die EMDR-Protokolle leiten Kliniker an, bei ihren Fallaufnahmen auf besondere Weise die Lebensgeschichte ihrer Klienten zu berücksichtigen, um sich ein genaues Bild davon machen zu können, (a) welche frühen Lebenserfahrungen zu den Symptomen beigetragen haben, (b) welche gegenwärtigen Auslöser es für die Störungen gibt und (c) welche Verhaltensweisen und Fähigkeiten notwendig sind, um den Klienten in die Lage zu versetzen, künftig angemessen zu handeln.

So identifiziert der klinische Psychologe beispielsweise die spezifischen Ereignisse, die dazu geführt haben, dass der Klient ein negatives Selbstbild entwickelt hat und glaubt, er sei nicht gut genug, nicht liebenswert, er könne nicht erfolgreich sein, er sei wertlos, er könne niemandem vertrauen etc. Man geht davon aus, dass diese frühen Lebensereignisse auf dysfunktionale Weise gespeichert wurden und zu den unangemessenen Reaktionen in der Gegenwart beitragen. In Übereinstimmung mit neueren Thesen im Hinblick auf die Funktionsweise unseres Erinnerungsvermögens nimmt man an, dass Erfahrungen, die den Unterbau der Pathologie bilden, ohne ausreichende Verarbeitung gespeichert wurden. Wenn sie den Betroffenen wieder bewusst werden, sind damit erhebliche Störungen verbunden, die sich sowohl auf der emotionalen als auch auf der körperlichen Ebene manifestieren können. Das Verarbeiten dieser Erfahrungen mit EMDR ermöglicht es dem Klienten, Einsichten zu gewinnen, zu neuen rationalen Bewertungen zu kommen, seine emotionalen und körperlichen Reaktionen zu integrieren und angemessenere Verhaltensmuster zu entwickeln.«

Es gibt inzwischen auch in deutscher Sprache einige Bücher über EMDR (vgl. Literaturverzeichnis), in denen Sie ausführlichere Informationen finden. Adressen qualifizierter Therapeuten erhalten Sie über EMDRIA Deutschland e. V. (vgl. Anhang).

Es ist allgemein bekannt, welche Bedeutung die Auflösung emotionaler Blockaden für die Krebsheilung hat. Dabei stehen Ihnen viele Methoden der Verarbeitung und Auflösung unterdrückter Emotionen zur Verfügung. Entscheiden Sie sich für die eine oder andere Form der emotionalen Reinigung und nehmen Sie sie in Ihren Heilungsplan auf, der in Kapitel 15 umrissen ist.

Kapitel 13

Ein besseres Sexualleben
fördert die Gesundheit
der Prostata

Gute Gesundheit – und eine gesunde Prostata – hängen von einem regelmäßigen, glücklichen Sexualleben ab. Die Prostata ist ein Muskel, und wie alle Muskeln muss sie benutzt werden, um stark zu bleiben. Durch regelmäßige Benutzung wird die Drüse außerdem gereinigt. Es ist kein Zufall, dass zölibatär lebende Männer häufiger als alle anderen an Prostatakrebs erkranken. Manchen Männern genügt es, einmal in der Woche Sex zu haben, während andere ihn täglich oder nur einmal im Monat brauchen. Es gibt kein Patentrezept, das gute Gesundheit garantiert. Am besten ist es, einfach das zu tun, was sich gut anfühlt und anschließend nicht zu Müdigkeit führt. Aber es reicht nicht aus, einfach nur Sex zu haben. Idealerweise ist Sex mehr als ein körperlicher Akt – er ist die liebevolle Vereinigung mit Ihrer Partnerin.

Leider haben viele Männer nicht so häufig Sex, wie sie ihn gerne hätten – oder brauchen –, um ein körperlich und emotional gesundes Leben zu führen. Das hat vor allem mit einem Mangel an Verständnis zu tun. Wenn ein Mann eine Frau trifft, die seine Geliebte oder Partnerin wird, fühlt er bald, wie die sexuelle Energie in der Luft liegt und unerschöpflich zu sein scheint. Dieser Frau nahe zu sein, ja nur an sie zu denken erhöht sein Verlangen. Und ganz ähnlich geht es auch seiner

Partnerin. Im Laufe der Zeit scheint die sexuelle Energie jedoch zu schwinden. Die einstige Flut wird zur Ebbe. Während anfangs beide fast immer Lust auf Sex hatten, scheint jetzt einer von beiden stets müde oder uninteressiert zu sein. Sex ist nicht mehr so attraktiv wie früher. Die Energie, die beide zur sexuellen Vereinigung getrieben hat und die

> *Die Prostata ist ein Muskel und muss benutzt werden, um stark zu bleiben.*

daraus immer wieder neu hervorgegangen ist, hat sich zerstreut. Und in dem Maße, wie die sexuelle Energie aus einer Beziehung verschwindet, verschwindet auch die Leidenschaft, die sexuelle Aktivität, die Intimität – und schließlich die Liebe.

Aber das muss nicht so sein. Die sexuelle Energie innerhalb einer Beziehung kann immer so stark bleiben wie zu Anfang. Das Bedürfnis nach körperlicher Nähe, das zu Beginn der Beziehung so dringend war, kann weiterhin intensiv bleiben, angetrieben von wachsender körperlicher und emotionaler Intimität. Die Liebe zwischen zwei Menschen kann stark bleiben und auf allen Ebenen immer tiefer werden, ganz gleich, wie müde oder beschäftigt sie sind. Der Schlüssel ist Aufmerksamkeit: Man muss daran denken und daran arbeiten. Die leidenschaftliche, aufregende Liebe kann uns manchmal unvermittelt »treffen«, doch bewahren können wir sie nur, wenn wir sie ständig nähren, immer wieder einladen und wie einen geschätzten Gast behandeln. So wie wir unser Haus sorgfältig reinigen, bevor der geschätzte Gast ankommt, so wie wir sorgfältig das Essen planen und zubereiten, so wie wir lange darüber nachdenken, was unser geschätzter Gast gerne tun würde, so müssen wir auch für die leidenschaftliche Liebe vorausplanen, uns auf sie vorbereiten und uns intensiv um sie kümmern.

Was erstickt unsere Leidenschaft?

Obwohl die körperliche und emotionale Leidenschaft in einer lebenslangen Beziehung stets intensiv bleiben kann, verringert sie sich doch oft durch Vernachlässigung, schlechte Kommunikation, Vorurteile und unterschiedliche Ziele.

Wir vernachlässigen unsere Liebe nicht absichtlich. Vielmehr reiben wir uns auf zwischen unserer Arbeit, familiären Verpflichtungen, Rasen mähen und dem Bedürfnis, wenigstens einen Tag in der Woche ganz für uns (und unsere besten Freunde) zu haben. All das ist notwendig, aber es raubt uns die Zeit, die wir brauchen, um unsere Leidenschaft zu pflegen.

Wir versagen auch nicht absichtlich bei der Kommunikation. Aber oft ist es uns peinlich, das zu sagen, was wir sagen müssten. Wir wissen nicht, was wir sagen sollen oder wie wir es sagen sollen. Wir haben vielleicht Angst, schwach, bedürftig, streitsüchtig, fordernd, verrückt oder »vulgär« zu wirken. Und manchmal merken wir nicht einmal, dass etwas gesagt werden müsste, sodass wir unsere Bedürfnisse nicht ausdrücken, unsere Wut unterdrücken und unsere Enttäuschung aufstauen, bis wir schließlich explodieren. Wenn wir dann endlich etwas sagen, klingen unsere Bitten oder Vorschläge eher wie Anklagen oder Angriffe. Unsere Partnerin zieht sich auf ihre Verteidigungslinien zurück oder beginnt einen Gegenangriff, und die Schlachtordnung ist festgelegt.

Verschärft werden solche Kommunikationsprobleme durch unsere Vorurteile. Wir alle haben feste Vorstellungen über Beziehungen und Ehe – weibliche und männliche Rollenmuster, die sich aus unserer Herkunftsfamilie sowie kulturellen und religiösen Hintergründen ableiten. Solche festgefügten Konzepte bringen fast immer Probleme mit sich, sofern sie sich bei beiden Partnern nicht vollständig decken, was unwahrscheinlich ist. An irgendeinem Punkt *weiß* man, dass der Partner etwas tun oder sagen sollte, und dabei weiß der Partner *genauso gut,* dass er oder sie es nicht tun oder sagen sollte.

Selbst wenn wir unserer Geliebten gegenüber sehr aufmerksam sind, auf eine präzise Kommunikation achten und uns von Vorurteilen frei machen, bleibt immer noch das Problem der unterschiedlichen Erwartungen und Bedürfnisse von Männern und Frauen. Männer und Frauen sind zwar gleichberechtigt, aber sie sind körperlich und emotional sehr verschieden. Sie haben unterschiedliche Bedürfnisse und befriedigen diese Bedürfnisse auf verschiedene Weise.

Sowohl Männer als auch Frauen wünschen sich Intimität. Aber für einen Mann bedeutet Intimität Sex – und zwar jede Menge. Mehr Sex bedeutet für einen Mann mehr Intimität und eine bessere Beziehung. Für eine Frau ist Intimität etwas völlig anderes, nämlich eine wunderbare spirituelle Nähe zu ihrem Mann, das Gefühl, dass sie ihren Seelengefährten gefunden hat. Für Männer ist Intimität eine körperliche Angelegenheit. Für Frauen ist Intimität ein Produkt ihrer Gefühle und ihres Herzens. Das ist nicht überraschend, wenn man bedenkt, dass die Sexualität der Männer von Natur aus stärker außenbetont ist. Unsere Genitalien befinden sich außen am Körper, unser Interesse an einer Frau wird durch eine Erektion offensichtlich, und unser Geschlechtstrieb besteht darin, zu »jagen« und zu »erobern«.

Während ein Mann sexuell »extrovertiert« ist, ist eine Frau im allgemeinen sexuell »introvertiert«. Ihre Geschlechtsorgane liegen im Inneren ihres Körpers, es fällt ihr schwer, über ihre tiefsten Sehnsüchte und Gefühle zu sprechen, sie ist verschlossen und versucht sich zu schützen. Sie muss sich geliebt und wohl fühlen, bevor sie sich – im übertragenen oder wörtlichen Sinne – einem Mann öffnet. Für Frauen ist sexuelle Leidenschaft ein Ergebnis von Intimität. Wenn Frauen eine besondere spirituelle Verbindung zu ihrem Partner spüren, dann können sie wahrhaft leidenschaftlich werden. Wenn sie diese Intimität nicht empfinden, dann suchen sie vielleicht erfolglos in ihrem Inneren nach Leidenschaft, werden sie aber dort nicht finden und mit Sex alleine nicht zufrieden sein. Ohne Leidenschaft und ohne Befriedigung werden sie sich natürlicherweise vom Sex abwenden.

> *Leidenschaftliche, aufregende Liebe muss ständig genährt und wie ein geehrter Gast behandelt werden.*

Angesichts der weit verbreiteten Vernachlässigung, schlechter Kommunikation, Vorurteilen sowie verschiedener Bedürfnisse und Ziele ist es kein Wunder, dass so viele Beziehungen zerbrechen, die Paare sich ständig über Sex streiten oder völlig darauf verzichten. Und es ist auch kein Wunder, dass in so vielen Beziehungen die Leidenschaft der spirituellen und körperlichen Liebe fehlt. Aber das muss nicht so sein. Sie und Ihre Partnerin können ein leidenschaftliches Paar sein, vereint in leidenschaftlicher körperlicher und spiritueller Liebe, bis Sie diese Welt verlassen.

Die tantrische Vereinigung

Während uns die schlechten Beziehungsmuster, die uns von einer Gesellschaft aufgedrängt werden, welche leidenschaftliche Liebe fürchtet, auseinander treiben, bringt Tantra uns spirituell und körperlich wieder zusammen. Es liegt in unserer Natur, eins zu werden, so wie das Universum eins ist. Nach der alten tantrischen Philosophie gibt es »Männliches« und »Weibliches« in unserer materiellen Welt, aber im übergeordneten Reich der Spiritualität existiert keine solche Dualität, denn alles ist eins. Eine perfekte Vereinigung des Männlichen und Weiblichen existiert in der undifferenzierten Einheit, die uns und alles, was ist, geschaffen hat.

Tantra ist eine östliche Philosophie, auf die unter anderem auch die Vorstellung von den Chakras zurückgeht. Wie schon in einem früheren Kapitel dargestellt, gibt es sieben Hauptchakras, die ihre Energie zum Teil aus der universellen Energie beziehen, aus der alles Leben besteht, zum Teil ihre eigene Energie hervorbringen und unserem Körper und Geist als Energiereservoir dienen. Durch Meditation, Visualisierung und sexuelle Übungen und Praktiken kann Tantra einen Mann und eine Frau zu einer Einheit verschmelzen, wobei die Kräfte ihrer entgegengesetzten Naturen genutzt werden.

Verallgemeinerungen sind nicht *immer* wahr, aber sie können helfen, diese entgegengesetzten Tendenzen zu verdeutlichen. Männer sind tendenziell sexuell mehr extrovertiert, während Frauen von Natur aus vorsichtiger sind. Männer sind mehr körperbezogen, Frauen mehr intuitiv. Männer sind aktiv, Frauen sind rezeptiv. Männer oder Männlichkeit ist energetisch *Yang,* während Frauen oder Weiblichkeit *Yin* ist.

All dies sind gleichwertige Aspekte, die zwar gegensätzlich, aber nicht trennend oder negativ sind. Im Gegenteil, sie sind positiv, denn sie fordern uns auf, unsere eigenen männlichen und weiblichen Anteile zu vereinen und als Männer und Frauen zusammenzufinden. Männer und Frauen können zu einer Einheit verschmelzen, als Einheit handeln, leben und lieben. Es ist nur unser Mangel an Verständnis, der uns auseinander treibt und Unterschiede unüberwindlich scheinen lässt. Tantrische Weisheit und tantrische Übungen können uns wieder zusammenbringen, uns zu einer ausgeglichenen Einheit verhelfen und uns mit körperlicher und spiritueller Befriedigung erfüllen. Unterschiede werden dadurch zum Vergnügen, so wie es ursprünglich gedacht war.

Die tieferen, liebevollen, spirituelleren sexuellen Erfahrungen, die durch Tantra möglich werden, vertiefen die spirituelle Beziehung eines Paares. Dadurch entsteht eine größere Verletzlichkeit, welche die Bindung zwischen den Partnern verstärkt. Paare, die Tantra praktizieren, stellen in der Regel fest, dass auch alles andere in ihrem Leben wesentlich besser funktioniert und dass sich ihre Gesundheit deutlich verbessert.

Tantrische Einheit entwickeln

Tantra wirkt ausgleichend und harmonisierend auf das Yang und Yin der männlichen und weiblichen Aspekte innerhalb unseres Körpers und innerhalb der Beziehung zwischen Mann und Frau und lässt sie spirituell eins werden. Dabei geht es um Praktiken oder Übungen, mit deren Hilfe Sie mehr Harmonie erlangen können (beispielsweise »im Löffelchen liegen«) oder die Sie einsetzen können, wenn die Harmonie verloren gegangen ist (beispielsweise sich geistig verbinden). Diese Übungen werden hier kurz beschrieben, um Sie auf den Geschmack zu bringen und Ihr Interesse für das zu wecken, was Ihnen viele Workshops, Bücher und Videos eingehender vermitteln können. Workshops sind besonders empfehlenswert.

Sich miteinander verbinden: Tantrapaare lernen, eine tiefe Beziehung zu entwickeln, indem sie sich täglich mindestens zweimal zehn Minuten miteinander verbinden. Diese Übungen reichen vom bloßen Kontakthalten – vorzugsweise Augenkontakt – über »Im-Löffelchen-Liegen«, Streicheln und Liebkosen bis hin zu einer kurzen Penetration und zum vollständigen Liebesakt. Während der Zeit, in der man sich miteinander verbindet, geht es nur um die gegenseitigen Gefühle füreinander, während alles andere beiseite geschoben wird, auch die Kinder (die begeistert sein werden, wenn sie die größere Nähe zwischen Ihnen und Ihrer Partnerin spüren). Die Zeit, in der Sie sich miteinander verbinden, ist eine Zeit des Zusammenseins, morgens oder abends, ohne irgendetwas anderes zu erwarten als das Gefühl der gegenseitigen Liebe, in welcher Form sie in diesem Moment auch immer ausgedrückt werden mag.

Es wird empfohlen, dass es dabei mindestens einmal täglich zu einem – wenn auch nur kurzen – sexuellen Kontakt einschließlich Penetration kommt. Dies kann, wenn beide Partner Lust dazu haben, zu einem ausgedehnten, vollständigen Liebesakt führen, aber der Geschlechtsverkehr sollte nicht automatisch erwartet werden. Paare, die sich auf diese Praxis einlassen, erleben eine neue Art von Nähe, Fürsorge, Verständnis und Erregung in ihrer Beziehung, wozu auch viele ausgedehnte Liebesakte gehören, bei denen Praktiken angewendet werden, die ich später in diesem Kapitel noch genauer ausführe.

Im Löffelchen liegen: Diese einfache, aber sehr wirksame Form der körperlichen Kommunikation sollte mindestens zweimal täglich praktiziert werden, entweder im Rahmen der Verbindungsübung oder wann immer eine Meinungsverschiedenheit auftritt. Obwohl es sich um eine körperliche Übung handelt, ist sie primär darauf angelegt, auf der spirituellen Ebene zu wirken. Sie und Ihre Partnerin sollten sich in der »Löffelchen«-Position hinlegen, beide entweder auf der rechten oder auf der linken Seite. Der Partner, der auf der Außenseite liegt (und dabei auf den Hinterkopf des anderen blickt) hüllt den innen liegenden Partner ein und kuschelt sich mit

> *Paare, die Tantra praktizieren, stellen in der Regel fest, dass alles in ihrem Leben wesentlich besser funktioniert und sich auch ihre Gesundheit erheblich verbessert.*

Bauch und Hüften an dessen Rückseite. (Wer innen und außen liegt, hängt davon ab, wer zu diesem Zeitpunkt jeweils mehr liebevolle Zuwendung braucht.)

Finden Sie eine bequeme Lage in der Löffelchenposition. Wenn Sie außen liegen, können Sie einen Arm um Ihre Partnerin legen und Ihre Hand auf deren Brüste (viertes Chakra), Bauch (zweites Chakra) oder Leisten (erstes Chakra) legen. Ihre Chakras werden in dieser beschützenden Lage miteinander verbunden sein, wobei die Vorderseite Ihrer Chakras die Rückseite der Chakras Ihrer Partnerin berührt.

Bleiben Sie entspannt und mit geschlossenen Augen in dieser Position liegen. Atmen Sie tief, während Sie alle Gedanken aus Ihrem Kopf verbannen. Hören Sie genau auf Ihren Atem und visualisieren Sie, wie mit jedem Atemzug Luft in Ihren Körper strömt, um Ihnen Leben zu schenken, und den Körper dann wieder verlässt. Wenn Sie sich wohl fühlen, beginnen Sie, auf den Atem Ihrer Partnerin zu lauschen. Hören Sie deren Atemzüge und Ihre eigenen, und hören Sie dann, wie Sie beide im gleichen Rhythmus atmen. Atmen Sie gemeinsam, ohne dass einer dabei die Führung übernimmt, atmen Sie tief ein, halten Sie den Atem kurz an, atmen Sie dann aus und machen Sie eine Pause, bevor Sie wieder einatmen. Während Sie diese Form der Atmung ständig wiederholen, beginnen Sie, Energie zu geben oder selbst aufzunehmen. Wenn Sie selbst außen liegen, geben Sie Ihre Energie Ihrer Partnerin. Wenn Sie innen liegen, nehmen Sie die Energie Ihrer Partnerin auf. Derjenige, der die Energie gibt, konzentriert sich auf das Ausatmen, während der/die Empfangende besonders auf das Einatmen achtet.

Beginnen Sie sich nun auf Ihre Chakras zu konzentrieren, eins nach dem anderen. Der Energie spendende Partner übernimmt dabei die Führung, indem er dem anderen sagt, er/sie solle sich nun drei Atemzüge lang auf das Herzchakra (viertes Chakra) konzentrieren. Konzentrieren Sie sich dann gemeinsam jeweils drei Atemzüge lang auf die sechs anderen Chakras, und zwar in dieser Reihenfolge: Stirnchakra (sechstes), Wurzelchakra (erstes), Kreuzbeinchakra (zweites), Solarplexus (drittes), Halschakra (fünftes) und zum Schluß das Kronenchakra (siebtes Chakra).

Bis zu diesem Punkt haben Sie gemeinsam gearbeitet und Ihr Einssein betont. Der Unterschied bestand lediglich darin, dass einer von Ihnen Energie gegeben und sich dabei auf das Ausatmen konzentriert hat, während der/die andere sich auf das Einatmen konzentriert und Energie empfangen hat. Nun wird es Zeit, die Unterschiede zu betonen. Einer atmet ein, während der/die andere ausatmet (das nennt man *reziproke Atmung*). Obwohl es nun eine Trennung zwischen Ihnen beiden gibt, die sich in den alternierenden Atemmustern ausdrückt, sind Sie immer noch eins und arbeiten zusammen auf ein gemeinsames Ziel hin. Durch die körperliche Berührung, die Energie, die zwischen Ihren Chakras fließt, die Atmung im gleichen oder alternierenden Rhythmus bilden Sie eine Einheit. Die Konzentration auf die Atmung, die Chakras und das gemeinsame Arbeiten schafft Energie. Diese körperliche, aber nicht sexuelle Übung hilft Ihnen, Ihre Energien aufeinander abzustimmen und das sexuelle Feuer anzufachen, das vielleicht in Ihrem Inneren geschlafen hat.

Die gesamte Löffelchenübung sollte ungefähr zehn Minuten dauern. Wenn sie beendet ist, teilen Sie Ihrer Partnerin wortlos mit, dass es nun Zeit ist, sich wieder den Alltagsaktivitäten zu widmen. Wenn Sie das Bedürfnis haben, können Sie auch kurz darüber sprechen, was Sie oder Ihre Partnerin in diesem Augenblick fühlen, nicht um etwas zu »fixieren«, sondern nur als Ausdruck des Respekts und des Mitteilens, um sensibel füreinander zu sein.

Yab-Yum: Dies ist eine andere sehr schöne Möglichkeit, die Chakras und die Energien aufeinander abzustimmen. Der Mann sitzt im Yogasitz mit überkreuzten Beinen auf dem Boden oder einem dünnen Kissen, während die Frau zu ihm gewandt auf seinen gekreuzten Beinen sitzt. Ihre Augen und Chakras befinden sich in gleicher Höhe, während sie sich in dieser wunderbaren Position umarmen und küssen, schaukeln, sich in die Augen sehen, einfach atmen oder reden oder sich dem Liebesakt hingeben. Aber Yab-Yum muss nicht unbedingt sexuell sein; Sie können auch einfach nur miteinander reden. Vielleicht brauchen Sie einige Stretchingübungen, um diese Position über längere Zeit genießen zu können, aber es ist der Mühe wert. Am Anfang können auch sehr kurze Phasen in dieser Position schon wunderbar sein.

Sich geistig aufeinander einstimmen: Der warme, helle, extrovertierte, körperorientierte Mann und die kühle, dunkle, introvertierte, intuitive Frau können gelegentlich Konflikte miteinander haben. Wenn das *nicht* so wäre, dann würde es wahrscheinlich sogar bedeuten, dass einer der Partner seine Bedürfnisse unterdrückt und sich ständig nur anpasst. Diese Art von Anpassung führt jedoch zwangsläufig früher oder später ebenfalls zu Konflikten. Wenn derartige Probleme auftauchen, dann werden sie oft dadurch verschlimmert, dass der Mann versucht, sie auf logische Weise zu lösen, während die Frau sie emotional betrachtet. Ein Mann gibt sich alle Mühe, um zu erklären, dass er nicht wusste, dass seine Frau einen besonderen Abend zu zweit geplant hatte, und dass er ohne eigenes Verschulden zu spät von der Arbeit nach Hause gekommen ist, während sie einfach das Gefühl hat, er habe ihren romantischen Abend zu zweit ruiniert. Weder der eine noch der andere hat Recht oder Unrecht; sie betrachten das Leben einfach von Natur aus auf unterschiedliche Weise und gehen unterschiedlich mit Problemen um. Logik und Emotion funktionieren gut, wenn sie sich in Harmonie befinden, aber im Konfliktfall schaffen sie Feuer.

Wenn Disharmonien auftreten, wenn ein Partner von der logischen und der andere von der emotionalen Seite her argumentiert, sollte derjenige von beiden, der das Problem als Erster erkennt, etwas sagen wie: »Wir haben nicht dieselbe Wellenlänge. Wir sind nicht in Harmonie. Wir werden dieses Problem nicht lösen, bevor wir nicht wieder in Harmonie sind.« Dann sollten der Mann und die Frau mit der Löffelchenübung beginnen, sogar wenn sie wütend aufeinander sind. Das Praktizieren dieser Übung »löst« zwar nicht das Problem, über das sie gerade streiten, aber es hilft ihnen, ihre geistigen Energien aufeinander abzustimmen, und demonstriert ihr Festhalten an der Beziehung. Während sie die Übung ausführen und sich dabei bewusst aufeinander konzentrieren, beginnen ihre Chakras, sich auf einer energetischen Ebene aufeinander abzustimmen. Innerhalb von fünf oder zehn Minuten ist diese energetische Abstimmung vollständig. Nun werden sie, obwohl sie immer noch Meinungsverschiedenheiten beizulegen haben, gemeinsam nach einer harmonischen Lösung suchen und nicht mehr getrennte Wege gehen. Wenn sie auch dann noch Schwierigkeiten haben, über das Problem zu reden, ohne eine Lösung zu finden, sollten sie sich einfach liebevoll umarmt halten.

Nutzen Sie diese Übungen möglichst oft und denken Sie daran, dass es keine perfekte Art und Weise gibt, sie auszuführen. Im Kern geht es darum, sich einander zu nähern, sich liebevoll zu berühren und ein echtes Bedürfnis nach Harmonie und Einheit zu haben. Wenn dies Ihr Bedürfnis ist, dann werden Sie das Ziel schließlich auch erreichen. Ihr Liebesleben – ja, Ihre gesamte Beziehung – wird eine aufregende neue Echtheit gewinnen, die beiden Partnern hilft, mehr sie selbst zu werden. Ihre Beziehung wird enorm an Energie gewinnen und einen positiven neuen Kreislauf der Liebe und Fülle in Bewegung setzen. Denken Sie daran, dass der Liebesakt für eine Frau Stunden oder Tage vor der körperlichen Vereinigung beginnt. Wenn Sie sich ihr gegenüber immer liebevoll verhalten, ihr jeden Tag ständig Ihre Liebe zeigen, dann wird sie die meiste Zeit auch sexuell erregt sein – genauso wie Sie selbst. Die meisten Männer erkennen irgendwann, dass ihr größtes Vergnügen darin besteht, ihrer Frau Vergnügen zu bereiten. Wenn sie glücklich ist, dann ist der Mann auch glücklich, besonders wenn sie sich wirklich als die leidenschaftliche Frau zeigt, die sie sein kann. Auf diese Weise kann eine aufregende, glückliche Beziehung dauerhaft fortbestehen, und das ist gleichzeitig eine wichtige Voraussetzung für die Gesundheit Ihrer Prostata.

Die Göttin erwecken

Im Westen betrachtet man Sex von zwei verschiedenen Seiten. Ich habe meine Bedürfnisse und du hast deine, ich habe meinen Orgasmus und du hast deinen. Wenn ich fertig bin, lässt mein Interesse nach. Vielleicht sorge ich dafür, dass du auch »fertig« wirst, aber ich bin mit meinen Gedanken anderswo. Wir sind beim Sex nicht nur innerlich auf uns selbst bezogen, sondern oft haben wir auch Schuldgefühle wegen unserer sexuellen Wünsche oder Praktiken, oder wir schämen uns unserer selbst oder unseres Körpers, oder wir haben schlechte Erfahrungen gemacht und nie gelernt, den Liebesakt gemeinsam und als Einheit zu vollziehen. Das gilt vor allem für Frauen, denen man beigebracht hat, dass Sex nur der Fortpflanzung dient und ansonsten eine Sünde ist. Aber auch Männer sind oft von diesen Vorstellungen beeinflusst, die Schuldgefühle hervorrufen, welche am Ende zu Einschnürungen der Prostata führen.

Unsere negativen Einstellungen zur Spiritualität spiegeln sich in unserer Wortwahl. Den Penis bezeichnen wir als »Schwanz«, »Pimmel« oder »Ständer«, die Vagina als »Loch«, »Muschi« oder »Fotze«, und den Liebesakt nennen wir »ficken«, »bumsen«, »vögeln« oder »eine Nummer schieben«.

Bevor wir die Schönheit und das Einssein des Liebesaktes vollkommen schätzen können, müssen wir uns von den Worten befreien, die solche negativen Nebenbedeutungen haben. Im Tantra bezeichnet man den Penis als *Lingam* oder als »Lichtstab«, »Jadeschwert« usw., und die Vagina nennt man *Yoni*, den »heiligen Raum«, den »Tempel des Vergnügens«, die »goldene Pforte« oder den »edlen Torweg«. Die Verwendung dieser alten Sanskritbezeichnungen hilft dabei, unsere Einstellungen auf positive Weise zu verändern.

Der nächste Schritt zur echten sexuellen Vereinigung besteht darin, die Göttin in der Frau spirituell und körperlich zu erwecken. Das ist oft nötig, weil Frauen häufiger unter den kulturellen und religiösen Sextabus gelitten haben, und weil sie in ihrem sexuellen Zentrum emotionale Verletzungen speichern, so wie Männer es in ihrer Prostata tun. Die Orgasmusfähigkeit von Frauen lässt sich nach fünf Kriterien unterscheiden:

- Präorgasmisch, wozu auch Frauen gezählt werden, die noch nie einen Orgasmus hatten.
- Gelegentlich orgasmisch, ein frustrierender Zustand, weil die Frau dieses Vergnügen kennen gelernt hat, aber nicht weiß, wie und ob sie es jemals wieder erleben wird.
- Orgasmisch, also fähig, während des Liebesaktes einen Orgasmus zu erleben.
- Multiorgasmisch, also fähig, voller Entzücken und Ver-

gnügen mehrere Orgasmen im gesamten Körper zu erleben.

- Verlängerte Orgasmen, also intensive Höhepunkte, die 15 oder 20 Minuten dauern können, wobei die Frau immer wieder neue Orgasmen erlebt.

Obwohl viele Frauen präorgasmisch sind oder nur gelegentlich einen Orgasmus haben, kann grundsätzlich jede Frau verlängerte Orgasmen erleben. Es kommt einfach darauf an, die Göttin liebevoll zu erwecken. Der erste Schritt besteht darin, die beiden Lustzentren der Frau zu stimulieren.

Das erste Lustzentrum ist die Klitoris (auch *nördlicher* oder *vorderer Pol* genannt); das andere ist ein heiliger Ort im Inneren der Vagina (auch als *südlicher Pol* bezeichnet). Diesen heiligen Ort nennt man im modernen Sprachgebrauch den G-Punkt.

Es ist relativ einfach, die Klitoris, die wie ein Edelstein oder eine Krone oberhalb der Yoni sitzt, zu finden und zu stimulieren. Nicht nur die Klitoris, sondern auch die ersten zweieinhalb Zentimeter der Yoni sind ein mächtiges Lustzentrum. Wenn sie ein wenig experimentiert, kann eine Frau leicht herausfinden, welche Kombination von Berühren, Reiben, Streicheln, Lecken, Küssen, Saugen oder Ziehen ihre Klitoris am besten stimuliert. Sie kann selbst mit ihrem Körper experimentieren oder ihre Sexualität gemeinsam mit einem Mann erkunden, der sie mit seinem Lingam stimuliert.

Liebevolle Stimulation des heiligen Ortes verleiht einer Beziehung neue Vitalität.

Dagegen ist es für eine Frau sehr viel schwieriger, das zweite Lustzentrum, den heiligen Ort in ihrem Inneren, selbst zu stimulieren. Obwohl dies eine Stelle großen spirituellen und körperlichen Vergnügens ist, sind hier gleichzeitig psychische Verletzungen gespeichert. Wenn der heilige Ort erweckt wird, kann das zu unerwarteten Ausbrüchen von Zorn oder Tränen führen, wenn sich die Frau an ihren früheren Schmerz erinnert. Das ist jedoch nur eine Übergangsphase, die rasch vergeht (in Minuten, Sekunden oder Millisekunden) und dem Vergnügen weicht. Möglicherweise wechselt die Frau mehrmals zwischen diesen Phasen hin und her, wobei weitere aufgestaute Emotionen freigesetzt werden, anschließend wieder Vergnügen empfunden wird und Lachen, Schmerz, Ekstase, Zorn etc. sich in rascher Folge abwechseln. Es wird jedes Mal anders sein. Sie sollten keine Erwartungen haben. Seien Sie einfach in jeder Situation für Ihre Partnerin da. Erlauben Sie ihr, alles auszudrücken. Das ist die Heilung. Spenden Sie ihr Lob und machen Sie ihr Mut, alles auszudrücken, was sie fühlt.

Bevor Sie damit beginnen, die Göttin zu erwecken, sollte die Frau ihre Blase leeren und sich dann auf dem Rücken auf ein Bett legen. Nun kann sie entweder die Beine über die Schultern ihres Partners legen, der vor ihrer Yoni sitzt, oder die Knie beugen, sodass sie mit den Fußsohlen das Bett berührt, während ihr Becken durch ein Kissen gestützt wird. Nachdem der Mann die Frau liebevoll geküsst oder gestreichelt hat, vielleicht ihre Klitoris liebkost oder ihre Yoni geküsst hat, bis sie feucht geworden ist, führt er mit ihrer Erlaubnis seinen Ringfinger in den edlen Torweg ein. Mit der Handfläche nach oben dringt er so tief ein, wie es für sie angenehm ist, und zieht den Finger dann vorsichtig zurück, bewegt ihn auf die Unterseite der Klitoris zu, während er über die »Decke« der Yoni streicht. Ungefähr auf halbem Weg zurück, zwischen dem Schambein und der Klitoris, befindet sich der heilige Ort. Die Frau wird die Energie dieses Punktes spüren, der nicht an der Wand der Vagina, sondern ein wenig dahinter liegt. Der Mann wird fühlen, dass das Gewebe hier etwas rauer oder knotiger ist, wie die Blütenblätter einer Blume, die sich öffnet, während die Frau sich öffnet. Mit etwas Übung und Geduld kann der Mann lernen, den heiligen Ort rasch und mühelos zu finden.

Anfangs kann es sein, dass die Berührung des heiligen Ortes die Frau beunruhigt oder erzürnt, oder sie empfindet dabei verwirrende Ängste. Vielleicht hat sie auch das Gefühl, zur Toilette zu müssen, obwohl sie ihre Blase gerade vorher geleert hat. An einigen Stellen ist die Berührung vielleicht unangenehm oder sogar schmerzhaft. Halten Sie sich von diesen Stellen zunächst fern, suchen Sie sie aber wieder auf, wenn sich das Gefühl verändert, während die Göttin in ihr – die Göttin, die sie ist – zu erwachen beginnt. Weder der Mann noch die Frau sollten versuchen, Lustgefühle vom heiligen Ort zu »erzwingen«. Und scheuen Sie nicht vor irgendwelchen negativen Gefühlen zurück, die anfangs auftreten, denn diese Emotionen müssen an die Oberfläche kommen, bevor sie aufgelöst werden können. Sie sind wie ein Splitter, der aus dem Körper entfernt werden muss: Es ist schmerzhaft, wenn die Nadel durch die Haut dringt und den Splitter freilegt, aber wenn er herausgezogen ist, verschwindet der Schmerz, und die Heilung geht schnell voran. Jedes Mal, wenn Sie bei

Die sexuelle Energie einer Beziehung kann so intensiv bleiben, wie sie am Anfang war.

Ihrer Partnerin den heiligen Ort mit dem Finger oder Ihrem Lingam stimulieren, wird die Göttin in ihr weiter erwachen. Wenn die Göttin voll erwacht ist, werden Sie und Ihre Partnerin fähig sein, sich körperlich und spirituell zu vereinigen. Bis dahin besteht Ihre Aufgabe darin, ihr beim Aufladen ihres heiligen Ortes mit positiver männlicher Energie von Ihrem Finger oder Lingam zu helfen. Einen Orgasmus zu haben, ist zu diesem Zeitpunkt nicht das Ziel; das kommt später.

Anfangs ist es oft am besten, wenn der Mann einfach seinen Finger in die Yoni seiner Partnerin einführt und auf dem heiligen Ort ruhen lässt, während seine andere Hand auf ihren Brüsten, ihrem Venushügel oder ihrer Klitoris ruht und er ihr in die Augen sieht und im gleichen Rhythmus mit ihr atmet. Wenn beide im Einklang harmonisch atmen und sich in Frieden fühlen, kann er sanft beginnen, ihren heiligen Ort vielleicht ein oder zwei Minuten lang zu streicheln. Dann sollten sie einander still in die Augen sehen und wieder gemeinsam atmen, bis sie sich ruhig und als Einheit fühlen. Nun kann er wieder sanft ihren heiligen Ort streicheln und, wenn sie die Lust, die von der Stimulation beider Zentren ausgeht, ertragen kann, gleichzeitig ihre Klitoris stimulieren. Durch die wechselnden Phasen der Stimulation und der harmonischen Ruhe wird die Frau lernen, sich auf die enorme spirituelle und körperliche Energie ihres heiligen Ortes einzulassen und die Göttin in ihrem Inneren zu erwecken. Und wenn alle negativen Einflüsse aus ihrem heiligen Ort »herausgestreichelt« sind, wenn sie den Zugang zu den Tiefen ihrer angeborenen Sexualität zu finden gelernt hat, dann wird die Frau rasch zur fünften orgasmischen Ebene mit Ganzkörperorgasmen gelangen. Ein weiteres Zeichen ihres Erwachens kann der Nektar sein, eine helle Flüssigkeit, die aus dem Gebiet um ihren heiligen Ort abgesondert wird. Es ist immer noch unklar, aus welcher Quelle diese Flüssigkeit stammt; ihr süßer Geruch und Geschmack bestätigt die Tatsache, dass es sich nicht um Urin handelt. Historisch als *Nektar der Göttin* bezeichnet und in den alten Tempeln verteilt, ist dieses Ejakulat das Amrita, eine mächtige Flüssigkeit, die demjenigen, der sie trinkt, körperlich und spirituell Energie verleiht.

Diese tantrische Übung wird gewaltige Auswirkungen auf die Beziehung wie auch auf die Prostata haben, die von einer glücklicheren sexuellen Verbindung ebenso profitiert wie von ihrer eigenen Heilung. Das Prinzip, dass »der Heiler geheilt wird, indem er einen anderen heilt«, erweist sich in Beziehungen als wahr. Männer werden heil, indem sie ihre Partnerinnen heilen.

Den richtigen Zeitpunkt wählen

Während die Göttin erwacht, ist es Zeit, dass der Mann lernt, seine eigenen Wünsche nach schneller körperlicher Befriedigung zu zügeln, um zu mehr sexueller Erfüllung zu finden.

Die westliche Einstellung zur männlichen Sexualität betont die Ejakulation – je mehr Ejakulationen, desto besser. Junge Männer prahlen oft damit, dass sie »es« zwei- oder dreimal pro Nacht »schaffen«, und ältere Männer beklagen sich darüber, dass sie eine Stunde oder auch fünf Stunden warten müssen, bevor sie erneut zum Geschlechtsverkehr bereit sind. Die tantrische Philosophie betont demgegenüber das intensive und explosive Lustgefühl des inneren Orgasmus, auch wenn sie das körperliche Vergnügen der Ejakulation nicht leugnet. Mit zunehmen-

Mit zunehmender Praxis kann ein Mann lernen, seine Orgasmen von der Ejakulation zu trennen und gemeinsam mit seiner Partnerin stundenlange Orgasmen zu genießen.

der Praxis kann ein Mann lernen, seine Orgasmen von der Ejakulation zu trennen. Er kann sich mit seiner Partnerin stundenlang in multiplen Orgasmen vereinigen, bevor er am Ende ejakuliert oder ohne überhaupt zu ejakulieren. Außerdem kann er lernen, die Ejakulation zu kontrollieren und zu verzögern und während eines ausgedehnten Liebesaktes mit seiner Göttin die intensiven Lustgefühle zahlreicher innerer Orgasmen zu genießen, bevor er sich – wenn überhaupt – zur Ejakulation entschließt.

Je länger ein Mann die Ejakulation hinauszögert, desto länger kann er den Liebesakt ausdehnen, und desto größer ist die sexuelle Energie, die er aufbaut. Dies ermöglicht ihm ausgedehnte, lustvolle innere Orgasmen und explosive »Superejakulationen«. Gleichzeitig gestattet es der Göttin, zu voller sexueller Erregung zu kommen.

Ein Mann kann relativ einfach lernen, seine Ejakulation unbegrenzt zu verzögern. Das ist nur eine Frage von Zeit, Übung, Geduld und Verlangen. Hier die Übungen, mit deren Hilfe man Kontrolle über die Ejakulation erlangt:

• *Muskelbildung:* Der Muskel, der vom Steißbein zum Schambein verläuft, spielt eine wichtige Rolle bei der sexuellen Kontrolle. Dieser »Liebesmuskel« verhilft dem Mann zu einer starken Erektion und ermöglicht ihm, die Ejakulation zu kontrollieren. Je stärker dieser Muskel ist, desto mehr Kontrolle kann ein Mann ausüben. Aber zunächst muss er diesen Muskel durch Übungen kräftigen. Zu diesem Zweck sollten Sie den Muskel bei jedem Urinieren zusammenziehen, um den Harnstrahl einmal oder zweimal anzuhalten. Sie werden feststellen, dass Sie anfangs automatisch auch andere Muskeln anspannen. Aber im Laufe der Zeit werden Sie lernen, nur diesen einen Muskel zusammenzuziehen. Und mit regelmäßiger Übung wird der Muskel immer kräftiger werden. Wenn Sie den »Liebesmuskel« aufgebaut haben, können Sie ihn einsetzen, um die Ejakulation zu verzögern. Unterbrechen Sie einfach alle Bewegungen, ziehen Sie den Muskel zusammen und atmen Sie tief und langsam, bis der Drang zur Ejakulation vorübergeht. Blicken Sie währenddessen Ihrer Partnerin in die Augen und lassen Sie ihre Ruhe auf sich übergehen.

- *Atemkontrolle:* Die Atmung, die mit Ihrer Leidenschaft steigt und fällt, spielt eine wichtige Rolle bei der Kontrolle der Ejakulation. Ein Mann atmet stärker und schneller, wenn er sich dem Orgasmus nähert, wobei sich die Atemfrequenz mit seinem Verlangen steigert. Aber er kann den Prozess auch umkehren, indem er sein Verlangen dadurch dämpft, dass er langsamer und tiefer atmet.

- *Lieben mit den höheren Chakras:* Das zweite Chakra ist das Chakra des Verlangens und der sexuellen Energie, das uns gewöhnlich zum Orgasmus treibt. Wenn das Verlangen zu stark wird, können Sie Ihre Aufmerksamkeit vom zweiten Chakra weg auf das vierte oder sechste lenken, die Chakras des Herzens und der Emotionen. Mit zunehmender Übung werden Sie diesen Wechsel schnell und leicht vollziehen können; es ist alles eine Frage der Konzentration.

- *Den Lingam pressen:* Ungefähr zweieinhalb Zentimeter von der Spitze des Lingam entfernt liegt auf der Unterseite eine Stelle, die als *Frenulum* bezeichnet wird. Wenn man zwanzig oder dreißig Sekunden sanft, aber fest auf diese extrem empfindliche Stelle drückt, verringert sich der Drang zur Ejakulation. Um das tun zu können, muss sich der Mann aus seiner Partnerin zurückziehen; häufig wird sie dann den Druck ausüben. Der Lingam wird dabei etwas weicher, aber nur vorübergehend; er wird auch bald wieder härter.

- *Den unsichtbaren Teil des Lingam pressen:* Wir denken meist, dass der Lingam dort endet, wo der Penis am Körper »befestigt« ist, denn das ist alles, was wir sehen können. Aber der Lingam reicht weiter in den Körper hinein und verläuft zum Damm zwischen Hoden und Anus und endet am Anus. Wenn Sie diesen Bereich berühren, während Sie erregt sind, werden Sie feststellen, dass er genauso empfindlich und so hart ist wie der Penis. Druck auf den nicht sichtbaren Teil des Lingam, ungefähr in der Mitte zwischen Hoden und Anus, verringert den Drang zu ejakulieren. Um an dieser Stelle Druck auszuüben, muss sich der Mann nicht aus seiner Partnerin zurückziehen. Entweder er selbst oder sie kann diese Stelle drücken, während er in ihr bleibt, sich nicht bewegt, seine Atmung verlangsamt und sich auf die höheren Chakras konzentriert.

- *Den Hodensack oberhalb der Hoden zusammendrücken und daran ziehen:* Wenn der Drang zur Ejakulation sehr stark wird, hilft es, den Hodensack (nicht die Hoden) an der Stelle, wo Hodensack und Lingam sich treffen, sanft zu drücken und leicht daran zu ziehen.

Muskelaufbau, Atemkontrolle, Konzentration auf die höheren Chakras, Druck auf den unsichtbaren Teil des Lingam oder auf den Hodensack wird Ihnen helfen, die Ejakulation zu verzögern, wenn Sie dabei gleichzeitig Ihre anderen Bewegungen einstellen und still in oder neben Ihrer Partnerin liegen bleiben. Blicken Sie ihr tief in die Augen und atmen Sie beide im gleichen Rhythmus tief und langsam. Machen Sie sich keine Sorgen, wenn Ihr Lingam vorübergehend ein wenig weicher wird; das ist natürlich. Wenn der Drang zur Ejakulation vorüber ist und Sie Ihre Bewegungen wieder aufnehmen, wird Ihre Erektion bald wieder so hart wie zuvor. Lassen Sie aus dem Aufschieben der Ejakulation keine störende, peinliche Unterbrechung entstehen, sondern integrieren Sie den Vorgang in Ihr Liebesspiel als Bestandteil des gemeinsamen Weges zu einer harmonischen Einheit.

Wenn Sie gelernt haben, Ihre Ejakulation zu verzögern, können Sie damit beginnen, den »explosiven« Orgasmus zu entwickeln, zu dem alle Männer fähig sind. Die Atemkontrolle ist dabei besonders wichtig. Wenn Sie merken, dass das Bedürfnis zu ejakulieren, stärker wird, beginnen Sie langsamer einzuatmen. Konzentrieren Sie sich auf Ihre tiefen, langen Atemzüge, bei denen Ihre Atmung lauter und lauter wird. Lassen Sie Ihren Atem zu einem Lied werden, das Sie singen, um Ihrem Halschakra (dem fünften Chakra) Energie zuzuführen. Lassen Sie das fünfte Chakra zu einem »Magneten« werden, der Ihre Konzentration und Ihre inneren Energien von den Lenden weg in die höheren Chakras zieht.

Sorgen Sie dafür, dass sich der Orgasmus nicht nur im Unterleib abspielt. Atmen Sie während des Höhepunktes tief ein und spüren Sie, wie die Energie der Liebe durch Ihren Körper tanzt. Stellen Sie sich bildlich vor, wie diese Energie in Ihrer Leistengegend (zweites Chakra) entspringt und dann aufwärts fliegt zu den höheren Chakras, zum Herzchakra und zum Halschakra und weiter in die empfindsamen Lustzentren Ihres Gehirns (sechstes und siebtes Chakra). Aber lassen Sie die Energie des Orgasmus nicht vollständig aus Ihrem Körper entweichen. Visualisieren Sie stattdessen beim kräftigen Ausatmen, wie sie sich wieder durch die Chakras nach unten bewegt. Setzen Sie Ihren Atem und Ihre Vorstellungskraft ein, um die außergewöhnliche Energie des Orgasmus so lange wie möglich in Ihrem Inneren zu bewahren.

Der Tanz der Liebe

Im Westen bezeichnen viele Leute den Geschlechtsverkehr mit abfälligen Worten wie »bumsen« oder »eine Nummer schieben«. Aus der Sicht des Tantra handelt es sich jedoch um einen Tanz der Liebe: ein heiliges Ritual, erfüllt von spirituellem und körperlichem Entzücken, das uns der Göttlichkeit näher bringt. Statt der Gelegenheit zu einer »kurzen Nummer« ist der Liebesakt ein heiliges Ritual oder vielleicht ein Gebet. Und so wie wir uns auf ein Gebet vorbereiten, indem wir unseren Geist von unreinen Gedanken befreien, sollten wir uns auch auf den Tanz der Liebe vorbereiten.

Beginnen Sie damit, Ihren Körper zu reinigen, indem Sie getrennt oder gemeinsam baden. Waschen Sie Ihre Probleme, Ihren Ärger und Ihre weltlichen Gedanken ebenso mit Wasser und Seife fort wie den Schweiß und Schmutz auf Ihrer Haut. Benutzen Sie nicht zu viele Körperlotionen oder Parfums, die Ihren Körpergeruch vollständig überlagern. Nehmen Sie stattdessen Lotionen oder Duftstoffe, die Ihren natürlichen Geruch steigern und als natürliche Aphrodisiaka wirken.

Reinigen Sie während des Bades auch Ihren Geist, indem Sie Alltagsprobleme ausblenden und sich gedanklich ganz auf den kommenden Tanz einstellen. Meditieren Sie beim Baden oder visualisieren Sie das Entzücken, das Sie erwartet.

Beginnen Sie Ihren Tanz der Liebe an einem besonderen

Ort: in einem Zimmer oder einem Bereich, der besonders ge-
schmückt und mit bequemen Kissen und Möbeln ausgestattet
ist.

Blicken Sie einander in die Augen, während Sie den Tanz
der Liebe tanzen. Sie sind nicht ein Mann, der einfach darauf
hofft, bald eine Ejakulation zu haben. Vielmehr sind Sie und
Ihre Partnerin zwei Hälften eines Ganzen, die gemeinsam denken und sich gemeinsam durch einen komplizierten Tanz bewegen.

Zu diesem Tanz gehören Küsse, bei denen Sie nur die Lippen oder auch die Zunge einsetzen. Sie können auch zart in
die Innen- oder Außenseite der Lippen Ihrer Partnerin beißen
und an ihren Lippen oder anderen Teilen des Körpers saugen.
Der Mann küsst die Yoni seiner Partnerin – genauso, wie er
ihre Lippen küsst – mit der Zunge oder nur mit den Lippen,
mit sanften Bissen, mit Saugen oder Blasen. Er kann ihre Klitoris mit seinen Lippen umschließen und den Nordpol mit seinen Zungenbewegungen stimulieren. Er kann die Klitoris und
ihre Umgebung auch vorsichtig in seinen Mund saugen. Die
Frau küsst den Lingam des Mannes auf dieselbe Weise (aber
ohne auf den Penis oder in die Harnröhrenöffnung zu blasen).
Sie kann dabei auch mit ihren Fingern auf dem Schaft des Lingam spielen, als sei er eine Flöte. Sie kann seine Hoden ablecken oder den gesamten Hodensack in ihren feuchten Mund
nehmen. Sie kann den Lingam der Länge nach ablecken, oder
sie kann den Schaft mit ihrer Zunge umrunden, um eine andere Art von Lustgefühlen zu erzeugen.

Zum Tanz gehören gezielte Berührungen, die dem Austausch und dem Steigern von Energien ebenso dienen wie dem
sinnlichen Vergnügen. Die Berührung kann ohne Bewegung
stattfinden, was den Energien erlaubt, von einem Körper zum

anderen zu fließen; sie kann aber auch Teil von Bewegungen sein, und die Partner können Druck ausüben, einander leicht zwicken oder sanft kratzen. Streicheln kann an jeder Körperstelle erotisch wirken, wenn es so zart wie eine Feder ist – und Federn wirken tatsächlich sehr erotisch und sollten am Bett bereitliegen. (Während die Yoni eher zarte Berührungen schätzt, besonders die Klitoris und die ersten paar Zentimeter der Pforte, sollte der Lingam eher fester berührt werden.) Vielleicht berührt der Mann den Anus seiner Partnerin, während er ihre Klitoris mit den Fingern oder der Zunge liebkost. Vielleicht berührt er ihre Yoni mit seinem Lingam – aber er berührt sie nur und dringt nicht ein. Er oder sie kann sogar einen halb erigierten Lingam in der Hand halten und damit die Klitoris reiben. Währenddessen führt die Frau vielleicht ihren Finger in den Anus des Mannes ein und massiert seine Prostata. Wenn das sanft und vorsichtig geschieht, kann es sowohl erotisch sein, wenn der Mann erregt ist, besonders während der Ejakulation, als auch die Gesundheit verbessern.

Der Tanz beinhaltet tausendundeine Möglichkeit, wie sich Lingam und Yoni berühren, reiben, liebkosen und einander Lust bereiten können. Vielleicht reibt der Lingam sanft »an der Tür«, indem er die Klitoris behutsam liebkost. Er kann auch immer wieder langsam und vorsichtig durch die Pforte treten, nur einen Schritt hinein und dann wieder zurück. Er kann tief in die Yoni eintauchen oder eine Stelle auf halbem Weg finden. Der Lingam kann sich schnell oder langsam oder auch gar nicht bewegen; die äußere Ruhe der Yoni kann durch innere rhythmische Kontraktionen ergänzt werden, die ein Gefühl lustvoller Bewegung in der Frau erzeugen. (Die Frau kann auch selbst »Bewegung« schaffen, indem sie ihre Muskeln zusammenzieht und wieder entspannt.) Der Tanz der

Liebe kann ein Tanz von Winkeln und Kreisen und Seitwärts-
bewegungen sein, wenn sich der Lingam in der Yoni kreis-
förmig bewegt, von einer Seite zur anderen oder auf und ab,
wobei die Bewegungsrichtung zusammen mit der Geschwin-
digkeit und der Tiefe ständig wechseln kann.

Während des Tanzes kann sich entweder der Mann oder
die Frau oben befinden, beide Partner können nebeneinander
liegen oder der Mann hinter der Frau. Die Partner können
liegen, sitzen, sich zurücklehnen
oder stehen. Die Liebenden können ihren Tanz durch ihre eigenen
Geräusche der Liebe noch erheblich aufwerten, durch »hmmms«,
Seufzen, Stöhnen oder andere

> *Wenn Frauen die spiri-
> tuelle Verbindung zu
> ihrem Partner spüren,
> können sie wirklich lei-
> denschaftlich werden.*

lustvolle Töne. Klang ist ein sehr wichtiger Gefühlsausdruck,
der die eigene Energie in Bewegung bringt und dem Part-
ner/der Partnerin mitteilt, was einem im Augenblick gerade
angenehm ist.

Für welches Muster sich die Tänzer auch entscheiden mögen, sie nähern sich allmählich dem körperlichen und spirituellen Höhepunkt. Wenn Mann und Frau im Kontakt mit dem
Gott und der Göttin in ihrem Inneren explodieren, überschrei-
ten sie ihre Körpergrenzen, um etwas zu berühren, das größer
ist als wir alle. Entsprechend der Position, welche die Liebenden einnehmen, kann einer der Partner während des Höhepunktes einen Finger gegen den Anus des anderen drücken.
Vielleicht hat er ihre Klitoris liebkost, während sie zum Höhepunkt kam, oder sie hat ihre Hand auf seinen Hodensack gelegt. Sie kann während ihres Höhepunktes ruhig bleiben oder
ihre Yonimuskeln zusammenziehen, entweder ein paar Mal
kräftig oder in einer Serie von leichten, rhythmischen Kon-

traktionen. Es ist wichtig, dass sie ihre Kiefer entspannt und während des Höhepunktes sich lautstimmlich äußert. Das fördert die Beteiligung des gesamten Körpers beim Orgasmus und bringt sie auf höhere Ebenen.

Anschließend kann der Mann in ihr bleiben und in der Energie baden. Nun, nachdem sie ihre Essenz verströmt haben, sind beide besonders offen, um voneinander heilende Energie zu empfangen. Eingehüllt in die Energie ihrer Liebe bleiben sie als Paar vereinigt, er bleibt in ihr, während sie einander in die Augen sehen, im gleichen Rhythmus atmen und den Körper und Geist des/der anderen spüren. Die Zeit gleich nach dem Orgasmus ist genauso kostbar und mächtig wie alles, was vorher war.

Tantra ist eine Kunst, und man braucht Zeit, bis man sie beherrscht. Machen Sie sich keine Sorgen, wenn Sie ihren heiligen Ort nicht beim ersten Versuch finden, oder wenn Sie in den ersten ein oder zwei Wochen – oder sogar in den ersten paar Monaten – Ihre Ejakulation nicht vollständig unter Kontrolle haben. Wie alle Kunstfertigkeiten erfordert auch das Tantra Übung und Geduld. Fast überall werden entsprechende Kurse angeboten. Um Angebote in Ihrer Nähe zu finden, informieren Sie sich am besten in einschlägigen Fachzeitschriften oder im Internet.

Wie oft sollten Sie den »Tanz der Liebe« tanzen?

Um Ihre Beziehung zu vertiefen, während sich Ihr Sexleben gleichzeitig drastisch verbessert, ist es empfehlenswert, dass Sie und Ihre Partnerin sich mindestens zweimal täglich mindestens zehn Minuten lang eng umarmt halten und Ihre Gefühle austauschen, wobei es einmal auch zur Penetration kommen sollte. Diese tiefere Beziehung verbessert das Liebesleben, lässt ein Paar neue Ebenen des Glücks erreichen und ist gut für die Prostata. Die Prostata profitiert einerseits davon, dass Sie sich glücklicher fühlen, andererseits aber auch von den regelmäßigen Liebesakten und der verbesserten Durchblutung. Wie bereits erwähnt, ist die Ejakulationshäufigkeit bei Männern sehr unterschiedlich, wobei einige junge Männer täglich oder sogar mehrmals täglich ejakulieren möchten, während andere Männer mit einer Ejakulation pro Woche oder pro Monat zufrieden sind. (In der taoistischen Literatur wird im Extremfall sogar eine Ejakulation pro Jahr und gar keine Ejakulation ab einem Alter von 40 Jahren empfohlen.) Ich kenne keine Untersuchungen, in denen ein Zusammenhang zwischen der Ejakulationshäufigkeit und der Gesundheit hergestellt wird, abgesehen von jenen, die zeigen, dass zölibatär lebende Männer am häufigsten an Prostatakrebs erkranken.

> *Ihre Entscheidung über die Ejakulationshäufigkeit richten Sie am besten danach, wie Sie sich anschließend fühlen.*

Wenn Sie sich nach der Ejakulation mit Energie aufgeladen fühlen, haben Sie wahrscheinlich die für Sie richtige Häufigkeit gefunden. Wenn Sie sich jedoch anschließend sofort auf die

Seite rollen und einschlafen, wobei Ihre Partnerin mit einem unerfüllten Gefühl zurückbleibt, dann führt Ihr Sexleben zur Erschöpfung. Obwohl das Alter und der allgemeine Gesundheitszustand eine wichtige Rolle spielen, können viele gesunde Männer über 70 noch häufige Ejakulationen ohne Energieverlust genießen, und darauf kommt es vor allem an. Aufgrund der verfügbaren Literatur und meiner eigenen therapeutischen Arbeit mit vielen Männern bin ich der Meinung, dass eine Ejakulation pro Monat wahrscheinlich das Minimum für eine gesunde Prostata darstellt, wobei einmal pro Woche für die meisten Männer vermutlich günstiger ist. Eine Ejakulation im Zorn nützt weder der Prostata noch der allgemeinen Gesundheit und ist wahrscheinlich nicht besser als gar keine Ejakulation.

Probieren Sie aus, bei wie viel Ejakulationen Sie sich am wohlsten fühlen. Im Zweifelsfall können Sie die BTA-Werte zu Rate ziehen, um das für Sie richtige Maß zu finden. Sie können auch eine Haaranalyse durchführen lassen, um den Zinkspiegel und das Zink-Kupfer-Verhältnis zu bestimmen, das im Ungleichgewicht ist, wenn Sie zu häufig ejakulieren (der optimale Wert liegt bei 2:0).

Persönlich habe ich die Erfahrung gemacht, dass zwei oder drei Ejakulationen pro Woche für mich im Alter von 64 Jahren optimal sind – manchmal aber auch bis zu drei Ejakulationen täglich, wobei ich jedoch vorher immer mehrere tantrische Übungen zum »Verzögern« durchführe, was einen erheblichen Unterschied für mein Energieniveau und mein Wohlbefinden im Tagesablauf macht. Wenn man die Ejakulation verzögert, kreist die Energie durch den Körper, und man fühlt sich nicht ausgelaugt, sondern mit Energie aufgeladen. Der BTA-Test und die Ergebnisse der Haaranalyse zeigen, dass dieses Verfahren bei mir gut funktioniert.

Wenn Sie bewusst auf eine Ejakulation verzichten und anschließend »blaue Hoden« haben oder einen Druck in der Prostata spüren, dann können Sie diesen Druck abbauen, indem Sie die Energie wieder kreisen lassen. Setzen Sie sich auf die Bettkante, lassen Sie Ihre Hoden frei herunterhängen und pressen Sie sie sanft, während Sie mit tiefen Yogaatemzügen die Energie vom Becken aufwärts und wieder nach unten bewegen. Wenn der Druck danach immer noch besteht, ist es am besten zu ejakulieren, um ihn aufzulösen.

Ist Sex eine Therapie gegen Krebs?

Sex macht nicht nur Spaß, sondern ist auch gut für Ihre Prostata – und wirkt vielleicht vorbeugend gegen Krebs. Dr. Banerjee vom Manchester Royal Infirmary in England hat festgestellt, dass es einen Zusammenhang gibt zwischen der Zahl der Ejakulationen und dem Risiko, an Prostatakrebs zu erkranken. Der Arzt teilte 423 Männer im Alter zwischen 60 und 80 Jahren in zwei Gruppen ein: 274 Männer, die Prostatakrebs hatten, und 149, die nicht daran litten. Als die Männer ihre Ejakulationshäufigkeit im Laufe ihrer sexuell aktivsten Jahre einschätzen sollten, stellte sich heraus, dass diejenigen, die Prostatakrebs hatten, durchschnittlich sehr viel seltener ejakulierten als die anderen. (31 Prozent der nicht krebskranken Männer hatten 5- bis 7-mal pro Woche ejakuliert, während es bei den krebskranken Männern nur 13 Prozent waren.)

> *Sex macht nicht nur Spaß, sondern ist auch gut für Ihre Prostata und kann vorbeugend gegen Krebs wirken.*

Ob Sie nun beginnen, tantrischen Sex zu praktizieren oder bei Ihren bisherigen Gewohnheiten bleiben, Sie sollten auf jeden Fall regelmäßig liebevollen Sex haben. Abgesehen von den körperlichen Lustgefühlen und Vorteilen verbessert eine liebevolle sexuelle Beziehung Ihre Partnerschaft und fördert insgesamt Gesundheit und Wohlbefinden.

Kapitel 14

Weitere Erfolg versprechende Ansätze

Obwohl ich fest überzeugt bin, dass meine 90-Tage-Prostatakrebskur die beste Therapie gegen Krebs darstellt, deren Wirksamkeit ich selbst erlebt habe, bin ich doch der Meinung, dass auch andere Heilverfahren interessante und hilfreiche Ansätze zu bieten haben. So weit diese Therapien den Körper reinigen und entgiften und gleichzeitig das Immunsystem stärken, sind sie mit meinem Ansatz vereinbar und ergänzen ihn.

Wenn Sie nach Therapeuten suchen, die mit den verschiedenen Komponenten meines Programms vertraut sind, werden Sie zweifellos auch etwas über die Antineoplastontherapie, Essiactee, die Gerson-Therapie und andere alternative Ansätze zur Krebsbehandlung hören. Es ist vielleicht nützlich, wenn Sie etwas über diese Therapien wissen, sodass Sie kompetent mit Freunden oder Ihren zukünftigen Therapeuten darüber diskutieren können. Diese kurzen Einführungen in einige Erfolg versprechende Ansätze sollen als Ausgangspunkte für Ihre eigenen Recherchen dienen. In diesem Sinne wollen wir nun einen Blick auf die betreffenden Therapien werfen.

Antineoplastontherapie

Der Arzt Stanislav Burzynski geht davon aus, dass das Immunsystem nicht der einzige Abwehrmechanismus des Körpers gegen Krankheiten ist. Er nimmt an, dass es eine zweite Abwehrebene gibt, die er als biochemisches Abwehrsystem bezeichnet. Während das Immunsystem uns gegen eindringende Bakterien, Viren und andere äußere Feinde schützt, richtet sich das biochemische Abwehrsystem gegen defekte Zellen. Wo das Immunsystem große komplexe Strukturen wie T-Zellen und Makrophagen einsetzt, um Eindringlinge zu zerstören, verwendet das biochemische Abwehrsystem kleinere Substanzen, die so genannten Antineoplastons, um defekte Zellen neu zu programmieren und sie wieder gesund zu machen, bevor aus ihnen Krebszellen werden.

Dr. Burzynski entwickelte seine Theorie, nachdem er festgestellt hatte, dass Krebspatienten einen niedrigen Gehalt von Antineoplastons im Blut hatten. Er stellte die These auf, dass kleinere, bisher übersehene Substanzen Bestandteile des biochemischen Systems im Körper sind und dass diese die Aufgabe haben, beschädigte Zellen zu reparieren, indem sie deren »biochemische Gebrauchsanweisung«, die DNS, wieder in Ordnung bringen. Er ist der Meinung, Krebs könne nur auftreten, wenn Zellen defekt sind und übermäßig wachsen. Wenn man sie unter Kontrolle hält, bis sie wie gesunde Zellen eines natürlichen Todes sterben, dann gibt es keinen Krebs.

Während er die Antineoplastons untersuchte, die sich wie Proteine aus Aminosäuren zusammensetzen, kam er zu dem Ergebnis, dass es verschiedene Typen gibt. Obwohl sie alle daran mitwirken, die beschädigte DNS in defekten Zellen zu reparieren, wirken einige besonders effektiv gegen bestimmte Krebsarten. So stellte er beispielsweise fest, dass Antineoplaston-L gegen Leukämie wirkt, während Antineoplaston-O am besten gegen Knochensarkome wirkt. Eine der Substanzen, Antineoplaston-A, erwies sich als effektiv gegen verschiedene Krebsarten.

Dr. Burzynskis Antineoplastontheorie wurde von der amerikanischen Food and Drug Administration (FDA) nicht anerkannt (was nicht zwangsläufig etwas darüber aussagt, wie effektiv eine Therapie tatsächlich ist), aber einige Ärzte und Wissenschaftler in verschiedenen Ländern der Welt äußerten sich zustimmend darüber. Burzynski ist der Meinung, man könne mit den Antineoplastons nicht nur Krebs behandeln, sondern ein niedriger Gehalt von Antineoplastons im Blut sei auch ein diagnostischer Hinweis auf Krebs.

Die Antineoplastontherapie besteht aus intravenösen und oralen Gaben von Antineoplastons. Die Behandlung dauert mehrere Monate bis zu einem Jahr und wird ambulant durchgeführt. (Die Behandlung dauert deshalb so lange, weil sie fortgesetzt werden muss, bis die nun reparierten Krebszellen eines natürlichen Todes sterben. Wenn die Behandlung vorher eingestellt wird, so Dr. Burzynski, »zerbrechen« die von den Antineoplastons reparierten Zellen und werden wieder zu Krebszellen.) Die Art und Menge der verabreichten Antineoplastons hängt von der Krebsform ab. Dr. Burzynski hat tausende Patienten behandelt, von denen sich viele in fortgeschrittenen Stadien der Krebserkrankung befanden und von traditionellen Ärzten zum Sterben nach Hause geschickt waren. Hunderte von ihnen haben zusätzliche gesunde Lebensjahre gewonnen, obwohl der Arzt selber warnt, dass diese Therapie nicht jedem hilft. (Die Adresse der Klinik von Dr.

Burzynski finden Sie im Internet unter *www.alternativemedicine.com.)*

Ayurveda

Als Teil der alten indischen Philosophie, die man als *Veda* oder vedisches System bezeichnet, ist Ayurveda eine vollständige Lehre der Gesundheit und des gesunden Lebens. Nach ayurvedischem Denken wird Krankheit entweder durch ein Ungleichgewicht der Körpersäfte, durch karmische Störungen oder durch beides verursacht. Dr. Deepak Chopra, Pablo Airola und Dr. Gabriel Cousins gehören zu den bekannteren ayurvedischen Therapeuten.

Im Ayurveda unterscheidet man drei Körperelemente (die auch als *Doshas* oder Lebensenergien bezeichnet werden):

- *Vata,* das Luftelement hat seinen Hauptsitz im Dickdarm und verbreitet sich durch die leeren Räume im Körper. Bei der Kontrolle der Körperprozesse ist Vata das für die Gesundheit wichtigste Dosha.
- *Pitta,* das Feuerelement, hat seinen Hauptsitz im Dünndarm und ist verantwortlich für die Aufnahme der Nährstoffe und den Stoffwechsel.
- *Kapha*, das Wasserelement, hat seinen Hauptsitz im Magen und ist die Grundlage, aus der die meisten Körpergewebe gebildet werden.

Krebs gilt als eine negative, parasitäre Kraft, die dem Patienten Energie aus dem Körper stiehlt. Als Ursache gelten z. B.

Nahrungsmittel, die durch industrielle Verarbeitung ihrer Nährstoffe beraubt wurden, giftige Chemikalien aus der Umwelt, Bewegungsmangel, negative Emotionen und/oder ein Leben ohne spirituelle Ausrichtung. Wenn einer oder mehrere dieser Faktoren zu einem Ungleichgewicht der Körperelemente führen oder eine karmische Störung auslösen, ist Krebs die unvermeidliche Folge.

Emotionen spielen bei der Krebsentstehung eine wichtige Rolle. Wenn negative Emotionen nicht aufgelöst werden, bleiben sie an verschiedenen Stellen des Körpers gespeichert, vergiften die Zellen und schaffen die Voraussetzung für Krebs. Dabei sollte man jedoch bedenken, dass Krebs nicht eine Krankheit ist, die plötzlich auftritt. Vielmehr ist sie ein Teil von uns, die natürliche Folge einer ungesunden physischen, emotionalen oder spirituellen Lebensweise.

Die Krankheitssymptome sind unterschiedlich, je nachdem, in welchem der Körperelemente sie sich manifestieren. Wenn sich der Krebs im Vata-(Luft-)Element manifestiert, wird der Tumor trocken und hart sein. Der Patient fühlt sich wahrscheinlich deprimiert, ängstlich oder furchtsam, und seine Haut wird grau oder braun sein. Wenn der Krebs sich im Pitta-(Feuer-)Element manifestiert, wird der Tumor infiziert sein. Der zornige, reizbare Patient wird bluten und das Gefühl haben, innerlich zu brennen. Wenn sich der Krebs im Kapha-(Wasser-)Element manifestiert, wird der Tumor anfangs gutartig (kein Krebs) sein. Später, während der Patient unter Müdigkeit und Stauungen leidet, wird der Tumor dann bösartig. Obwohl der Krebs zunächst nur in einem der Körperelemente auftritt, greift die Krankheit schließlich auf alle drei über, denn der Körper wird mit Toxinen überschwemmt, und sein Verdauungsfeuer wird geschwächt.

Abgesehen von den medizinischen Standardtests zur Krebsdiagnostik wird der ayurvedische Arzt auch sorgfältig die Pulse des Patienten prüfen und viele Fragen zur Lebensweise und zu den Gefühlen stellen. Die ayurvedischen Krebstherapien unterscheiden sich entsprechend dem Körperelement, in dem sich der Krebs manifestiert hat, und richten sich nach der körperlichen, emotionalen und spirituellen Verfassung des Patienten. Entgiftung und körperliche Kräftigung sind die ersten Behandlungsschritte. Dann verordnet man eine vegetarische Ernährung, Bewegungsübungen, Maßnahmen zur inneren Reinigung, Massagen, Bäder, Meditation und Veränderungen in der Lebensführung. Kräuter werden eingesetzt, um den Körper von Toxinen zu befreien, das Blut zu reinigen, den Kreislauf und das Immunsystem zu stärken und die Atmungsorgane frei zu machen. Außerdem legt man besonderen Wert darauf, die natürlichen Körperrhythmen und den natürlichen Kreislauf eines jeden Körperelementes im Verlauf des Tages und der Jahreszeiten wiederherzustellen.

Abhängig von der Art der Krebserkrankung und der Konstitution des Patienten setzt man auch bestimmte Metalle, Kristalle und Farben ein. Edelsteine können dabei eine wichtige Rolle spielen, wobei Diamanten für ein längeres Leben sorgen sollen, gelbe Topase und gelbe Saphire das Immunsystem stärken, rote Korallen und Rubine die Durchblutung verbessern und blaue Saphire die parasitären negativen Energien vertreiben sollen, die den Krebs verursacht haben. Da man emotionale Blockaden ebenfalls für eine wichtige Krebsursache hält, setzt man außerdem Techniken zur emotionalen Reinigung ein.

Burtons immunstimulierende Therapie

Eine 15-Minuten-Krebstherapie? Die Zeitungsschlagzeilen waren mit Sicherheit übertrieben, aber es wurde berichtet, Dr. Lawrence Burton habe Mäusen eine Substanz injiziert, die dazu führte, dass ihre Tumoren in weniger als einer Stunde schrumpften. Zeugen des Vorgangs waren Teilnehmer des Wissenschaftsjournalistenseminars der American Cancer Society. Später wurde der Versuch für Onkologen der New York Academy of Medicine wiederholt.

Dr. Burton entwickelte seine Therapie, während er als Onkologe am St. Vincent's Hospital in New York arbeitete. Seine immunstimulierende Therapie heilt Krebs nicht direkt. Sie stärkt vielmehr das Immunsystem, indem sie dem Körper gestattet, mit den Problemen auf seine eigene natürliche Weise umzugehen. Die aktiven Bestandteile der verwendeten Substanz sind vier Proteine, die aus dem menschlichen Blut isoliert werden und tumorspezifisch wirken. Wenn man sie in der richtigen Menge und im richtigen Verhältnis für den jeweiligen Patienten mischt, sollen sie angeblich das Immunsystem stärken und den Tumor schrumpfen lassen. Die Dosierung basiert auf einer täglichen Analyse des Patientenblutes. Zwar wird während der Therapie keine spezielle Diät verordnet, aber Dr. Burton empfiehlt, Hühnchen, Eier, Käse, Nüsse, Fisch und etwas rotes Fleisch zu essen, damit dem Körper Proteine zugeführt werden, welche die vier immunstärkenden Proteine unterstützen.

Diese nicht toxische Therapie soll angeblich bei 50 bis 60 Prozent der Patienten die Tumoren schrumpfen lassen. Bei vielen Leuten, einschließlich solcher mit metastasierendem

Krebs im Bauchraum und im Dickdarm, hat die Behandlung zu einem anhaltenden Rückgang der Tumoren geführt. Einer der erfolgreich behandelten Patienten war der ehemalige Leiter der Thoraxchirurgie am Roosevelt Hospital in New York, der vor dem US-Kongress bezeugte, dass die immunstimulierende Therapie seinen metastasierenden Prostatakrebs unter Kontrolle gebracht hat.

Chaparral

Der Chaparral *(Larrea tridentata),* eine Pflanze, die in Arizona und Kalifornien tausende von Quadratkilometern bedeckt, enthält ein hochwirksames Antioxidans, das NDGA genannt wird. NDGA wurde während des Zweiten Weltkriegs eingesetzt, um zu verhindern, dass Nahrungsmittel durch Oxidation verderben. Es scheint gegen Krebszellen zu wirken, indem es sie daran hindert, den Blutzucker aufzunehmen, den sie zum Überleben brauchen – mit anderen Worten, es hungert sie aus. Chaparral enthält auch Polysaccharide, die das Immunsystem anregen. Im Allgemeinen wird der Pflanzenauszug als Tee getrunken. Es gibt zwar verschiedene Berichte darüber, dass Chaparral Tumoren schrumpfen lässt, aber die Therapie ist toxisch und hat möglicherweise starke Nebenwirkungen. Sie sollte deshalb nur unter ärztlicher Aufsicht durchgeführt werden.

Essiactee

Zwischen den Zwanziger- und Siebzigerjahren behandelte die kanadische Krankenschwester Rene Caisse tausende von Krebspatienten mit einem Kräutertee. Viele Kranke, die als hoffnungslose Fälle galten und zum Sterben nach Hause geschickt worden waren, lebten länger, als irgendjemand für möglich gehalten hatte, weil sie einen einfachen Tee tranken oder sich in den Körper spritzen ließen.

Rene Caisse erhielt die Rezeptur für diesen Tee von einem indianischen Heiler über einen Patienten, den sie beide behandelten. Heute streitet man darüber, welche Firma über das authentische Rezept für den ursprünglichen Essiactee von Rene Caisse verfügt, aber die wichtigsten Bestandteile sind Klettenwurzel, Rhabarberwurzel, Kleiner Sauerampfer und Rotulmenrinde. Obwohl Klettenwurzel und Rhabarberwurzel eine Antitumorwirkung haben, sind die meisten Leute, die sich mit Essiactee auskennen, der Ansicht, dass alle seine Bestandteile synergistisch zusammenwirken und gemeinsam für seine Heilkräfte verantwortlich sind.

Rene Caisse meinte, dass einige Inhaltsstoffe von Essiac das Tumorwachstum verlangsamen, einige das abgestorbene Gewebe und andere Schlackenstoffe beseitigen und wieder andere das Immunsystem stimulieren. Während sie Patienten mit ihrem Tee behandelte, stellte sie oft fest, dass der Tumor anfangs größer und härter wurde, bevor er weicher wurde und zu schrumpfen begann. Die Patienten sonderten totes Gewebe und Eiter ab, während die Tumoren verschwanden. Essiactee beseitigte die Tumoren nicht immer vollständig. Manchmal schrumpfte der Tumor auf eine operable Größe, manchmal

setzte sie den Tee auch nach einer Operation ein, um die restlichen im Körper verbliebenen Krebszellen zu beseitigen (weil
aus solchen Zellen neue Tumoren entstehen können).

Viele Ärzte in Kanada und in den USA haben den Tee selbst
getrunken oder ihren Patienten verordnet, oder sie haben
seine Wirkung an Patienten beobachtet. Dr. Charles Brusch,
der ehemalige Arzt von Präsident John F. Kennedy und Be-
gründer des Brusch Medical Center in Cambridge, Massachusetts, erklärte, er habe seinen eigenen Krebs mit dem Tee geheilt: »Ich billige diese Therapie, ...denn ich habe meinen
eigenen Krebs, dessen Primärtumor sich im unteren Darmbe-
reich befand, durch die ausschließliche Behandlung mit Essiac
geheilt.«*

Einen Literaturnachweis (Cynthia Olsen) und eine Bezugs-
quelle für Essiactee finden Sie im Anhang des Buches.

Frischzellentherapie

Die meisten alternativen Ansätze zur Krebsbehandlung basieren zumindest teilweise auf einer Stimulation des Immunsystems, das mit dem Problem wahrscheinlich fertig geworden
wäre, wenn es nicht von Toxinen überschwemmt, durch einen
Mangel an Nährstoffen und/oder Energie geschwächt oder
anderweitig an der Erfüllung seiner Aufgaben gehindert worden wäre. Die Frischzellentherapie wurde in den Dreißigerjah-

---

* Zitiert nach Walters, Richard: *Options: the alternative cancer therapy
  book.* Garden City Park, NY, Avery Publishing Group, 1993, Seite 105.

ren von dem Schweizer Dr. Paul Niehans entwickelt. Sie geht das Problem der Immunschwäche sehr direkt an und versucht, die körpereigene Abwehr durch Injektionen von fötalen oder embryonalen Zellen anzuregen, die von Menschen (das ist in einigen Ländern legal), von Schafen, manchmal auch Affen, Rindern, Pferden oder anderen Tieren stammen. Injektionen mit Frischzellen, die recht schmerzhaft sein können, werden oft direkt in das Organ verabreicht, in dem der Tumor sitzt.

Die Frischzellinjektionen werden über mehrere Wochen einmal wöchentlich gegeben und anschließend für drei bis sechs Monate einmal monatlich. Man geht davon aus, dass es mehrere Monate dauert, bis die Injektionen ihre volle Wirkung erreichen. Während dieser Zeit wird die Behandlung gewöhnlich begleitet durch eine Diät, Nahrungsergänzungen sowie verschiedene Maßnahmen zur Entgiftung, welche die Gesundheit fördern sollen, bis die Injektionen wirken. Die Therapie eignet sich am besten für Patienten, die sich keiner Bestrahlung oder Chemotherapie unterzogen haben.

Gerson-Therapie

Die vielleicht älteste alternative Krebstherapie beruht auf dem Ansatz von Dr. Max Gerson aus Deutschland, der ursprünglich auf der Suche nach einer Behandlung für seine eigene Migräne war. Nachdem er dieses Problem durch eine salzarme, überwiegend vegetarische Diät gelöst hatte, begann er, Patienten, die an Tuberkulose und anderen Problemen litten, auf dieselbe Weise zu behandeln. Einer seiner Patienten war der große Missionsarzt Dr. Albert Schweitzer, der, nachdem er seine Diabetes mit der Gerson-Therapie behandelt hatte, sagte: »Ich halte ihn (Dr. Gerson) für einen der herausragenden Geister in der Geschichte der Medizin. Er hinterlässt ein Vermächtnis, das Beachtung verdient und ihm einen angemessenen Platz sichern wird. Die Menschen, die er geheilt hat, werden Zeugnis für die Wahrheit seiner Ideen ablegen.«*

Die Gerson-Therapie ist ein Ansatz zur Krebstherapie, der auf der Vorstellung basiert, dass Krebs durch Toxine und ein Ungleichgewicht der Elektrolyte verursacht wird. Man geht davon aus, dass die Zelle, die durch Krebs, Toxine oder andere Mechanismen geschädigt wird, Kalium verliert. Wenn der zelluläre Kaliumspiegel fällt, steigt die Konzentration von Natrium entsprechend und zieht Wasser in die Zelle, welche bald so mit Flüssigkeit angefüllt ist, dass sie nicht mehr richtig funktionieren kann. Sie erzeugt nicht mehr genügend Energie, und der Körper wird immer schwächer. Deshalb besteht ein Schlüsselelement der Gerson-Therapie in der Entgiftung und Wiederherstellung des Elektrolytgleichgewichtes durch eine strenge Einschränkung der Natriumaufnahme bei gleichzeitig erhöhter Kaliumzufuhr.

Die Therapie besteht aus einer kochsalzarmen vegetarischen Diät mit zusätzlichen Gaben von Kalium, Schilddrüsenextrakt, Leberextrakt, Verdauungsenzymen und Kaffeeeinläufen. Einen großen Teil der Nahrung – die aus bis zu 8 Kilogramm frischem Obst und Gemüse pro Tag besteht – nimmt man in Form von Saft zu sich, der in stündlichem Abstand während 13 Stunden am Tag getrunken werden muss. Viele Nahrungsmittel sind zu meiden, darunter Milch, Butter,

---

* Zitiert nach Pelton, Ross, und Overholder, Lee: *Alternatives in cancer therapy*. New York, Fireside Books, 1994, Seite 42.

Kaffee (außer in Form von Einläufen), Schokolade, Alkohol, Sojabohnen, Beeren (außer schwarzen Johannisbeeren), Gurken und Pickles; außerdem industriell verarbeitete Nahrungsmittel, Tiefkühlkost, Konserven, geräucherte, gesalzene, getrocknete und gemahlene Nahrungsmittel.

Die Gerson-Therapie fördert eine Heilung auf folgende Weise:

- Die leicht verdauliche Kost hilft dem Körper, sich selbst zu reinigen, indem weniger Toxine durch denaturalisierte, industriell verarbeitete Nahrungsmittel aufgenommen werden. Man nimmt an, dass die proteinarme Ernährung das Immunsystem anregt. Das Leinsamenöl, das im Rahmen der Diät konsumiert wird, ist reich an Omega-3-Fettsäuren, von denen man weiß, dass sie in Laborkulturen Krebszellen abtöten, ohne gesunde Zellen zu schädigen.
- Die erhöhte Kaliumzufuhr hilft, das Elektrolytgleichgewicht wiederherzustellen.
- Der Schilddrüsenextrakt regt die Schilddrüse an, die ihrerseits die einzelnen Zellen dazu bringt, mehr Energie zu bilden, die genutzt werden kann, um Toxine und Stoffwechselschlacken aus dem Körper zu befördern.
- Der Leberextrakt, der bis zu sechs Monate lang gespritzt wird, enthält Vitamine, Mineralien und Enzyme, welche die Leber stärken. Die Leber spielt eine wichtige Rolle in der Gerson-Therapie, denn man geht davon aus, dass eine gesunde Leber die meisten krebsverursachenden Toxine aus dem Körper entfernen kann. Wenn die Leber geschwächt ist, entwickelt sich hingegen fast unvermeidlich Krebs.
- Die Verdauungsenzyme sorgen mit dafür, dass der Körper möglichst viele Nährstoffe aufnehmen kann.

- Die Kaffeeeinläufe sollen die Entgiftung beschleunigen und die Schmerzen und die Übelkeit verringern, die oft mit einer Entgiftung verbunden sind. Kaffeeeinläufe beseitigen das Problem, indem sie die gelösten Toxine aus dem Körper befördern, bevor sie Schaden anrichten können. (Koffein im Rektum soll anregend auf die Leber wirken, die große »chemische Fabrik« und Entgiftungssubstanz des Körpers, und dafür sorgen, dass die Abfallstoffe leichter über die Gallengänge ausgeschieden werden.)

In den letzten Jahren hat das Gerson-Institut seine Behandlung um neue Ansätze erweitert, wozu Ozontherapie, Wasserstoffperoxid, Leberzelltherapie und ein Bakteriophagen-Virusimpfstoff gehören. Das gesamte Programm und der damit verbundene Aufenthalt im Gerson-Institut kann bis zu zwei Jahre dauern, weil man davon ausgeht, dass Leber, Bauchspeicheldrüse und Immunsystem so lange brauchen, um sich vollständig zu erholen, nachdem sie dermaßen geschädigt waren, dass sich der Krebs entwickeln konnte.

Es ist nicht überraschend, dass die Gerson-Therapie von der Schulmedizin nicht anerkannt wird. Nach einem Besuch im Gerson-Institut im Jahre 1989 hat ein Team von britischen Ärzten jedoch in der angesehenen medizinischen Fachzeitschrift *Lancet* einen positiven Artikel veröffentlicht. Vom medizinischen Establishment wird die Gerson-Therapie regelmäßig angegriffen, was man als Hinweis auf ihren jahrelangen Erfolg werten kann. Im Jahre 1946 wurde Dr. Gerson im *Journal of the American Medical Association* auch persönlich angegriffen, nachdem er vor dem Kongress bezeugt hatte, dass Zigarettenrauch gefährlich sei, und empfohlen hatte, Krebspatienten eine strenge, gesunde Diät zu verordnen.

Haifischknorpel

Der tödliche Hai scheint für Krankheitskeime genauso gefährlich zu sein wie für Menschen. Das starke Immunsystem des Hais macht ihn gegen viele Krankheiten unempfindlich – wozu offensichtlich auch Krebs gehört. Trotz gezielter Versuche, bei Haien Krebs auszulösen, indem man sie starken Toxinen aussetzte, sind sie gesund geblieben. Die Erklärung für die besonderen Widerstandskräfte des Hais liegt offenbar in seinem Knorpel. Anders als Säugetiere und Fische hat der Hai keine Knochen, sondern sein Körpergerüst besteht vollständig aus Knorpel. Im Gegensatz zu Knochen, Muskeln und anderen Körpergeweben hat Knorpel keine Blutgefäße. Er wird nicht über die Arterien mit frischen Nährstoffen versorgt, sondern muss sich mit dem begnügen, was »durchsickert«. Das klingt vielleicht nicht sehr effizient, erklärt aber wahrscheinlich, warum Haie keinen Krebs bekommen.

Knorpel enthält eine Substanz, die das Wachstum neuer Blutgefäße verhindert. Krebszellen brauchen Nährstoffe aus dem Blut, um wachsen zu können. Deshalb geben sie eine Substanz ab, die das Wachstum neuer Blutgefäße fördert, um so ihre eigene Ernährung sicherzustellen. Ohne diese neuen Blutgefäße stößt jeder Tumor an Wachstumsgrenzen. In ersten Untersuchungen an Kaninchen konnten Wissenschaftler nachweisen, dass Haifischknorpel etwas enthält, was das Wachstum neuer Blutgefäße verhindert. Haifischknorpel greift den Krebs nicht direkt an – das ist auch gar nicht nötig. Er schneidet ihn vielmehr von seiner Nahrungszufuhr ab, hungert ihn aus oder schwächt ihn zumindest. Haifischknorpel ist mit ermutigenden Resultaten bei der Behandlung von Krebspatienten eingesetzt worden. Er wird gewöhnlich oral oder in Form von Einläufen verabreicht; Kapseln zur oralen Einnahme werden in den USA und anderen Ländern unter anderem über Naturkostläden vertrieben.

Harnstofftherapie

In den Fünfzigerjahren berichtete ein griechischer Arzt, Harnstoff, ein Bestandteil des Urins, könne Krebszellen töten, indem er ihre normalen Stoffwechselaktivitäten unterbinde. Urin kann man trinken oder in den Körper injizieren, Harnstoff als Pille oder Pulver einnehmen, um Krebs und andere Krankheiten zu behandeln.

Iscador

Iscador ist ein Auszug aus der europäischen Mistel *(Viscum album)* und wird schon seit Jahrzehnten zur Behandlung von Dickdarmkrebs, Magenkrebs, Brustkrebs, Eierstockkrebs und anderen Krebsarten eingesetzt. Rudolf Steiner war der Erste, der die Substanz in den Zwanzigerjahren in Deutschland angewendet hat. Er ging von der Annahme aus, dass es zwei »Kräfte« gibt, welche die Körperzellen kontrollieren: Die »niederen Kräfte« sind verantwortlich für das Wachstum und die Teilung der Zellen, während die »höheren Kräfte« sicherstellen, dass sich die Zellen angemessen differenzieren und nicht über ihre normalen Grenzen hinauswachsen. Zu den

Aufgaben der höheren Kräfte gehört es auch, den Körper und die Organe zu formen. Wenn die höheren Kräfte ins Stocken geraten, so nahm Steiner an, würden sie zulassen, dass die Zellen über das normale Maß hinauswachsen und sich vermehren, sodass sich Krebs entwickelt. Die Mistel sollte dafür sorgen, dass die höheren Kräfte ihre Aufgaben angemessen erfüllen.

Obwohl die Theorie der höheren und niederen Kräfte von vielen verworfen wird, hat die Mistel durchaus medizinisch nachweisbare Wirkungen. Sie stimuliert einen wichtigen Teil des Immunsystems, die so genannte Thymusdrüse, erhöht die Zahl der Abwehrzellen und spornt sie an, gegen Eindringlinge zu kämpfen und beschädigte Körperzellen aufzuspüren.

Iscador gilt nicht als umfassende Krebstherapie, sondern wird entweder vor der Operation oder Bestrahlung eingesetzt, um die Tumormasse zu verringern, oder es wird anschließend gegeben, um sicherzustellen, dass keine Krebszellen im Organismus zurückbleiben. Iscador trägt auch dazu bei, dass sich die roten Blutkörperchen nach einer Bestrahlung rasch wieder erholen. Es kann oral oder in Form von Injektionen verabreicht werden.

Kelley-Stoffwechseldiät

Diese Therapie wurde von William Kelley entwickelt, einem Zahnarzt, der glaubte, Krebs werde verursacht durch (1) eine geschwächte Bauchspeicheldrüse, die nicht genügend krebsbekämpfende und andere Enzyme herstelle, (2) Mineralstoff-Ungleichgewichte, (3) die Unfähigkeit, Proteine zu verdauen und zu nutzen sowie (4) eine von den Krebszellen ausgehende elektromagnetische Kraft, die das Immunsystem schwäche. Bei der Stoffwechseldiät werden die Patienten entsprechend ihrem Stoffwechsel in zehn Kategorien eingeteilt und erhalten dann eine proteinarme Diät, die durch Bauchspeicheldrüsen-Enzyme, Konzentrate aus rohem Rindfleisch und verschiedene Vitamine und Mineralien ergänzt wird. Dazu kommen Kaffee-einläufe zur Entgiftung. Die Patienten sollen sich auch mit spirituellen Fragen beschäftigen.

Lapacho

Lapacho ist ein Heilkraut, das zur Behandlung von Krebs, Malaria, Infektionen, Geschlechtskrankheiten, Erkältungen und anderen Beschwerden eingesetzt wird. Man bekommt es in Naturkostläden und Drogerien als Tee, Pulver oder Kapseln. Gewonnen wird es aus dem südamerikanischen *Tabebuia*-Baum. Untersuchungen aus aller Welt haben gezeigt, dass Lapacho die Fähigkeiten des Immunsystems, Tumorzellen zu zerstören, verbessern kann, was bei Menschen zumindest zu einer teilweisen Rückbildung des Tumors führt und die Lebenszeit von Labormäusen mit Krebs verlängert. Es gibt auch viele Geschichten über vollständige Heilungen mit Lapacho.

Livingston-Therapie

Die verstorbene Ärztin Virginia Livingston-Wheeler ging davon aus, Krebs werde von einem Bakterium verursacht, das sie *Progenitor cryptocides* (der »ursprüngliche, verborgene Killer«) nannte. Behandelt wird mit einem Impfstoff gegen das Bakterium, der aus dem Blut des Patienten gewonnen wird, sowie einer Diät aus frischem rohem Obst und Gemüse, Nahrungsergänzungen, einem Pflanzenhormon *(Acidum abscisicum)* und Einläufen.

Makrobiotik

Makrobiotik ist nicht nur eine Form der Krebsbehandlung oder der Behandlung anderer Krankheiten, sondern ein allgemein vernünftiger Ansatz zur gesunden Lebensführung, der auf den östlichen Vorstellungen von Yin und Yang beruht. Die makrobiotische Diät, die bei diesem Konzept eine entscheidende Rolle spielt, richtet sich nach Geschlecht, Alter, Blutgruppe, Aktivitätsniveau, Klimabedingungen und anderen Faktoren, von denen sich viele oft ändern.

Krebs und andere Krankheiten, die als Folgen ungesunder Ernährung gelten, werden danach unterschieden, ob sie hauptsächlich Yin oder Yang sind. Leukämie, bösartige Tumoren der Brust, der Haut, des oberen Magens sowie anderer Organe im oberen, äußeren Bereich des Körpers sowie der Hohlorgane gelten als Yin. Bösartige Tumoren der tieferen und unteren Körperteile sowie in den kompakteren Organen gelten als Yang. Demnach sind Krebserkrankungen der Lunge, der Gebärmutter, der Leber und der Zunge Yang-Formen.

Nahrungsmittel werden ebenfalls nach ihren Yin- und Yang-Energien unterschieden. Wenn jemand an Krebs leidet, der überwiegend Yin ist, erhält er eine makrobiotische Diät, deren Schwerpunkt auf Yang-Nahrungsmitteln liegt. Wenn der Krebs seinem Wesen nach mehr Yang ist, besteht die Diät überwiegend aus Yin-Nahrungsmitteln. Es gibt keine allgemeinverbindliche makrobiotische Diät, sondern zahllose Variationen, die individuell auf die jeweilige Krankheit, das Alter, die klimatische Umgebung und andere Faktoren abgestimmt sind. Im Allgemeinen besteht die makrobiotische Diät jedoch aus:

- 50 bis 60 Prozent Vollkorngetreide wie brauner Reis, Hafer, Gerste, Weizen und Hirse
- 25 bis 30 Prozent frischem Gemüse
- 5 bis 10 Prozent Suppen, die aus Gemüse, Bohnen oder Getreide hergestellt werden, wobei die Suppengrundlage aus Tamari oder Miso besteht
- 5 bis 10 Prozent Algen, Bohnen und Bohnenprodukten
- frischem Wasser und Kräutertee
- gelegentlichen kleinen Portionen von Fisch, frischem Obst und ungesüßten Nachspeisen

Von vielen Bestandteilen der makrobiotischen Diät wie beispielsweise Shiitakepilzen, Algen und Kombu weiß man inzwischen, dass sie gegen Krebs wirken. Zu den häufig verwendeten Gemüsesorten gehören Kohl, Brokkoli und andere Mitglieder der Familie der Kreuzblütler, von denen ebenfalls bekannt ist, dass sie Substanzen enthalten, die gegen Krebs wirken.

Obwohl die Diät bei der Makrobiotik eine große Rolle spielt, kann sie keine vollkommene Gesundheit garantieren, solange der Makrobiotiker nicht auch die Verantwortung für sein eigenes Leben übernimmt und sich bemüht, ein ausgeglichenes Leben in Harmonie mit der Natur zu führen. Körperliche Bewegung und eine positive Geisteshaltung werden ebenso empfohlen wie Kleidung und Kochgeräte aus Naturstoffen. Mikrowellengeräte, Chemikalien und andere nicht natürliche Gegenstände sind zu meiden – ebenso wie zu viel Fernsehen. Die Vorstellung, dass eine ungesunde Lebensführung und Ernährung für die Krankheit verantwortlich sind, wird in der Phase der Behandlung und Umorientierung betont, damit die Patienten ihre neuen, positiven Lebensgewohnheiten – einschließlich Meditation, Visualisierung und Gebet – auch nach der Bewältigung ihrer Gesundheitskrise beibehalten.

Moerman-Antikrebsdiät

Ausgehend von der Überlegung, dass eine ungesunde Ernährung den Körper schwächt und die Entwicklung von Krebs begünstigt, basiert die Moerman-Therapie auf einer Diät aus frischem, kontrolliert biologisch angebautem Obst und Gemüse, Vollkorngetreide, Buttermilch und natürlichen Gewürzen. Statt Wasser trinkt man frischen Obst- und Gemüsesaft. Die Therapie orientiert sich an der Ernährung der Tauben, die gewöhnlich keinen Krebs bekommen.

Revici-Therapie

Dr. Emanuel Revici glaubte, die Gesundheit hänge von einem dynamischen Gleichgewicht zwischen den konstruktiven Kräften ab, die etwas wachsen lassen, und den destruktiven Kräften, die Dinge zerstören und deren Energie freisetzen. Wenn der Körper angegriffen wird, beginnt er eine vierstufige Verteidigung mit verschiedenen Substanzen, die er auf jeder Stufe selbst herstellt. Wenn die Abwehrreaktion ins Stocken gerät, bleibt der Körper auf der betreffenden Stufe stecken und stellt weiter die jeweilige Substanz her. Er kann dann leicht damit überladen werden, und das löst Krankheiten aus. Je nachdem, auf welcher der vier Stufen die Verteidigung stecken bleibt, wird der Körper entweder mit Fettsäuren oder mit Sterinen überschwemmt, die beide Krebs verursachen. Die Lösung besteht darin, die schädliche Substanz zu neutralisieren, um das Gleichgewicht wiederherzustellen.

Rinderknorpel

Rinderknorpel enthält hochwirksame molekulare Biostoffe, die helfen können, strukturelle Abweichungen in Zellen zu korrigieren. Die Forschungen über Rinderknorpel begannen in den Fünfzigerjahren, als Dr. John Prudden, Professor für Chirurgie am Columbia-Presbyterian Medical Center in New York, entdeckte, dass Rinderknorpel die Wundheilung bei Ratten beschleunigte, die zuvor mit Cortison behandelt worden waren (das die Wundheilung verlangsamt). In den Sechzigerjahren stellten Wissenschaftler der Harvard Medical School und am Massachusetts Institute of Technology fest, dass Rinderknorpel das Wachstum von Tumoren verlangsamte, indem er das Wachstum der sie versorgenden Blutgefäße unterband. Wenig später setzte Dr. Prudden Rinderknorpel erfolgreich ein, um den Tumor einer Frau, die an offenen Geschwüren der Brust als Folge von Brustkrebs litt, drastisch zu verkleinern.

In Laboruntersuchungen am Health Service Center der Universität von Arizona tötete Rinderknorpel im Reagenzglas fast alle Krebszellen ab. Genauso positiv waren die Ergebnisse bei Gewebeproben, die Zellen von Dickdarm-, Hoden-, Eierstock- und Bauchspeicheldrüsenkrebs enthielten. Die ersten klinischen Untersuchungen an Menschen waren ebenfalls ermutigend. Dr. Prudden führte eine Langzeitstudie an 31 Krebspatienten durch, die nach der üblichen Strahlen- und Chemotherapie als unheilbar galten. Nachdem sie 11 Jahre lang Injektionen und Kapseln mit Rinderknorpel erhalten hatten, waren die Tumoren bei 35 Prozent der Patienten vollständig verschwunden und bei 19 Prozent um die Hälfte geschrumpft.

Man nimmt an, dass Rinderknorpel auf drei Ebenen gegen Krebs wirkt: (1) stärkt er das Immunsystem, (2) normalisiert er abweichende Zellen, und (3) verhindert er, dass sich Tumorzellen teilen, um Tochterzellen zu bilden. Rinderknorpel ist auch schon zur Behandlung von Arthritis, Allergien, Kolitis, Psoriasis und Herpesinfektionen eingesetzt worden.

Sauerstofftherapie

Die Sauerstofftherapie wird gewöhnlich in Form einer Ozontherapie oder Wasserstoffperoxidtherapie durchgeführt. Dank ihrer einzigartigen chemischen Strukturen geben diese beiden Substanzen Sauerstoff an Körperzellen ab, was dazu führt, dass die Zellen buchstäblich mit Sauerstoff aufgeblasen werden. Ozon, das aus drei Sauerstoffatomen besteht (O_3), wird in Europa schon seit etwa 50 Jahren zur Behandlung von Krebs, Diabetes, Gangränen, Asthma und anderen Beschwerden eingesetzt. Das Ozon, der wichtige Bestandteil der Erdatmosphäre, der uns vor schädlichen Strahlen schützt, wird dem Körper auf verschiedene Weise therapeutisch zugeführt:

- durch Bäder
- über die Atemluft (aus Ozongeneratoren)
- rektal
- über das Blut (dem Patienten wird Blut abgenommen, welches dann mit Ozon angereichert und dem Körper zurückgegeben wird, indem man es in eine Vene oder einen Muskel injiziert)
- oral (über Wasser, das die Patienten trinken). Viele größere Städte in den USA reinigen ihr Wasser nicht mit Chlor, sondern mit Ozon, und Ozon wird auch zunehmend eingesetzt, um Schwimmbecken und Brunnen zu reinigen.

Es ist bekannt, dass Ozon Bakterien, Viren und Pilze zerstören kann, aber niemand weiß genau, wie es gegen Krebs wirkt. Eine Theorie geht davon aus, dass Krebszellen einfach keine hohen Sauerstoff- oder Ozonwerte vertragen; ihr Stoffwechsel versagt in der Gegenwart von Ozon. Eine andere Therapie besagt, der hauptsächliche Effekt des Ozons bestehe darin, dass es die Viren abtötet, die eine Reihe von Krebsarten verursachen. Eine dritte Theorie behauptet: Wenn dem Patienten Blut entnommen und dieses mit Ozon angereichert wird, dann tötet das Ozon einige der im Blut schwimmenden Krebszellen ab. Wenn das Blut dem Patienten dann wieder injiziert wird, erkennt das Immunsystem die toten Krebszellen als fremd und bildet Antikörper gegen den Krebs, welche die toten und lebenden Krebszellen gleichermaßen angreifen. (Das Immunsystem hatte vorher die lebenden Krebszellen nicht attackiert, weil es »genarrt« worden war und sie für körpereigene Zellen gehalten hatte. Die toten Krebszellen jedoch können das Immunsystem nicht mehr täuschen.) Weltweit sind zehntausende von Krebspatienten mit Ozon behandelt worden, viele von ihnen mit gutem Erfolg.

Eine andere beliebte Form der Sauerstofftherapie verwendet Wasserstoffperoxid. Diese chemisch als H_2O_2 bezeichnete Substanz ist eine Verbindung aus Wasserstoff und Sauerstoff, die häufig zur Reinigung kleinerer Wunden eingesetzt wird. In Verbindung mit Flüssigkeiten spaltet sich Wasserstoffperoxid in Wasser (H_2O) und Sauerstoff (O). Das freie Sauerstoffatom greift Viren und Bakterien an.

Wasserstoffperoxid, das auf natürliche Weise von Körperzellen hergestellt wird, stimuliert das Immunsystem, reguliert die Körpertemperatur und hat viele andere Aufgaben innerhalb des Stoffwechsels. Vertreter der Wasserstoffperoxid-Therapie behaupten, der freie Sauerstoff greife zwar sowohl gesunde Zellen als auch Krebszellen an, aber die gesunden Zellen seien in der Lage, solche Schäden schnell wieder zu reparieren, während die Krebszellen das nicht könnten und sterben würden. Wasserstoffperoxid wirkt auch dadurch gegen Krebs, dass es die natürlichen Killerzellen und andere Teile des Immunsystems anregt, den Krebs zu bekämpfen.

Sonnenlicht

Zeitlich begrenzte Sonnenbäder wirken positiv auf die Körperzellen, die ein fotoelektrisches Element haben. Täglich ein zehnminütiges Sonnenbad für den ganzen Körper (unbekleidet), fünf Minuten von jeder Seite – wobei besonders darauf zu achten ist, dass auch die Genitalien der Sonne ausgesetzt werden –, verleiht den Zellen Energie und lässt sie mit einer höheren Frequenz schwingen. Probieren Sie es selber aus: Sie werden erstaunt sein, dass Sie tatsächlich spüren können, wie Ihre Zellen nach einem zehnminütigen Sonnenbad vibrieren. Diese zehn Minuten an der frischen Luft sind gleichzeitig eine gute Gelegenheit für Atemübungen, Stretching und Augenübungen. Aber tun Sie nicht zu viel des Guten. Länger in der Sonne zu bleiben verleiht Ihnen keine neue Energie, sondern schwächt Ihre Kräfte.

Weizengrastherapie

In den USA von Ann Wigmore entwickelt und bekannt gemacht, basiert die Weizengrastherapie darauf, dass man den Saft des Weizengrases trinkt. Weizengras enthält eine Fülle von Nährstoffen, mehr Vitamin C als Orangen und mehr Eisen als Spinat. Es enthält mehr als hundert Mineralstoffe, Vitamine, Aminosäuren, Polypeptide und Bioflavonoide, von denen einige gegen Krebs wirken. Weizengras enthält außerdem Chlorophyll, was nahezu identisch ist mit dem Hämoglobin, welches den Sauerstoff im menschlichen Blut bindet. Wie viele andere Krankheitskeime »scheuen« auch Krebszellen Sauerstoff und fühlen sich in einer anaeroben Umgebung (ohne Sauerstoff) wohler. Man nimmt an, dass das Chlorophyll aus dem Weizengras im Körper in Hämoglobin umgewandelt wird, wodurch das Blut mehr Sauerstoff aufnehmen kann, um so Krebszellen und gefährliche Krankheitskeime zu zerstören.

Die Therapie beginnt im Allgemeinen damit, dass der Patient sieben Tage lang nur Saft zu sich nimmt: Weizengrassaft, Saft aus Sprossen und jungem, grünem Gemüse, nährstoffreiche Gemüsesäfte, Zitronenwasser und ein fermentiertes Getränk aus Weizenkörnern, das *Rejuvelac* heißt. Bäder in Weizengrassaft und Darmspülungen mit Weizengrassaft werden zusätzlich eingesetzt, um die entgiftende und verjüngende Wirkung der Säfte zu unterstützen. Wigmore geht davon aus, dass die Darmspülungen verhärtete Ablagerungen von den Darmwänden lösen, während das im Saft enthaltene Magnesium Toxine aus Dickdarm, Leber und Nieren entfernt. Zugleich wandert ein Teil des Chlorophylls aus dem Saft vom Dickdarm zur Leber, wo es die Leberfunktionen anregt und das Organ vor Fettablagerungen schützt.

Nach dem Saftfasten essen die Patienten kontrolliert biologisch angebaute Rohkost. Das rohe Gemüse enthält reichlich Wasser und ist dadurch leicht verdaulich. Gleichzeitig enthält es viele Pflanzenfasern, die dazu beitragen, dass die Toxine aus dem Körper entfernt werden. Rohes Gemüse steckt voller

Elektrolyte, die den Körper wieder ins Gleichgewicht bringen, und einer Vielzahl von Vitaminen, Mineralien und Enzymen (von denen viele beim Kochen, Einfrieren oder bei anderen Verarbeitungsprozessen zerstört werden). Zu den wichtigen Enzymen, die man mit der Rohkost aufnimmt, gehören SOD (Superoxiddismutase), welche die Zellen gegen Strahlenschäden schützt und die Zellalterung verlangsamt, Pepsin, das dem Körper beim Verdauen und Aufschließen von Proteinen hilft; das Antioxidans Cytochromoxidase; Lipase, die Fette spaltet, und Transhydrogenase, die das Herz und andere Muskeln stärkt. Man geht davon aus, dass der Körper mit der Weizengrastherapie alles bekommt, was er braucht. Deshalb werden in der Regel keine weiteren Nahrungsergänzungen oder Therapien empfohlen.

Obwohl die Therapie als äußerst wirksam gilt, wird Weizengras nicht als Heilmittel gegen Krebs dargestellt. Vielmehr nährt, entgiftet und reinigt es den Körper und erlaubt ihm so, sich selbst zu heilen.

*   *   *

Diese viel versprechenden Therapien haben zahllosen Menschen in vielen Ländern der Welt geholfen, teilweise schon seit Jahrzehnten. Bitte informieren Sie sich über diese und andere Ansätze sorgfältig und lassen Sie sich dann von Ihrer Intuition und Ihren Kenntnissen leiten, um das, was *Ihnen* passend erscheint, in Ihren persönlichen Heilungsplan aufzunehmen.

Kapitel 15

Entwickeln Sie Ihren persönlichen Plan zur Heilung

Sie haben festgestellt, dass Sie Prostataprobleme oder Prostatakrebs haben, und sind zu der Überzeugung gelangt, dass die medizinische Standardbehandlung – Operation oder Bestrahlung – nicht das Richtige für Sie ist. Sie möchten Ihren persönlichen Heilungsplan auf der Grundlage dieses Buches entwickeln. Oder Sie möchten diesen Ansatz vielleicht nutzen, um Krebs, BPH oder andere Prostataprobleme zu vermeiden.

Mein *Neun-Punkte-Reinigungsprogramm*, auf dem dieses Buch basiert (vgl. Kapitel 4), geht von der Tatsache aus, dass wir alle einzigartig sind und es keine »allgemeingültige« Therapie geben kann. Es gibt zwar Richtlinien, aber keine festen Regeln. Sie können innerhalb von 90 Tagen dramatische Heilungseffekte erreichen, aber es kann auch sein, dass Sie länger dafür brauchen. Letztendlich wissen nur *Sie*, was für Sie am besten ist. Diese Richtlinien werden Ihnen helfen, Ihren Weg durch einen manchmal etwas verwirrenden Prozess zu finden. Passen Sie jeden der folgenden 15 Schritte Ihrer eigenen Situation an, und folgen Sie dabei Ihrer Intuition und den Botschaften Ihres Körpers.

1. Schritt: Überwachen Sie Ihre Fortschritte. Lassen Sie regelmäßige Tests bei Ihrem Hausarzt oder Heilpraktiker machen. Führen Sie Tagebuch über Ihre Fortschritte und notieren Sie alles, was körperlich, emotional oder spirituell mit Ihnen geschieht – sowohl in positiver als auch in negativer Hinsicht. Dokumentieren Sie auch alle Testergebnisse in Ihrem Tagebuch.

2. Schritt: Holen Sie sich professionelle Hilfe für alle oder einige Teile des Programms. (Informieren Sie sich im Anhang, wie Sie kompetente Therapeuten finden können.) Meiden Sie Therapeuten, die Ihnen Angst einjagen wollen, ganz gleich, wie viele akademische Auszeichnungen sie haben. Angst lässt den Krebs gedeihen. Jeder, der Ihnen Angst macht, macht Sie noch kränker.

3. Schritt: Beginnen Sie mit dem elementaren Fasten (oder einer anderen Fastenkur) und einer Parasitenausleitung. Kombinieren Sie diese beiden Maßnahmen, weil sie dann am besten wirken. Wenn Sie nur das eine oder das andere durchführen können, beginnen Sie mit der Parasitenausleitung. Untersuchen Sie Ihre Ausscheidungen und dokumentieren Sie die Ergebnisse. (Es kann für Ihre Erinnerung und Ihre Moral nützlich sein, Fotos zu machen und diese für einen späteren Vergleich aufzuheben.)

4. Schritt: Lassen Sie einen BTA-Test durchführen, um festzustellen, welche Ihrer Organe einer Verjüngungskur bedürfen. Beginnen Sie dann mit der entsprechenden homöopathischen Behandlung.

5. Schritt: Stellen Sie Ihre Ernährung auf eine fettarme Diät ohne verarbeitete Nahrungsmittel um. Essen Sie abwechslungsreich und verzehren Sie dabei so viel Rohkost wie möglich. Achten Sie auf die richtige Kombination der Nahrungsmittel. Verzichten Sie auf Limonaden und andere kohlensäurehaltige Getränke. Geben Sie das Rauchen auf, nehmen Sie keine Drogen und verzichten Sie auf Alkohol. Wenn Sie den Alkohol nicht ganz aufgeben wollen oder können, reduzieren Sie ihn auf ein Minimum, indem Sie nicht mehr als ein halbes Glas Wein zu besonderen Gelegenheiten trinken – und lassen Sie nicht mehr als vier besondere Gelegenheiten im Monat zu. Lassen Sie Ihre Blutgruppe feststellen oder einen anderen geeigneten Test durchführen, um Ihre Ernährung genau auf Ihre Bedürfnisse abzustimmen. Diese Bedürfnisse werden sich ändern, während sich Ihre Gesundheit verbessert. Und verschiedene Nahrungsmittel werden Ihnen zu unterschiedlichen Zeiten und Jahreszeiten unterschiedlich gut bekommen. Im Winter brauchen Sie beispielsweise mehr gekochte und warme Speisen, während Sie im Sommer mehr Rohkost, beispielsweise in Form von Salaten essen sollten. Meine Diät ist ständig im Wandel. Alle paar Monate bin ich überrascht, wie sehr sie sich verändert hat. Eine möglichst abwechslungsreiche Kost, die von allem etwas enthält, ist erfahrungsgemäß am besten.

6. Schritt: Meditieren Sie täglich, um Stress abzubauen und mit Ihrem höheren Selbst und Ihren unterdrückten Emotionen in Kontakt zu kommen. Nehmen Sie Ihre Ängste aufrichtig wahr. Danken Sie der Furcht, dass sie Sie vor Gefahren warnt, die auftreten könnten, wenn Sie nicht entsprechend handeln, aber seien Sie sich darüber klar, dass Sie ja etwas gegen die Gefahren tun und dass Sie auch mit der schlimmsten Furcht fertig werden können. Beginnen Sie, sich unter Anleitung eines Lebensberaters und/oder spirituellen (nicht unbedingt religiösen) Lehrers mit dem Sinn Ihres Lebens auseinander zu setzen. Erbitten Sie Hilfe vom Universum. Visualisieren Sie sich als strahlend gesund und mit den Dingen beschäftigt, die Sie am liebsten tun. Bewerten Sie Ihr Leben und Ihre Beziehungen neu, und verändern oder beenden Sie jene, an denen Sie keine Freude haben. Atmen Sie während des ganzen Tages tief, um mehr Sauerstoff in Ihr Blut und Ihre Organe zu bringen, denn Krebs kann in einer sauerstoffreichen Umgebung nicht überleben.

Seien Sie gewiss, dass es dort draußen eine Menge Hilfe gibt. Suchen Sie nach entsprechenden Angeboten in New-Age-Veröffentlichungen, an Informationsständen in Buchhandlungen oder in Ihrem Naturkostladen. Besuchen Sie New-Age-Kurse und so viele Workshops wie möglich. Wenn Sie Ihren Wunsch nach Hilfe deutlich ausdrücken, wird diese Hilfe in Ihr Leben treten. Dann brauchen Sie das Angebot nur noch klar zu erkennen und sich dafür zu öffnen.

> *Entwickeln Sie Ihren eigenen Plan und setzen Sie sich dabei eine eindeutige Frist – 90 Tage, sechs Monate oder auch ein Jahr.*

7. Schritt: Glücklichsein ist ein wesentlicher Bestandteil der Gesundheit; sagen Sie deshalb »Ja« zum Leben. (Es kann aber sein, dass Sie erst Ihr »Nein« erfahren müssen.) Leben Sie im jeweiligen Augenblick. Verzichten Sie auf starre Ansichten und Urteile über Menschen und Ereignisse. Wir verpassen oft die größten Wunder in unserem Leben, weil wir zu sehr an starren, selbstverordneten Programmen hängen. Sorgen Sie dafür, dass Sie nichts verpassen, indem Sie für alles offen sind, was Ihnen im Leben begegnet. Suchen und finden Sie das Wertvolle in Menschen und Ereignissen, einschließlich der Lektionen, die Sie aus Ihrer Krankheit/Heilung zu lernen haben.

8. Schritt: Sorgen Sie dafür, dass Sie Massagen und Heilgymnastik bekommen, auch Massagen der Prostata und der inneren Muskeln, um muskuläre Verspannungen und unterdrückte Emotionen, speziell im Bereich der Prostata, aufzulösen.

9. Schritt: Seien Sie dankbar für alles in Ihrem Leben.

10. Schritt: Entscheiden Sie sich für eine schulmedizinische Behandlungsform, auf die Sie im Notfall zurückgreifen können (meine war die intrakavitäre Strahlentherapie). Suchen Sie einen Arzt oder ein Krankenhaus auf, damit alle Vorbereitungen dafür getroffen werden können.

> *Entscheiden Sie sich für eine schulmedizinische Behandlungsalternative, auf die Sie im Notfall zurückgreifen können.*

Setzen Sie sich eine Frist für Ihr Programm. Geben Sie sich selbst 90 Tage, sechs Monate oder ein Jahr, um eindeutige gesundheitliche Fortschritte zu erkennen. Wenn Sie innerhalb dieser Frist nicht das Gefühl haben, dass sich Ihre Gesundheit nennenswert verbessert hat, greifen Sie auf die schulmedizinische Behandlung zurück.

11. Schritt: Berücksichtigen Sie auch zusätzliche Maßnahmen, die Ihnen helfen könnten, beispielsweise:

* Reines Wasser, um Ihre Genesung zu beschleunigen.
* Hormontests sowie natürliche Nahrungsergänzungen, um Ungleichgewichte zu beseitigen.
* Chelattherapie, um die Durchblutung (einschließlich der Erektionen) zu verbessern und/oder den Blutdruck zu senken (falls Sie Herz- oder Kreislaufprobleme haben).
* Wachstumshormone und/oder eine Frischzellentherapie, um Ihre Heilung zu beschleunigen.

12. Schritt: Entwickeln und praktizieren Sie ein aktives tantrisches Liebesleben.

13. Schritt: Entwickeln und praktizieren Sie ein Bewegungsprogramm, das für Sie persönlich wirksam ist, ganz gleich, wie bescheiden es zu Anfang sein mag. Bleiben Sie bei Ihrem Programm und üben Sie mindestens dreimal pro Woche. Sie werden überrascht sein, wie schnell sich Ihre Kraft und Fitness verbessern.

14. Schritt: Praktizieren Sie eine umfassende Hygiene, um Ihren Albuminspiegel zu erhöhen (vgl. Kapitel 9).

15. Schritt: Passen Sie Ihren Plan ständig veränderten Bedingungen und Bedürfnissen an. Lassen Sie medizinische Standarduntersuchungen (beispielsweise PSA und rektale Untersuchung) durchführen, um Ihre Fortschritte zu überwachen, und lernen Sie so viel wie möglich von Ihrem Arzt (aber lassen Sie ihn keine invasiven Behandlungen durchführen oder Ihnen Angst einjagen).

*　　*　　*

Wenn es Ihnen schwer fällt, mit Ihrem Programm zu beginnen oder dabeizubleiben, sollten Sie erwägen, sich vorübergehend stationär in einer naturheilkundlich orientierten Krebsklinik behandeln zu lassen. Ein kurzer Aufenthalt dort kann sehr erholsam und lehrreich sein. Dies ist Ihr Plan, von Ihnen und für Sie entwickelt, und Sie werden ihn ständig an Ihre Bedürfnisse anpassen. Bedenken Sie sorgfältig die Ratschläge und Hinweise der professionellen Therapeuten, die Sie unterstützen, aber suchen Sie auch selbst nach weiteren Informationen und treffen Sie Ihre eigenen Entscheidungen.

Denken Sie daran: Nur SIE selbst können sich heilen. Seien Sie gewiss, dass Sie es tun KÖNNEN. Wie zahllose andere Männer bin ich der lebende Beweis, dass Krebs in 90 Tagen geheilt werden kann – ohne Operation, Bestrahlung oder Medikamente.

Die jeweils aktuellsten Informationen und Entwicklungen zum Thema Prostatagesundheit finden Sie im Internet unter www.prostate90.com.

Anhang

Adressen und Bezugsquellen

Vorbemerkung

Der Autor ist Amerikaner, und seine Empfehlungen beziehen sich meist auf Diagnoseverfahren, Therapieansätze und Produkte, die in den USA verfügbar, in Deutschland jedoch teilweise unbekannt sind. In diesen Fällen haben wir die Adressen und Bezugsquellen aus dem amerikanischen Original übernommen, um Ihnen die Möglichkeit zu geben, sich bei Bedarf dort direkt zu informieren und/oder die gewünschten Produkte dort zu bestellen. Da das im Einzelfall recht aufwendig und auch teuer werden kann (das homöopathische Komplexmittel »Hansi« kostet beispielsweise für eine dreimonatige Behandlung 1500 US-Dollar), weisen wir nach Möglichkeit auf Alternativen hin. Dabei können wir Ihnen selbstverständlich nur unverbindliche Anregungen und Hinweise geben, wo und wie Sie sich in Deutschland weiter informieren können bzw. welche Möglichkeiten der Diagnose und Therapie hierzulande zur Verfügung stehen. Bitte beachten Sie in diesem Zusammenhang auch die Literaturhinweise.

Antiparasitenprodukte

Anfragen über PC-1-2-3, Colontabletten und das Whole-Body-Program richten Sie bitte an
Art Bartunek
Firma BCN,
wo Sie detaillierte Produktinformationen und die Produkte bestellen können.
Tel.: 001-888-803-53 33 oder 001-323-962-73 70
Fax: 001-323-4679040
E-Mail: artbcn@pacbell.net
(Anfragen möglichst auf Englisch per Fax oder E-Mail)

Weitere Informationen über Antiparasitenprodukte, Rezepte und entsprechende Bezugsquellen finden Sie u. a. in dem Buch *Heilung ist möglich* von Hulda Regehr Clarke (vgl. Literaturverzeichnis).

Aromatherapie

Forum Essenzia
Verein für Förderung, Schutz und Verbreitung der Aromatherapie und Aromapflege e.V.
Meier-Helmbrecht-Str. 4
81377 München
Tel.: 0 89-7 14 53 91
Der Verein setzt sich für die Förderung und Verbreitung der Aromatherapie ein, indem er Wissen über die Aromatherapie popularisiert, Arbeitskreise unterhält und Kontakte zu Wissenschaftlern und Aromatherapeuten des In- und Auslandes

pflegt. Er gibt die halbjährlich erscheinende Zeitschrift F.O.R.U.M. für Aromatherapie und Aromapflege heraus.

BLN

siehe Antiparasitenprodukte

Beseitigung emotionaler Blockaden

**PSO – Psychosoziale Nachsorgeeinrichtung
und Fortbildungsseminar**
an der chirurgischen Universitätsklinik Heidelberg
Prof. Dr. Rolf Schwarz
Im Neuenheimer Feld 155
69120 Heidelberg
Tel.: 0 62 21-56 27 27 Fax: 0 62 21-56 52 50
(vermittelt Namen und Adressen von Psychoonkologen)

Bundesverband akademischer PsychotherapeutInnen (BAPt)
Hauptstr. 128
51465 Bergisch Gladbach
Tel.: 0 22 04-6 00 22

**EMDRIA Deutschland e.V. (Fachverband für Anwender
der psychotherapeutischen Methode EMDR)**
c/o Veronika Engl (Vorstandsvorsitzende)
Am Siebrassenhof 70
33605 Bielefeld
Tel.: 05 21-2 63 03
Internet: www.emdria.de

Biologische Zahnmedizin

**Internationale Gesellschaft
für Ganzheitliche Zahn-Medizin (GZM) e.V.**
Seckenheimer Hauptstr. 111
68239 Mannheim
Tel.: 06 21-47 64 00 Fax: 06 21-47 39 49
E-Mail: gzm-mannheim@t-online.de
Internet: www.gzm.org
Die GMZ ist ein Zusammenschluss von ca. 1100 Zahnärzten,
die sich für die Erarbeitung, Prüfung und Verbreitung von di-
agnostischen Methoden (u. a. bioelektrische Funktionsdia-
gnostik, Elektroakupunktur, Kinesiologie) und therapeuti-
schen Verfahren (u. a. Akupunktur, Bioresonanztherapie,
Homöopathie, Neuraltherapie, Phytotherapie) einsetzt, die
einem erweiterten Verständnis der Zahnmedizin im Sinne der
Ganzheitsmedizin dienen. Für Patienten verschickt sie eine
Liste ganzheitlich arbeitender Zahnmediziner.

Patienteninitiative Amalgamgeschädigter (PAIN) e. V.
Am Wasserturm 53
45289 Essen
Tel.: 02 01-57 84 43

BTA

Informationen über den BTA-Test erhalten Sie bei
Dr. Robert Greenberg,
der den Test mit entwickelt hat:
Tel.: 001-520-474-41 81

Chelattherapie

Deutsche Gesellschaft für Chelattherapie
Grote String 22
22397 Hamburg
Tel.: 040-33 69 15

Colon-Hydro-Therapie (Darmspülung)

Deutsche Gesellschaft für Colon-Hydro-Therapie
c/o Dr. med. Rainer Holzhüter
Harburger Ring 8–10
21073 Hamburg
Tel.: 0 40-7 65 57 47 Fax: 0 40-77 37 63

Ernährungs- und Enzymtherapie

Deutsche Gesellschaft für Ernährung (DGE) e. V.
Im Vogelsgesang 40
60488 Frankfurt
Tel.: 0 69-9 76 80 30 Fax: 0 69-97 68 03 99

Arbeitskreis Pro Enzyme (APE)
Rosental 10
80331 München
Tel.: 0 89-29 16 01 15 Fax: 0 89-29 16 08 41

Arbeitskreis für medizinische Ernährungstherapie
Am Obstmarkt 51b
55126 Mainz
Tel.: 0 61 31-47 55 22

Essiactee

Bestellung u. a. bei:
Magic Colors
Postfach 11 03
34303 Niedenstein
Tel.: 0 56 24-92 53 89

Heilfasten und Entgiftung/Ausleitung

Gesellschaft der Mayr-Ärzte e.V.
Gesundheitszentrum am Wörther See
A-9083 Maria Wörth-Dellach

Deutsche Gesellschaft für Lymphologie e.V.
Lindenstr. 8
79877 Friedenweiler
Tel.: 0 76 51-97 16 11 Fax: 0 76 51-97 16 22

Adressen von Ärzten und Heilpraktikern, die Heilfastenkuren
und Ausleitungstherapien fachgerecht durchführen, erfahren
Sie außerdem über das Zentrum zur Dokumentation für Naturheilverfahren e.V. (ZDN) sowie über die Heilpraktikerver-
bände (s. dort).

Hansi

Informationsmaterial können Sie anfordern bei:
Hansi International
2831 Ringling Blvd., #A-102
Sarasota, FL 34237
Tel.: 001-941-953-48 63

Heilpraktikerverbände (Auswahl)

Bund Deutscher Heilpraktiker e. V. BDH
Südstr. 11
48231 Warendorf
Tel.: 0 2581-6 15 50 Fax: 0 25 81-63 33 29

Fachverband Deutscher Heilpraktiker e. V. FDH
Maarweg 10
53123 Bonn
Tel.: 02 28-61 10 49 Fax: 02 28-62 73 59

Freie Heilpraktiker e. V.
Sternwartstr. 42
40223 Düsseldorf
Tel.: 02 11-9 01 72 90 Fax: 02 11-3 98 27 10
E-Mail: BRSFH@t-online.de
Internet: www.freieheilpraktiker.com

Bei den Verbänden können Sie erfragen, welche auf Ihre Therapiewünsche spezialisierten Mitglieder in Ihrer Nähe praktizieren.

Homöopathie

Homöopathie-Forum e. V.
Grubmühlerfeldstr. 14a
82131 Gauting
Tel.: 0 89-89 34 14-0 Fax: 0 89-89 34 14-66
E-Mail: homoeopathie-forum@az-online.net
Internet: www.homoeopathie-forum.de
Das 1990 gegründete Homöopathieforum ist eine Organisa-
tion klassisch homöopathisch arbeitender Heilpraktiker, die
eine Fachschule für klassische Homöopathie zur Aus- und
Weiterbildung von Ärzten und Heilpraktikern unterhält. Es
organisiert außerdem Einführungsseminare für Laien und gibt
u. a. ein Verzeichnis homöopathischer Therapeuten heraus.

Deutscher Zentralverein homöopathischer Ärzte e. V.
Burgstr. 20
37181 Hardegsen
Tel.: 0 55 05-95 96 06
Vermittlung von Adressen homöopathisch arbeitender Ärzte,
Informationsmaterial, Tipps bei Problemen mit Krankenkas-
sen.

Hygieneprodukte

Die Hygieneprodukte von Dr. Kenneth-Seaton erhalten Sie bei:
High-Performance Hygiene
24000 Mercantile Road, Suite 7
Cleveland, OH 44122
Tel.: 001-888-262-5700

Hyperthermie

Diese Technik wird in den Behandlungszentren für Krebs-patienten der Universitätskliniken in Dresden und Köln im Rahmen der Krebs-Mehrschritt-Therapie angewendet. Über langjährige Erfahrungen mit dieser Therapieform verfügt außerdem die

Janker-Klinik
Baumschulallee 12
53115 Bonn
Tel.: 02 28-7 29 10

Körperarbeit

Deutscher Verband für Physiotherapie
Zentralverband der Physiotherapeuten
Deutzer Freiheit 72–74
50679 Köln
Tel.: 02 21-98 10 27-0
(vermittelt Adressen von Fachkräften)

Feldenkrais-Gilde e. V.
Schleißheimer Str. 74
80797 München
Tel.: 0 89-52 31 01 71 Fax: 0 89-52 31 01 72
(vermittelt Adressen von qualifizierten Feldenkrais-Lehrern)

Rolfing Association e. V.
Ohmstr. 9
80802 München
Tel.: 0 89-39 68 02 Fax: 0 89-39 25 83
(Informiert über in Deutschland mit Rolfing arbeitende Therapeuten.)

Krebskliniken

Adressen erhalten Sie u. a. über den
KrebsInformationsDienst (KID)
Deutsches Krebsforschungszentrum Heidelberg
Im Neuenheimer Feld 280
69120 Heidelberg
Tel.: 0 62 21-41 01 21 (8–20 Uhr)

Lazaris

Bücher, Audiokassetten und Informationen über Seminare erhalten Sie bei:
Concept: Synergy
P.O. Box 691867
Orlando, FL 32869
Tel.: 001-407-876-49 73
Internet: www.lazaris.com

Magnetfeldtherapie

Arbeitskreis Biophysik und Magnetfeldtherapie
Hauptstr. 179
67473 Lindenberg/Pfalz
Tel.: 0 63 25-29 22

Meditation und Entspannungstechniken

**Deutsche Gesellschaft für ärztliche Hypnose
und autogenes Training**
Horremer Str. 18a
41470 Neuss

Gesellschaft für Transzendentale Meditation Berlin e. V.
Tempelhofer Ufer 23
10963 Berlin
Tel.: 0 30-2 15 93 24

Weitere Adressen finden Sie unter dem Stichwort YOGA. Entspannungstechniken können Sie häufig auch in Kursen an Ihrer örtlichen Volkshochschule oder bei ähnlichen Veranstaltern lernen.

Mikrowasser (gereinigtes Wasser)

Anlagen zur Herstellung von Mikrowasser erhalten Sie in den USA bei der Firma
Universal Water
Tel.: 001-714-526-79 17

Informationen und Ausrüstungen zur Verbesserung der Waserqualität bekommen Sie auch bei

Clear Water Equipment GmbH (CWE)
Matthias Pawlik
Römer Weg 3
82346 Erling/Andechs
Tel.: 0 81 52-96 76 10 Fax: 0 81 52-96 76 11

Wassertechnologie
Eckhard Polzin
Am Kuhdrift 13
2377 Heringsdorf
Tel.: 0 43 63-10 71 Fax: 0 43 63-10 73

Trinkwassertechnologie
A. u. K. Kämpfer
Birchacker 3
CH-3375 Inkwil
Tel./Fax: 0041-62-9613151
Hier bekommen Sie bewährte Wasserreinigungsgeräte in verschiedenen Größen und Ausführungen auf Grundlage der Umkehrosmosetechnik.

Neuraltherapie

Internationale Medizinische Gesellschaft für Neuraltherapie nach Hunecke/Regulationstherapie e. V.
Bismarckstr. 3
72250 Freudenstadt
Tel.: 0 74 41-21 51 Fax: 0 74 41-8 78 30

NLP (neurolinguistische Programmierung)

New York Training Institute for NLP
Tel.: 001-212-6471660
Internet: www.nlpcenter.com

Deutsche Gesellschaft für Neuro-Linguistische Psychotherapie e. V.
DG-NLPt e. V.
Weststraße 76
33615 Bielefeld
Tel.: 05 21-12 32 69 Fax: 05 21-12 32 84
Internet: www.DG-NLPt.de (unter dieser Adresse können Sie auch eine Mitgliederliste abrufen)

NU-HEALTH-TEST

Informationen bei der Firma
NU Health
Salem, Oregon
Tel.: 001-503-362-5229 Fax: 001-503-316-9840

Sauerstoff- und Ozontherapie

Ärztegesellschaft für Sauerstoff-Mehrschritt-Therapie e. V.
c/o Dr. med. Rainer Holzhüter
Harburger Ring 8–10
21073 Hamburg
Tel.: 0 40-7 65 57 47 Fax: 0 40-77 37 63

**HPGO₃ (Heilpraktikergesellschaft für Ozontherapie
und Naturheilkunde)**
Grothusstr. 10
45881 Gelsenkirchen
Tel.: 02 09-4 21 58 Fax: 02 09-4 25 46
Internet: www.ozontherapie-hpgo3-online.de

Selbsthilfegruppen und Beratungseinrichtungen

**Bundesarbeitskreis für komplementäre Onkologie
Deutscher Heilpraktiker**
c/o SynMed
Manfred-von-Richthofen-Str. 15
12101 Berlin
Tel.: 0 30-7 85 71 51 Fax: 0 30-7 85 82 12

Beratungszentrum für Ganzheitliche Krebstherapie e. V.
Seestr. 49
13347 Berlin
Tel.: 0 30-7 85 00 55

Deutsche Krebshilfe e. V.
Thomas-Mann-Str. 40
53111 Bonn
Tel.: 02 28-72 99 00
Internet: www.krebshilfe.de/prostata/

Forum Prostata-Deutsches Grünes Kreuz
Schuhmarkt 4
35037 Marburg
Tel.: 0 64 21-29 30

Förderverein für ganzheitliche Krebstherapie e. V.
Trierer Str. 8
30173 Hannover
Tel.: 05 11-80 84 08

Gesellschaft für Biologische Krebsabwehr e. V.
Postfach 10 25 49
69015 Heidelberg
Tel.: 0 62 21-16 15 25

Institut für Biotherapie und Psychosomatik GmbH
Trierer Str. 8
30173 Hannover
Tel.: 05 11-80 84 08

Interessengruppe für Prostata-Operierte
Reichssportfeldstr. 16/1024
14055 Berlin
Tel.: 0 30-3 04 49 45
(Örtliche Selbsthilfegruppen von Patienten finden Sie in fast
allen Städten.)

Krebsinformationsdienst KID
Tel.: 0 62 21-4 10 21
Der Krebsinformationsdienst ist ein Angebot für jeden, der
Fragen zum Thema Krebs hat.

PI-Patienteninformation über Naturheilverfahren und unkonventionelle Heilweisen Berlin
Tel.: 0 30-7 51 40 16 (10–13 Uhr)

Union Biologischer Krebstherapeuten (UBK)
Schloßsteige 21
73479 Ellwangen
Tel.: 0 79 61-5 46 34

WellnessWeb prostrate cancer
Internet: www.wellweb.com/prostrate/

Zentrum zur Dokumentation für Naturheilverfahren
Virchowstr. 50
45147 Essen
Tel.: 02 01-74 45 51

Umweltmedizin

**Institut für Naturheilverfahren der Gemeinschaft
zur Förderung menschen- und umweltfreundlicher
Technologie (GEMUT) e. V.**
c/o Dr. med. Bernhard Weber
Uferstr. 4
35037 Marburg
Tel.: 0 64 21-6 11 40
Das Institut hat unter der Nummer 0 64 21-6 63 79 für Betroffene und Interessierte ein Amalgamtelefon eingerichtet. Gegen eine Gebühr von DM 20,– erhalten Sie dort eine telefonische Beratung sowie den Ratgeber »Krank durch Amalgam – und was dann?«

Institut für Umweltkrankheiten
IFU-Forschungsgesellschaft für Umweltmedizin mbH
Im Kurpark 1
34308 Bad Emstal
Tel.: 0 56 24-80 61 Fax: 0 56 24-86 95
Das IFU führt Forschung, Diagnostik und Therapie auf dem Gebiet der Umweltmedizin durch und fungiert als Ansprechpartner für Ärzte, Patienten und öffentliche Institutionen bei Allergien und Umweltbelastungen. Es vertreibt außerdem umweltmedizinisch geprüfte Körperpflegeprodukte.

Visualisierung

Bücher und Kassetten zum Thema Visualisierung finden Sie in jeder größeren Buchhandlung in der Abteilung Gesundheit/Selbsthilfe.

Wassertechnologie

siehe Mikrowasser

Yoga

Berufsverband Deutscher Yogalehrer e. V. (BDY)
Heinrich-Grob-Str. 48
97250 Erlabrunn/Würzburg
Tel.: 0 93 64-47 97 Fax: 0 93 64-27 08
Der Verband gibt u. a. ein Verzeichnis qualifizierter Yogalehrer heraus.

Förderverein für Yoga und Ayurveda e. V.
Weidener Str. 3
81737 München
Tel.: 0 89-6 37 10 12 Fax: 0 89-6 70 89 79
Der Verein organisiert in Zusammenarbeit mit dem Fachbereich Sozialwesen der Fachhochschule München die Ausbildung zum Marma-Yoga-Lehrer und zum Gesundheitspädagogen. Er versendet an alle Interessenten eine Liste der Marma-Yoga-Lehrer und Gesundheitspädagogen des Fördervereins.

Zahnsanierung

siehe biologische Zahnmedizin

Zelltherapie

Deutsches Zentrum für Frischzellentherapie GmbH
Sanatorium Block
Dr.-S.-Block-Str. 2
83661 Lenggries
Tel.: 0 80 42-20 11

Literaturverzeichnis

Wissen ist Ihre beste Waffe gegen die Krankheit. Lesen Sie so viel wie möglich, ganz gleich, ob es sich um alternative oder traditionelle westliche Therapieansätze handelt.

Für die deutsche Ausgabe dieses Buches haben wir Ihnen ein nach Sachgebieten eingeteiltes Literaturverzeichnis zusammengestellt, das – sofern in deutscher Sprache vorliegend – auch die Literaturempfehlungen der amerikanischen Originalausgabe enthält. Es wird ergänzt um einige Veröffentlichungen in englischer Sprache, die in einzelnen Kapiteln des Buches erwähnt werden, jedoch nicht in deutscher Übersetzung vorliegen.

Prostata und Prostatakrankheiten

Cernaj, Ingeborg und Josef: *Prostata. Was ich schon immer wissen wollte…* Hrsg.: Deutsches Grünes Kreuz. Verlag Kilian, 1995

Engler, Carola: *Gezielt vorbeugen – richtig behandeln: Prostata. Praktische Ratschläge, die wirklich helfen.* Verlagshaus Goethestraße, 1999

Frohmüller, Hubert/Theise, Matthias/Bracher, Franz: *Prostata-Erkrankungen im höheren Lebensalter. Diagnostik, kon-*

ventionelle und alternative Behandlungsmethoden. Wissenschaftliche Verlagsgesellschaft, 1995

Ganzer, Brigitte M.: *Worüber Mann spricht: Prostata.* Govi, 1996

Ikinger, Uwe: *Wenn die Prostata zum Problem wird.* (Wissenswertes für Patienten) Haug, 1996

Knaak, Sophie R.: *Erbarmen mit den Männern. Prostata-Reduktion ohne Stahl – Strahl – Chemie – zur Diskussion gestellt.* Ennsthaler, 1998

Reuter, Hans J./Waldmann, Werner: *Prostata: Erkrankungen erkennen und behandeln. Wie Prostataleiden entstehen. Keine Angst vor Potenzstörungen. Was Sie selbst tun können.* TRIAS, 1997

Rubin Wainrib, Barbara/Haber, Sandra: *Prostata-Krebs: So helfe ich meinem Partner. Wie Sie die Erkrankung gemeinsam bewältigen.* TRIAS, 1998

Siegel, Dieter H.: *Biologische Prostata-Behandlung ohne Operation.* Schwab, 3. Aufl. 1989

Thorwald, Jürgen: *Der geplagte Mann. Die Prostata – Geschichte und Geschichten.* Droemer Knaur, 1994

Alternative Krebstherapien

Ahlften Anders von, Angelika: *Biologische Krebsbehandlung. Erfahrung und Forschung, Möglichkeiten und Grenzen.* Hippokrates, 1991

Clark, Hulda Regehr: *Heilverfahren aller Krebsarten.* New Century o. J.

Gerson, Max: *Eine Krebstherapie. Fünfzig geheilte Krebsfälle.* Waldthausen, 1996

Kuno, Manfred D.: *Krebs in der Naturheilkunde. Eine Systematik der ganzheitlichen Krebstherapie.* Pflaum, 1998

LeShan, Lawrence: *Diagnose Krebs. Wendepunkt und Neubeginn – Ein Handbuch für Menschen, die an Krebs leiden, für ihre Familien und ihre Ärzte und Therapeuten.* Klett Cotta, 1993

Ders.: *Psychotherapie gegen den Krebs. Über die Bedeutung emotionaler Faktoren bei der Entstehung und Heilung von Krebs.* Klett Cotta, 1993

Simonton, O. Carl und Stephanie Matthews: *Wieder gesund werden.* Rowohlt Taschenbuch Verlag, 1992

Simonton, O. Carl: *Auf dem Wege der Besserung. Schritte zur körperlichen und spirituellen Heilung.* Rowohlt, 1993

Alternative Heilverfahren

Arnoul, Franz: *Der Schlüssel des Lebens. Heilung durch die biologische Therapie nach Professor Enderlein.* Reichl, 3. erw. Aufl. 1996

Brecher, Arline und Harold: *Gesund und fit ins hohe Alter dank Chelat-Therapie.* Verlag CSA, 1996

Brennan, Barbara A.: *Licht-Heilung. Die Aura im Gesundungsprozeß – Anleitung zur Selbstheilung.* Goldmann Esoterik, 1995

Burroughs, Stanley: *Heilung für ein neues Zeitalter. Zitronensaftkur, Vitaflex, Farbentherapie.* Edition Aum, 4. Aufl. 1994

Clark, Hulda Regehr: *Heilung ist möglich. Eine revolutionäre Technik zur Behandlung chronischer Erkrankungen.* Droemer Knaur, 1997)

D'Adamo, Peter J./Whitney, Catherine: *4 Blutgruppen. 4 Strategien für ein gesundes Leben.* Piper, 10. Aufl. 1998

Diamond, Harvey und Marilyn: *Fit fürs Leben/Fit for life. Gesund und schlank ein Leben lang.* Goldmann, 1998

Feldenkrais, Moshe: *Bewußtheit durch Bewegung. Verhaltensphysiologie oder Erfahrungen am eigenen Leibe.* Suhrkamp Taschenbuch Verlag, 1978

Lawless, Julia: *Die illustrierte Enzyklopädie der Aromaöle. Das umfassende Standardwerk der heilenden Öle und Pflanzen.* Scherz, 1996

Lowen, Alexander: *Bioenergetik als Körpertherapie. Der Verrat am Körper und wie er wieder gutzumachen ist.* Rowohlt Taschenbuch, 1993

Ludoschik, Andreas/Bauer, Erich: *Die richtige Körpertherapie. Ein Wegweiser durch westliche und östliche Methoden.* Kösel, 1989

Reich, Eva/Zornàsky, Eszter: *Lebensenergie durch sanfte Bioenergetik.* Kösel, 1997

Schutt, Karin: *Gesundheit und Entspannung durch Massage. Methoden, Techniken, Heilanzeigen.* Falken-Verlag, 1993

Olsen, Cynthia B.: *Essiac – das geheimnisvolle Elixier. Indianische Power-Medizin zur natürlichen Stärkung der Immunkraft.* Windpferd, 1997 (vergriffen)

Parnell, Laurel: *EMDR – der Weg aus dem Trauma. Über die Heilung von Traumata und emotionalen Verletzungen.* Jungfermann, 1999

Sears, Barry/Lawren, Bill: *Das Optimum. Die Sears-Diät.* Econ, 1999

Shapiro, Francine: *EMDR – Grundlagen und Praxis. Handbuch zur Behandlung traumatisierter Menschen.* Jungfermann, 1998

Siegel, Bernie S.: *Mit der Seele heilen. Gesundheit durch inneren Dialog.* Econ, 2. Aufl. 1995
Siegel, Bernie S.: *Prognose Hoffnung. Heilerfolge aus der Praxis eines mutigen Arztes.* Gondrom Bindlach, 1996

Darmreinigung/Parasiten

Baklayan, Alan E.: *Parasiten – die unbekannten Krankheitserreger.* Goldmann, 1999
Gray, Robert: *Das Darm-Heilungsbuch. Gesundheit durch Kolon-Sanierung.* Knaur, 1995
Messing, Robert: *Das große Buch der Darmreinigung. Ein Selbsthilfeprogramm zur Regeneration der Verdauungsorgane.* BIO Ritter, 1998
Reich, Gerhard/Sommer, Ulrich: *Wurmerkrankungen. Parasiten – die unerkannte Ursache vieler Leiden.* Knaur, 1997
Walker, Norman W.: *Darmgesundheit ohne Verstopfung.* Waldthausen, 1992

Tantra

Anand, Margo: *Magie des Tantra. Der Weg zur erfüllten Lust.* Goldmann, 1995
Devi, Kamala: *Tantra-Sex. Die modernen Liebestechniken des Ostens.* Goldmann, 1994
Douglas, Nik/Slinger, Penny: *Das große Buch des Tantra. Sexuelle Geheimnisse und Alchimie der Ekstase.* Hugendubel, 1999

Muir, Charles und Caroline: *Tantra. Die Kunst bewußten Liebens*. Heyne, 1993

Zahngesundheit/Amalgam

Altmann-Brewe, Jutta: *Zeitbombe Amalgam. Leitfaden zur Selbsthilfe für Amalgam- und Zahnmetallgeschädigte*. Fischer, 1998

Englische Literatur

Gerber, Richard: *Vibrational Medicine*. Santa Fe, New Mexico, Bear & Company, 1988

Jensen, Bernard/Bell, Sylvia: *Tissue Cleansing Through Bowel Management*. Escondido, California: Bernard Jensen, 1981

Seaton, Kenneth: *Life, Health and Longevity*. Huntington, West Virginia: Kenneth Seaton, 1994 (mit ausführlichen Informationen über Hygiene und Albumin)

Steinner, David: *Diet for a Poisoned Planet*. New York, Ballantine Books, 1990

Register

Abduktoren 42
Abhängigkciten 90, 101
Abszesse 170
Acidum abscisicum 325
Adenosin 131
Adhäsion 41
Adrenalin 264
Agglutinine 153
Aids 201, 209
Airola, Pablo 310
Akne 207
Akupunkturmeridiane
  (Zähne) 173
Alanin 35
Albumin 192–214
– Aufgaben 20, 197–199,
  340
– und Herzkrankheiten 202
– und Krebs 200
– und Leber 205
Allergien 110, 151–152,
  178, 207

allopathische Medizin 156
Aluminium 46, 186
Amalgam-Füllungen *(siehe
  auch Zahnsanierung)* 163,
  175, 183
AMAS 23
Amrita 293
Anämie 178
– perniziöse 152
Angstgefühle 178
Antineoplastontherapie
  308–310
AP (Alkalische Phosphatase)
  51
Appetitmangel 110, 178
Arsen 186
Arthritis 152, 207
Asthma 207
ATP (Adenosin-Triphosphat)
  74
Augeninfektionen 209
Aura 27, 236

– Gedanken 246
– Schichten 239, 245
– Trübung 245–247
– Zorn 246
Ausdauertraining 220
Autoimmunkrankheiten 176
Autoinokulation *siehe*
  Selbstinfektion
Ayurveda 310–312

Bachblüten 261
Bauchkrämpfe 178
Bauchspeicheldrüse 24, 92,
  136, 152
Benommenheit 124
Bentonit *siehe Heilerde*
Beryllium 186
Bilirubin 198
biochemisches
  Abwehrsystem 308
bioenergetische
  Testverfahren 186
Biofeedback 264
Bioflavonoide 131
Bioresonanz 184
Blähungen 110–111, 151,
  174, 178
Blaseninfektionen 49
Blastocystis hominis 111
Blei 83, 186
Blutdruck, erhöhter 168

Blutfettwerte, erhöhte 178
Blutgruppe 151, 325, 337
Blut-Hirn-Schranke 198
BPH (benigne
  Prostatahypertrophie) 34,
  37, 47, 49, 77, 138, 250
Brennnessel 132
Brustkrebs 151–152
BTA-Test 66–80, 336
Burtons immunstimulie-
  rende Therapie 313
B-Zellen 196, 228

Candida 207
Capsaicin 131
Catechine 132
Cayennepfeffer 118–119
Chakras 27, 232–248, 279,
  295, 297
– Ausgleich 247
– Blockaden 243–245
– Meditation 248
– Körperteile 234
– und universeller
  Energiestrom 235–245
Chaparral (Larrea triden-
  tata) 314
Chelattherapie 95, 339
Chemotherapie 62
Chlor 147
– Chlorieren 112

Chlorella 177
Chlorophyll 333
Chopra, Deepak 261, 268, 310
Church of Religious Science 261, 266
Chyme 104–106
Computertomographie 10
Cortison 198, 264
Cousins, Gabriel 310
Cryptosporidium 111
Cytochromoxidase 334

Darmreinigung 188
Darmsanierung 100
Deodorants 46
Depression 178
DHT (Dehyeroltestosteron) 133
Diabetes 90, 208
Dickdarm 21, 26–28, 81, 83, 87–91, 97, 104, 117
– Reinigung 188
– Sanierung 100
Divertikulitis 178
DMPS (Dimercaptopropan-sulfonsäure) 177, 187
DMPS-Provokationstest 184, 187
Dr.-Irons-Fasten 113
Dunkelfeldmikroskop 184

Durchfall 110–111, 152, 174
Dyer, Wayne 262, 268

Edelsteine 312
EDTA 95
Eierstockkrebs 152
Ejakulation 293–298
– Kontrolle 294–296
elektrische Heizdecken 46
elektrischer Widerstand 75
Elektroakupunktur 184, 186
Elektroakupunkturdiagnos-tik 171
Elektrolyse 167
Elektromyographie 184
Elektronen 73
elementares Fasten 103–128, 336
– Einkaufsliste 119
– Limonaden-Rezept 118
EMDR (Eye movement desensitization and repro-cessing) 271–273
emotionale Blockaden 26–27, 42, 250, 260–269
emotionale Entspannung 99
emotionale Reinigung 96
Emotionen 41, 84, 245, 249–272
Endolimax nana 111

Endorphine 253
– und positives Denken
  253–255
Energie 323–248
– Fluss 163
– kreative 84
– Mangel 110
Entamoeba coli 111
Entamoeba histolytika 111
Eosinophile 196
Erbrechen 124
Erdstrahlung 45
Erkältungen 208
Ernährung 37, 98, 129–154
– Blutgruppenzuordnung
  337
– fettige 40
– Gebote/Verbote 137–140
– Milchprodukte 140
Essiactee 315
Eukalyptusöl 17

Fettsäuren 198
Fettstoffwechselstörungen
  209
Fibrose, zystische 209
Fieber 111
Fingernägel 165, 192, 209
Fitnesstraining 99, 215–217
Flohsamen 88, 115, 121
freie Radikale 96, 149, 197

Frenulum 295
Frischzellentherapie 316,
  339
Fußpilz 207

Galvanisierung 167
Gebärmutter 152, 326
Gedächtnisstörungen 110,
  178
Gedanken 245
– Immunsystem 254
– negative 255
– positive 257
– und Krankheiten
  257–260
Gehirn 37, 176, 182, 198
Gelenkschmerzen 124
Gerson-Therapie 317–320
Gewichtsprobleme 110
Giardia lamblia 111
Giardiasis 152
Gifte 22, 27, 37, 43, 77, 83,
  106, 109, 117, 124, 204,
  260
Glaukome 178
Gleason-Wert 10, 56
Glutaminsäure 35
Glycin 35
Gold 180
Gonorrhoe 39
G-Punkt 289–293

Grippe 208
grüner Tee 132, 138

Haaranalyse 186
Haifischknorpel 321
Halswirbelsäulensyndrom
    178
Hansi 162
Harndrang 34
Harnsäure 198
Harnstofftherapie 322
Hauterkrankungen 152, 209
Hauttest, elektrischer 184
Hay, Louise 268
HDL 198
Heilerde (Bentonit) 88, 115,
    121, 125
Heilkrise 89, 124
Hering'sches Gesetz 159
Herpes 209
Herzerkrankungen 110,
    152, 178, 197
HIV 201
Hochspannungsleitungen 46
Homöopathie 92, 98,
    154–162, 189
– klassische 160
– klinische 160
Hormone
– Hypophyse 167
– Schilddrüse 167

– Sexual- 198
– Stress 198
– Störungen 209
Hormontherapie 61
Hyperthermie 62
Hypophysenhormone 167

Immunsystem 109, 123,
    128, 165–167, 170, 176,
    183, 232, 313
Impotenz 58–59, 110, 169
Infektionen 151, 196–199
– versteckte 164–171
Inkontinenz 58–59, 169
Insulin 176
intermittierender Harnstrahl
    36
Iscador 322

Juckreiz 110

Kadmium 39, 186
Kaffeeeinläufe 318, 320
Kalium 318
Kalzium 108
Kampf-oder-Flucht-Reaktion
    264
Kelley-Stoffwechseldiät 323
Kelp 17, 132, 138
Keuchhusten 152
Kieferstellung 184

Kinesiologie 171, 185
Kleidung 230
Klitoris 289–292
Knochenszintigramm 10, 52
Koffein 139
Kokosöl 230
kontrolliertes Abwarten 63
Konzeptionsgefäß 45
Kopfschmerzen 110, 169, 184
Kopfschuppen 209
Korrosion 167
Kosmetika 83
Krafttraining 218–222
Krankheitserreger (Übertragung) 192–195
Krebs
– und Quecksilber 169
– und Sex 305
Kreislaufstörungen 209
Kribbeln 169, 178
Kroeger, Hanna 045
Kryochirurgie 062
Kupfer 180, 198
Kürbiskerne 138

Lapacho 324
Lavendelöl 17
Lazaris 261–262
LDL 198
Leber 37, 72, 174, 176, 326

– Extrakt 318
– "transportable" 199
– Zirrhose 152
Leberzelltherapie 320
Leinsamenöl 138
Lektine 152
Leukämie 325
Liebesmuskel 294
Limonadendiät 114–119
Lingam 288, 295
Livingston-Therapie 325
Löffelchenposition 282–284
Lungenentzündung 209
Lungenkrebs 152
Lupus 176
Lymphdrainage 91, 228–230

Magenkrebs 152
Magenschleimhautentzündung 152
Magnesium 198
Magnetfelduntersuchung 184
Makrophagen 170, 196, 228, 308
Malaria 151
Masern 208
Master-Cleanser-Fasten 113
Matthews-Simonton, Stephanie 266

Meditation 248, 263, 337
– Entspannungsreaktion 265
Meningokokken-Meningitis
152
Menstruationsbeschwerden
110
Meridiansystem 93
Metallvergiftungen 180
Mikrowasser 96, 146–150
Mikrowelle 46
Mistel (Viscum album) 322
Moerman-Antikrebsdiät 327
Morbus Hodgkin 152, 201
Morgenurin 79
MRT (Magnetoresonanz-
tomographie) 52
Müdigkeit 110, 178
multiple Sklerose 151, 169,
178, 209
Mundgeruch 182
Muskelschwäche 178
Myelinscheiden 109

Nahrungsergänzungen
131–133
Nahrungsmittelkombina-
tionen 143–146
NDGA 314
Nekrose 252
Nektar der Göttin 293
Nesselfieber 151

Neun-Punkte-Reinigungs-
programm 26–30, 81–102
Neutronen 73
Nickel 44, 180
Nieren 77, 93, 174, 176
– Steine 19
– Beschwerden 110
– Infektionen 178
NLP (Neurolinguistische
Programmierung)
269–271
Nocturie 36
Nu-Health-Test 154

Ohrinfektionen 209
Ohrstörungen 178
oraler Galvinismus 181
Orchiektomie 61
Osteoporose 219
Östrogen 176
Ozon 330
Ozontherapie 320

Parasiten 26, 83, 108–112,
125, 178, 209
– Ausleitung 336
– Kur 113
– Symptome 110
Parkinson-Krankheit 46
PC-1-2-3 116, 121–122
Pepsin 334

Pestizide 44, 83, 229
pH-Wert 71–73, 85, 141
Phytochemikalien 131
Pilzinfektionen 110, 123,
  196, 204, 229
Plaque 95
PNI (Psychoneuroimmuno-
  logie) 251
Pocken 151
Polio 152
Polysaccharide 314
Procain 166, 177
Progenitor cryptocides
  325
Proktoskopie 21
Prostaglandine 137
Prostatabiopsie 8, 50
Prostatakrebs 35–46
– Tumorklassifikationen
  53–56
– und Ernährung 38–41
Prostatamassage 94,
  223–228, 338
– äußere 224
– bei Prostatainfektion 226
– innere 225
Prostatavergrößerung *siehe*
  BPH
Prostatektomie
– radikale 57
– offene 57

Prostatitis 33, 250
Protonen 73
PSA (prostata-spezifisches
  Antigen) 7–9, 48–50
Pygeum 133

Quecksilber 83, 93,
  175–180
– Symptome bei Vergiftung
  178

Radiästhesie 171
Rauchen 39, 90
Redox-Potenzial 73–74
Reizdarm 110
Rejuvelac 333
rektale Untersuchung 47
Revici-Therapie 328
reziproke Atmung 284
Rinderknorpel 329
Rolf, Ida 041
(RT)-PCR (Reverse Tran-
  skriptase-Polymerase-
  Kettenreaktion) 51

Sägepalme 17, 133
Salzwasserspülung 88, 115,
  120, 124
Sanum-Produkte 166
Sauerstofftherapie 330–332
Säure-Basen-Gleichgewicht

(siehe auch pH-Wert) 27, 71, 141–146

Schafgarbe 177

Schilddrüse
– Extrakt 318
– Hormone 167, 198
– Störungen 209

Schlaflosigkeit 178

Schüttelfrost 111

Schwäche 124, 169

Schwermetalle 95, 147

Schwitzen 189

Sears, Barry 136

Sehstörungen 110, 169

Selbstinfektion
   (Autoinokulation) 195

Selbstmordgedanken 178

Selbsttest 150

Semmelweis, Ignaz 210

Serotonin 168

Sexualhormone 198

Sexualität 274–306
– Orgasmusfähigkeit/Frauen
   288
– und Intimität 277
– und Kommunikation
   276–278

Shapiro, Francine 272

Siegel, Bernie Dr. 25, 268

Silber 180

Simonton, Carl O. Dr. 266

SOD (Superoxiddismutase)
   334

Sodbrennen 110

Sonnenlicht 332

Sonographie 184

SP (Saure Phosphatase) 51

Speigel, David Dr. 256

spirituelle DNS 240

Sprachstörungen 169, 178

Staphylokokken 194

Steiner, Rudolf 322

Strahlentherapie 13–15, 59
– intrakavitäre 14, 60

Streptokokken 194

Stress 73, 41–43
– Hormone 198

Stretching 222

Suppressorzellen 170

Syphilis 152

Tantra 18, 279–306, 340
– Einheit 280–287
– Tanz der Liebe 298–305

Taubheitsgefühl 110

Testosteron 61, 134

Thermografie 184

Thymusdrüse 198

Toxine *siehe Gifte*

Transhydrogenase 334

Trinkwasser, gereinigtes
   siehe Mikrowasser

Tuberkulose 152
Tumorklassifikationen 53–56
TURP (transurethrale Resektion) 34
Typhus 151
T-Zellen 170, 196, 228, 308

Übelkeit 152
Umkehrosmose *(siehe auch Mikrowasser)* 147
Unity Church 261, 266
Unterzuckerung 178
Urogenitalsystem 93

Verdauung 104–107, 174
versteckte Infektionen 164–171
Verstopfung 110, 152, 178
Visualisierung 266
Vitamine 198
– A 41
– C 41, 177

Wasserstoffperoxid 320, 331
Weizengrastherapie 332–334

Whole-Body-Program 116, 122
Windpocken 209
Würmer *(siehe auch Parasiten)* 109, 111, 152

Yab-Yum 284–287
Yang 279, 325
Yin 279, 325
Yoni 288–292

Zahnarzt, ganzheitlicher 182–184
Zähne
– Akupunkturmeridiane 173
– Energiekreislauf 172–174
– Infektionen 26, 163–191
Zahnfleischbluten 178, 182
Zahnsanierung 93, 182–191
Zentralnervensystem 176, 184
zerebrospinale Flüssigkeit 198
Zink 17, 133, 198
Zink-Kupfer-Verhältnis 304
Zinn 180
Zittern 178
Zysten 170

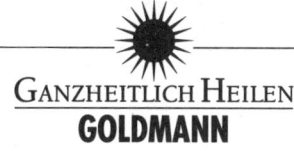

Alternative Wege der Heilung

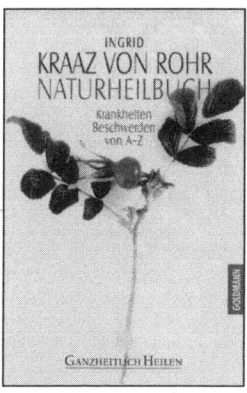

I. Kraaz von Rohr,
Naturheilbuch   14148

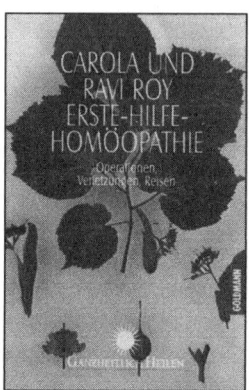

C. u. R. Roy,
Erste-Hilfe-Homöopathie   14165

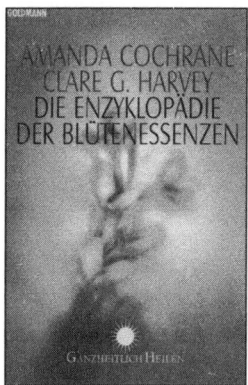

A. Cochrane/C. G. Harvey, Die Enzyklopädie der Blütenessenzen   14155

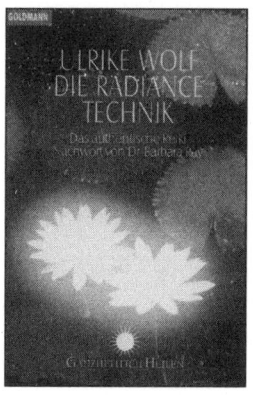

Ulrike Wolf,
Die Radiance Technik   14156

Goldmann • Der Taschenbuch-Verlag

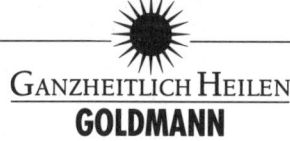
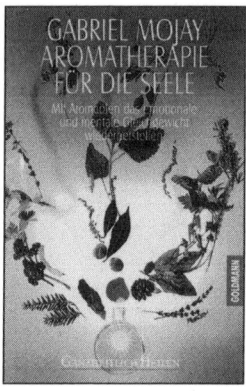
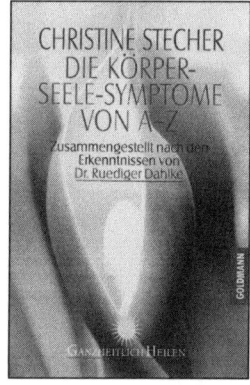
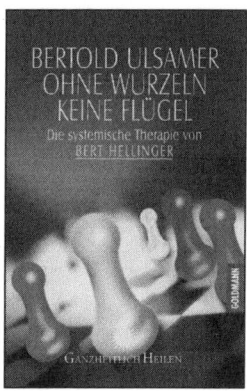
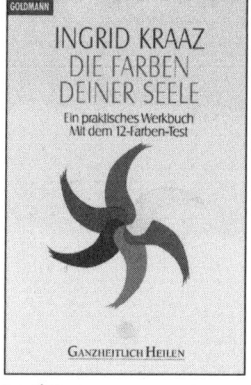

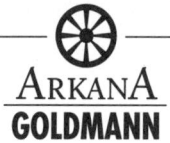

ARKANA
GOLDMANN

Energie und Ekstase

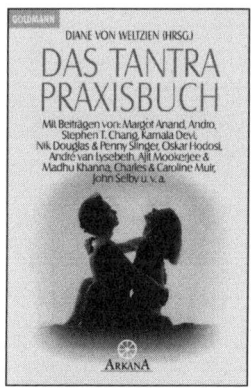

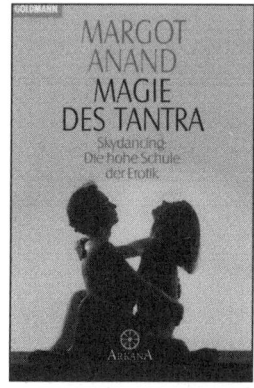

D. v. Weltzien (Hrsg.),
Das Tantra-Praxisbuch   12229

Margot Anand,
Magie des Tantra   13231

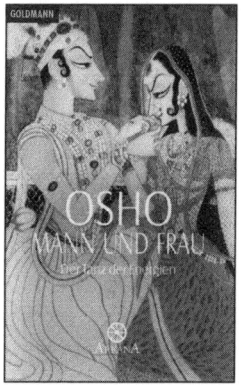

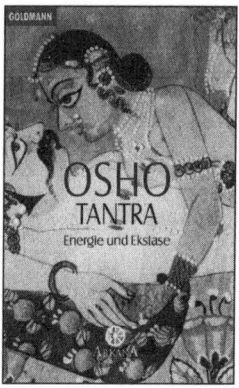

Osho,
Mann und Frau   13280

Osho,
Tantra   21520

Goldmann • Der Taschenbuch-Verlag